深圳大学新闻传播学术文库

DIGITAL

HEALTH COMMUNICATION
RESEARCH
AND PRACTICE

数字健康传播
研究与实践

周裕琼　曹博林　主编

社会科学文献出版社
SOCIAL SCIENCES ACADEMIC PRESS (CHINA)

前　言

　　近年来，在中国，健康传播无论是作为一个研究领域还是一个实践行业，都得到跨越式的发展。这既得益于"健康中国"国家战略的引领，也是现阶段中国社会转型的首要任务。健康传播的本质是满足人民群众日益增长的健康需求，因为"没有全民健康，就没有全面小康"。突袭而至的新冠疫情，使健康传播上升为各级政府工作中的首要议题以及老百姓生活中的"头等大事"，也催生了层出不穷的学术论文和创新实践。一门学科的发展壮大，不仅是学界业界同人共同努力的结果，还是历史偶然性与必然性共同作用的结果。

　　在多重因素推动下，健康传播作为一门学科，在中国日臻成熟，具体表现有三。首先，健康传播彻底摆脱了在公共卫生和新闻传播之间摇摆不定的尴尬处境，明确了自身的学科归宿。2021年4月17日，"健康传播研究委员会"（后更名为"健康传播专业委员会"）作为中国新闻史学会（一级学会）下属的二级机构正式成立，标志着健康传播名正言顺地成为中国传播学研究的重要分支。其次，健康传播研究在数量上呈几何级增加的同时，出现了质变的可能，越来越多的学者开始关注问题意识和理论意识，并自发地对西方理论进行本土化改造。最后，健康传播相关的课程被写入国内大多数新闻传播本科生培养方案，同时越来越多的大学开设了健康传播硕士项目。北京大学于2017年在国内首设健康传播专业硕士学位。两年后，深圳大学开设了健康传播专业硕士学位，并于2020年首创了产教融合的培养模式。

健康传播于社会发展是国之兴盛、民之安康；于每一位研究者和关注者而言，是自我关切和生活之本。然而，健康议题的悖论在于人们在健康时往往忽略它的价值。以往似乎总需要年岁增长到一定程度，健康意识才会显著成为个体生活的核心议题。令人欣慰的是，近年来健康传播的发展开始回归人的本质性需求，越来越多年轻的研究者和学子开始关切并投身这一领域。研究生力军的加入虽然使健康传播异常繁荣，但前路仍然任重道远。健康传播在国内发展的脉络性梳理、专业合法性与领域边界、理论体系建设和实践路径探索，都有值得学界努力的空间。

健康传播的内容与健康宣教之间存在何种差异？在健康宣教到健康传播的历程中，健康传播的贡献何在？我们认为，健康传播的专业合法性源自传播学的三大基础。一是深入骨髓的"受众意识"。受众研究作为传播学的经典研究范式，强化了传播学者在理论探讨和实践行动中对内容到达对象（to whom）的关注。受众意识注重健康科普信息的对象感，强调对受众的深入洞察，针对不同人群的特征开展针对性强、到达率高的健康传播。二是专业核心的"交流意识"。健康信息科普的本质在于弥合健康信息差，它不一定要以"自上而下"的说教方式呈现，而是可以在平等互动的交流过程中实现健康信息的流动和传递。交流意识在以"去中心化"为表象特征的互联网和新生代年轻人中强化为主导趋势，使健康传播成为时代话语。三是不断凸显的"主体意识"。每个人都是自身健康的负责人，健康宣教将健康的行为采纳作为工作的成效和客体对象，而健康传播呈现"布道者"的姿态，将健康的观念和行为方式推荐给个体，强调对象自身的主动权和参与感，将健康决定权交到个体手上。健康传播理念中的"受众意识""交流意识""主体意识"区别于公共卫生领域的健康教育传统，带来了健康传播领域发展的驱动力和生命力。

健康传播作为一门实践性学科，在注重理论建设的传播学视域中易被视为"浅薄的领域"，缺乏理论性与思想的厚重感。健康传播作为一门以研究健康相关议题聚集起来的子学科，与传播学其他子领域，如政治传播、风险传播、文化传播等，并无本质差异。之所以形成浅薄的印象，大体是因为健康传播对个人层面的探索居多，以社会心理学范式的研究为主导，常停留在劝服模型的适用性探索中，未能挖掘更深层次的社会和文化内涵，涵括更广阔深远的历史视野，传递更充沛滋养的理论情怀。这种局面在一定程度上受到西方健康传播个人层面研究范式和国际论文发表范式的影响，但并不意味着其路径完全不可取或健康传播研究者缺乏理论自觉。一个研究领域的发展必然会经历一定的发展阶段，从初步形成逐步发展到较为成熟。作为一个新兴的领域，中国健康传播研究的发展不是从一个完全内生的理念出发并不断寻求科学性的过程。相反，其科学性路径在发展初期较为成形。在新冠疫情的影响下，健康传播研究领域的发展一路狂奔，这使其在内生理念、领域范畴、思想内核等诸多本质内容的探索上略显不足，有待更多的沉淀和凝练。当前，中国健康传播领域聚集了一批受到良好研究方法训练的中青年学者。他们对学术研究具有问题意识，对研究方法的使用游刃有余，正在迸发出鲜活的学术生命力和旺盛的学术生产力。随着理论自觉理念的不断强化，他们在中观维度和宏观维度给予了中国健康议题更广泛的观照，更注重健康议题与历史和社会的深层次呼应。相信健康传播的土壤里一定会生长出理论之树，绽放出理论之花。

在传播学其他领域看来，健康传播研究以实践导向为显著特征；然而在健康传播教学过程中，存在以理论化的教学方式为主导而实践性内容不足的生态。正如本书书名《数字健康传播研究与实践》所强调的，我们认为研究与实践是密不可分的。健康传播的理论研究可以基于健康科普实践中的信息内容设计策略，对健康传播干预项目的形成过程和实施效果进行深入探讨，在不断增强理论性的同时，弥合健康传播理论与实践之间的关系。具体而言，新冠疫情促使健康传播异常繁荣，该如何沉淀为持久的智慧，指导日常的研究与实践？这是众多学术同人都在思考的问题。这本书的编写，是我们立足深圳经验给出的回答。2020 年 5 月，深圳市政府出台了《关于打造健康中国"深圳样板"的实施意见》。依托粤港澳大湾区和中国特色社会主义先行示范区的"双区驱动"，深圳在健康传播领域进行了诸多探索，其中不少成果引发全国关注，而我们深圳大学健康传播团队有幸参与和见证了这个"摸着石头过河"的过程。

从实践经验上升到学术智慧，我们发现有两点特别值得强调。首先是健康传播的数字化。有鉴于此，我们在本书的书名中明确地使用了"数字健康传播"这个概念。诚然，在我们之前，也有很多论文将"数字时代"作为健康传播的背景，或者将"数字媒介"作为健康传播的工具。但是，很少有学者认识到，数字化已经成为健康传播的基础逻辑，其影响不但深入内容生产、实施干预和效果评估的各个环节，而且渗透到宏观（政策环境）、中观（媒介平台）到微观（个体知信行）的各个维度。深圳是一座高度数字化的城市，我们观察到，从健康信息（如拥有千万粉丝的深圳市卫生健康委的微信公众号推文）到健康行为（如健康160提供在线挂号和问诊服务），数字化贯穿深圳健康传播的全过程。因此，在组稿的时候，我们特别重视与数字健康传播相关的内容。尽管每篇文章只能提供一个截面，只能对应经典的传播5W（传播者、传播内容、渠道媒介、受众和效果）模式中的一个要素，但我们把它们汇总在一起，期待为读者建构一幅数字健康传播的全景图。其次是健康传播是一门理论与实践高度结合的学科，其研究问题来源于实践，其研究成果服务于实践，甚至研究本身就是一次实践。从美国经典的斯坦福心脏病预防计划开始，一个好的健康传播研究往往也是一个好的干预项目（program）或运动（campaign）。然而，在学科建制化乃至内卷化的过程中，研究者难免会渐行渐远而忘记初心，为追求学术发表而忽视现实改造。深圳大学健康传播团队自2017年组建以来，与深圳市卫生健康委、疾病预防控制中心、慢性病防治中心以及市区各级医院、健康160、腾讯等政府部门和企事业单位密切交流、互通有无，旨在探索一条"政（政府）产（产业）学（教学）研（研究）用（用户）"深度融合的发展路径。因此，在安排本书的框架结构时，我们把内容分成两大部分——研究篇和实践篇，它们各自包含6篇文章，互相映照、互相融合。读者可以在前后对比中看到，理论模型走出象牙塔后，能否在健康传播的广袤田野里生根发芽，甚至开花结果。

如果说前言是对本书的概括，那么第1篇文章就是对本书学术使命的阐述。它通过对国内外关于中国健康传播研究的综述分析，抛出当前健康传播研究不能回避的问题，即如何实现增强中国意识，从而超越西方霸权，实现本学科的学术自觉、学术自立和学术自信。

研究篇中的6篇学术论文，不仅涵盖数字健康传播传统5W模式中的4个——传播内容（第2篇）、渠道媒介（第3篇）、受众（第4篇）和效果（第5篇），还加入了交流（第6篇）与反馈（第7篇）的互动视角，而这正是数字媒介在健康传播领域独特的可供性（affordance）。具体而言，第2篇文章关注微信朋友圈上常见的虚假健康信息，从个人信息处理的心理视角出发，通过实验法操控不同健康议题的不同纠错策略，考察其纠错效果，并提出应在个人、群体和社会这三个层面实现有效互动，共同抵制虚假信息的侵入。第3篇文章考察不同的社交媒体信息发布渠道（以一对一私信为代表的人际传播 VS 以带标记的脸书状态为代表的大众人际传播）在健康说服效果方面的差异，并在实验中检验了自我呈现顾虑和心理抗阻的中介效应。第4篇文章聚焦个体面对突发公共卫生事件时的心理健康与自我调适，在健康传播经典的拓展平行过程模型（EPPM）

中添加了恐惧和希望这两个中介变量，考察感知严重性、感知易感性、感知自我效能和感知反应效能如何导致个体恐惧和希望情绪，如何进一步影响个体的保护性行为和信息回避。第5篇文章基于问卷调查的数据分析，对移动医疗采纳的前因后果进行了深入的考察：一方面，绩效期望、社会影响、感知可靠性和支持条件能够激励人们使用移动医疗技术；另一方面，移动医疗使用不仅可以直接促进生活方式的改善，还可以通过健康能力的中介效应产生影响。第6篇文章通过对13名医生和13名患者的深度访谈，从"医—患—技术"三元视角考察线上医患交流的独特内涵，指出新媒体介入医患交流，能释放更多患者需求，补充性地加持医疗问诊的信息诠释和心理慰藉功能，但技术赋权患者地位上升与技术疏离影响患者体验交织并存。第7篇文章采用问卷调查法，研究在线疾病叙事获得的反馈数量及反馈效价对于患者社交媒体持续使用意愿、心理健康水平的潜在负面影响及深层机制，并重点考察了网络排斥感知和各类需求满足（包括归属需求、自尊需求、意义存在需求和控制需求）在其中的链式中介效应。总体而言，这6篇文章建构了多元的理论模型，使用了丰富的研究方法，进行了规整的实证研究。尤为令我们欣喜的是，它们都具有鲜明的中国问题意识和数据意识，并尝试结合中国健康传播的情境，进行理论创新。

实践篇中的6篇文章，是深圳大学健康传播硕士培养成果的集中呈现。深圳大学从2019年9月开始招收健康传播专业硕士，第一届4人，第二届11人，第三届23人，第四届16人。截至2024年7月，54名学生顺利毕业，并有18人在读。在制定健康传播专业硕士培养方案时，我们明确以实践为导向，用毕业设计取代毕业论文。毕业设计分为健康专题调研报告和健康行动实践报告两大类，学生可任选一种，在学界导师和业界导师的共同指导下完成毕业设计。健康专题调研报告要求运用所学理论、方法与技能，针对健康传播领域中亟须解决的问题，展开全面、客观、深入的调查，充分收集一手或二手数据进行分析；健康行动实践报告要求借助专业实习的机会，选择某一具体的健康行动主题，在前期调研的基础上完成系列化、多媒体化的传播实践。过去四年，我们大部分毕业生选择了必须付诸实战的健康行动实践报告（第8篇文章到第11篇文章），小部分选择健康专题调研报告（第12篇文章到第13篇文章）的同学尝试在文末给出具体的实操建议。这些文章涉及高危人群（糖尿病干预）、儿童（口腔健康干预）、青少年（身体活动干预）、青年女性（医美决策干预）、孕产妇和老年人这些特殊群体的心理健康，体现了深圳大学健康传播专业学以致用的教学宗旨。实践篇的6个选题，具有一定的学理性（大多以某个成熟的健康传播模型为依托，进行了严谨的研究设计），具有较强的创新性，不少干预手段是在本领域内的首次使用。我们期待，这些来自年轻人的实践和调研报告，能够为中国的数字健康传播注入新鲜的活力。

本书的大部分作者来自深圳大学健康传播师生团队。它的最终付梓，相当于我们对近年来科研和教学成果的一次阶段性总结。组稿、写作和编辑的过程虽然辛苦，但这本属我们的分内之事，无须赘言。我们要感谢的是兄弟院校学术同人华南理工大学芮牮老师和清华大学陈梁老师的赐稿。由于频繁的学术合作与交流，他们已经成为深圳大学健康传播团队的亲友团。

此外，我们还要特别感谢深圳市卫生健康委、疾病预防控制中心、慢性病防治中心以及健康160等给予深圳大学健康传播团队长期支持的合作单位。它们不仅每年接纳学生去实习，而且派出最优秀的医生或项目主管担任业界导师。在与它们合作的过程中，学生收获满满，我们这些学界导师也得以见证和参与健康传播前沿实践，以实际行动践行"把论文写在祖国大地上"的学术使命。本书的编撰经历了较长的时间跨度，从2020年开始构想到2024年最终定稿，四年的时间既经历了健康传播在中国突飞猛进的发展，也见证了作者们的个人成长。值此风云际会，本书汇聚了一批中青年学者的重要研究，从中可以管窥中国健康传播的学术想象；虽已时过境迁，但本书所呈现的理论反思与实践逻辑，可为现今和未来的中国健康传播提供镜鉴。毋庸讳言，本书还存在诸多不足，我们更愿意把它当作一个起点，通过它唤起与连接学界、业界等各个方面的力量，积跬步以至千里，增进社会整体的健康福祉。

目　录

健康传播研究的中国意识 ………………… 周裕琼　尹卓恒 / 1

研究篇

微信朋友圈的虚假健康信息纠错：平台特性、纠错策略

　　与健康议题之影响 ………………… 杨　洸　闻佳媛 / 25

社交媒体信息发布渠道对健康说服效果的影响：自我呈现顾虑

　　和心理阻抗的中介效应 ………………………… 芮　牮 / 53

突发公共卫生事件中的危险控制与恐惧控制：不同信任程度下恐惧

　　与希望在 EPPM 模型中的作用 ……… 陈　梁　陈敏仪 / 71

移动医疗使用助力生活方式改善：前因和中介机制实证研究

　　　………………… 刘莉萍　吴佳林　游　忍 / 99

理解线上医患交流：基于"医—患—技术"三元视角透视作为

　　传播行为的在线问诊 ………………… 曹博林　代文犊犊 / 123

在线疾病叙事反馈的影响机制：一项基于需求—威胁时间

　　模型的实证研究 ………………… 张　幸　赵津津 / 143

实践篇

提升糖尿病风险人群筛查意愿的信息策略 ………… 任玉琛

　　梁　芸　熊静帆　赵志广　吴肖冰　蓝丽娜　刘　鑫 / 173

基于健康信念的媒介形态干预效果：以儿童口腔健康绘本为例

················· 李梦瑶　曹博林　蓝丽娜／198

青少年身体活动行为健康干预：基于计划行为理论拓展模型的

分析 ················· 姚　遥　马起山　武　南　张　燕／227

基于风险信息寻求与加工模型的医美决策干预

················· 沈意颖　张　燕　蓝丽娜　郑锦芬／246

孕期和产后女性心理求助意愿与线上服务需求

················· 李　莹　李慧欣／267

微信使用对机构养老群体亲情维系与心理健康的影响

················· 龚宝发　周裕琼　曹博林／297

参考文献 ···················· ／321

数字健康传播研究与实践

健康传播研究的中国意识[*]

周裕琼　尹卓恒[**]

摘　要：本文以 2016～2020 年发表于国内四大刊和国外两大刊的健康传播论文为分析对象，考察它们的中国意识在问题意识、理论意识和数据意识三个维度上的具体表现。在每个维度上，我们既进行了编码分析，又对代表性论文做了文献综述。研究显示，当前健康传播研究具有较为明确的中国问题意识和中国数据意识，多关注差异型和独特型问题、采集嫁接型和原生型数据，但中国理论意识薄弱，西方理论模型仍然占绝对的主导地位。国内外期刊论文在中国问题意识和中国数据意识上表现相当，但是在中国理论意识上存在显著差异。在健康传播研究异常繁荣的大背景下，我们认为，学术界应该保持足够的清醒，通过增强中国意识，超越西方的学术霸权，实现学术自觉、学术自立和学术自信。

---

[*]　本文内容部分参见作者发表于《全球传媒学刊》2022 年第 9 期的文章《健康传播研究的中国意识：中外发展比较与评析》。收入本书时，略有删改。

[**]　周裕琼，深圳大学传播学院教授；尹卓恒，深圳大学传播学院硕士研究生。

引　言

　　如果以 1987 年中国首届健康教育理论研讨会的召开为开端
（宫贺，2019），那么中国的健康传播研究早已过而立之年。早
期的健康传播研究主要来自医学和公共卫生领域，重健康而轻
传播（韩纲，2004）；以 SARS（重症急性呼吸综合征）暴发为
分水岭，原本"缺席"的新闻传播学者开始广泛而深入地涉足
该领域，使健康与传播之间恢复了平衡（孙少晶、陈怡蓓，
2018）；突袭而至的新冠疫情更是催生了健康传播新一轮的高
潮，仅新闻传播 CSSCI 期刊（含扩展版）在 2020 年发表的健康
传播论文就多达 316 篇。2021 年 4 月 17 日，以复旦大学孙少晶
教授和北京大学许静教授为主要发起人的"健康传播研究委员
会"（后更名为"健康传播专业委员会"）作为中国新闻史学会
（一级学会）下属的二级机构正式成立。截至 2021 年底，该专
业委员会共有 106 位会员，常务理事会成员来自国内 14 所具有
健康传播研究和教学团队的知名高校。学术共同体的出现标志
着健康传播名正言顺地成为中国传播学研究的重要分支。

　　中国新闻史学会（2021）在官方公告中强调，设立健康传
播研究委员会是中国新闻史学会立足健康中国战略、服务国计
民生、引领健康传播前沿学术研究和优质人才培养的必要举措，
学会将大力支持健康传播研究领域的发展，为公共卫生政策的
制定和公众健康素养的提升做出贡献。无论是从理论层面还是
实践层面来说，健康传播都是关乎国家与人民福祉的重要领域，
因此，其研究的出发点和目的与各国的具体国情密切相关。然

而，我们必须承认，中国的健康传播研究虽然已经"三十而立"，但距离"四十不惑"仍有很大的差距。我们在学术自觉、学术自立和学术自信方面仍然存在许多"困惑"，无论是在研究领域开拓，还是在理论模型建构或研究方法创新上，我们几乎都是跟在西方学者后面亦步亦趋：我们借鉴西方学者的定义来界定研究的层级（比如社会生态模型界定的政策—社区—组织—人际—个体五个层级）（Obregon and Waisbord，2012）和焦点［比如罗杰斯（Rogers，1996）提出的知识、态度和行为］；我们还从西方引入许多健康传播模型作为理论武器，包括但不限于健康信念模型、社会认知理论、理性行为理论、扩展的平行过程模型、跨理论模型、精细处理的可能性模型、创新扩散模型、社会网络理论、维克组织模型等（喻国明等，2017；陈梁，2020）；我们使用的绝大多数研究方法也来源于西方，如问卷调查、实验、内容分析、大数据、深入访谈、焦点小组、叙事分析等（孙少晶、陈怡蓓，2018）。

学术研究诚然无国界，但学术意识是有国别的。习近平总书记在2016年召开的"哲学社会科学工作座谈会"上指出，"要按照立足中国、借鉴国外，挖掘历史、把握当代，关怀人类、面向未来的思路，着力构建中国特色哲学社会科学，在指导思想、学科体系、学术体系、话语体系等方面充分体现中国特色、中国风格、中国气派"（新华社，2016）。而新闻（传播）学作为对哲学社会科学具有支撑作用的学科之一，更是要"打造具有中国特色和普遍意义的学科体系"。健康传播是一个理论与实践紧密结合、多学科交叉融合的学科领域，中国学者理应立足中国的实际问题，运用中国的文化概念，开展有中国特色的研究，最终"突破西方学术霸权，为促进健康中国国家战略的实现，为全世界人类命运共同体的缔造作出中国特色的理论贡献"（苏婧、李智宇，2019）。

一 社会科学研究的本土化

中国化/本土化一直是社会学讨论的重要话题。从历史渊源来看，它承接自 20 世纪 30 年代孙本文、吴文藻、费孝通等"中国学派"的社会学家"认识国情和改造社会"的使命感；从现实情境来看，1978 年改革开放以来巨大的社会转型实践，为"锻造中国化的社会学或社会学的本土化提供了'实验场'"（周晓虹，2020）；从战略意义来看，这也是文化自觉和文化自信在社会科学研究中的必然体现。20 世纪 80 年代学科重建后，社会学界对本土化的讨论几乎没有停止过，海内外众多知名学者卷入其中。近年来，最有影响力的一次争辩发生在普林斯顿大学谢宇（2018）、南京大学翟学伟（2018）和周晓虹（2020）、武汉大学贺雪峰（2020）这四位知名学者之间。他们的学术立场和观点虽然各有不同，但都致力于探讨社会学的本土化路径与目标。谢宇（2018）从议题本土化、应用本土化和范式本土化三个角度，分析社会学本土化的不足（用他的话来说，"本土化是一个伪命题"）。翟学伟（2018）认为，本土化涵盖三个层面：首先，建立地方性的知识体系；其次，该体系对当地民众社会生活现象具有解释力乃至预测力；最后，作为一种学派或理论范式应用于其他社会，进行适用性的检验。周晓虹（2020）从费孝通一生经历的四种类型的本土化（对象转换型本土化、"补充—修正—创新"型本土化、理论替代型本土化，以及"理论—方法"全面替代型本土化）出发，强调本土特质与全球视野的结合，终极目标则是打造"中国版的全球社会学"。贺雪峰（2020）则强调，本土化的讨论关乎中国社会科学的主体性，当前我们的主要任务是"呼啸着走向田野，不断扩展对经验认识的深度与广度……将整体的中国实践结构化，为建成中国特色、中国风格和中国气派打下基础"。

作为社会科学的重要分支，传播学界对本土化的讨论广度和深度却远不及社会学。这一方面是因为传播学科起步较晚、基础较弱、水平较低；另一方面是因为中国的传播学远比社会学更"依附"于西方，不像社会学有户口、生育政策、差序格局、人口流动、面子、关系、人情、儒家伦常等中国独有的研究问题和理论概念，中国传播学从体到用、由表及里，几乎都是从西方舶来的。虽然在1982年的第一次全国传播学研讨会上，就确定了对西方传播学"系统了解，分析研究，批判吸收，自主创造"的十六字方针，此后多次会议强调"建立有中国特色的传播学"，但是中国传播学界并没有形成"话语'依附国'力图摆脱对'发达国'的学术依附地位的一种集体诉求"（王宁，2006）。

21世纪以来，关于传播学本土化的讨论与实践出现了几次小高潮。尹连根（2020）对此进行了回顾，并总结出两条本土化路径：在地经验本土化与传统文化本土化。前者由海外学者祝建华（2001）倡导，旨在通过对中国本土经验的实证研究，回应国际主流传播理论；李金铨（2019：153）则更进一步强调"在地经验"与"国际视野"的结合，最终目的是"超越西方霸权"。后者以近年来兴起的"华夏传播研究"为代表，旨在通过"中国传统传播思想的创造性转化"，提出具有全球化解释力的华夏传播理论（邵培仁，2020）。然而，无论是走经验路径还是走文化路径，传播学的本土化都举步维艰。一方面，在地经验本土化之路越走越局促，正如杨惠、戴海波（2016）所言，"在西方传播理论三十多年的浸染之下，所谓'中国经验'其实已经被这些理论置换、改造和重构得'面目全非'，地道的、本真的属于中国自己的经验可能只存在于理想之中了"。另一方面，华夏传播研究的表面繁荣并没有带来真正意义上的学术自立与学术自主。尹连根（2020）指出，文化本土化的理想虽然"振聋发聩"，但其"路径堪忧"。在对新中国传播学理论研究 70 年的回顾与总结中，刘涛（2019）认为我们虽然实现了从"零"到"一"的突破，但是"在西方理论的巨大'阴影'下，本土传播议题或现象的理论阐释失去了应有的主体性和生命力……中国传播学的本土化创新道路，特别是突破西方问题语境和阐释框架的理论探索，依然任重道远"。

在中国传播学的众多分支里，健康传播的国际化程度相对较高，却因为本土化意识薄弱而饱受诟病。苏婧、李智宇（2019）曾经痛心疾首地指出，当前中国的健康传播研究想象力贫瘠，研究视野局限、理论创新不足，而导致这一切的根本原因在于"缺乏中国意识"，满足于对西方理论的借鉴和验证，未能形成学术自觉和学术自信。中国的健康传播研究盛产文献综述，但是绝大部分综述旨在梳理学术发展的历史和现状，所涉及的议题、理论和方法，对中国意识的反思往往在结论部分点到即止,目前还没有一篇综述认真地分析中国意识到底处于何种水平(韩纲,2004;喻国明等,2017;孙少晶、陈怡蓓,2018)。反观社会学者在2018~2020年关于本土化的辩论,虽然各自的立场与观点针锋相对,但都是基于当前社会学本土化程度怎么样(what)的共识,再来讨论为什么(why)和怎么办(how)。如果说"本土化"提法对于健康传播这样的学术分支来说过于宏大,那么,我们不妨将之落实为"中国意识"这个相对明确的概念,对当前的状况进行评估,促成学术界关于"what"的共识,为进一步讨论为何(why)及如何(how)提供必要的基础,推动中国健康传播研究从"三十而立"走向"四十不惑"。

二 中国意识的概念化与操作化

或许是因为"中国意识"这个词语本身就不言而喻,所以,学者在讨论本土化的过程中虽然经常提及它,却从来没有给出明确的定义。在本文中,我们把中国意识当作中国化/本土化这个宏大叙事的落脚点,给出其概念化定义:中国意识是指学术研究在多大程度上从中国的实际国情和社会文化背景出发、在中国田野里深耕、将中国经验上升到中国理论,并回过头来观照中国问题。谢宇(2018)认为,社会学的本土化可以从议题本土化、应用本土化、范式本土化三方面予以考察。其中,范式本土化维度显然不适用于以舶来为主的传播学(包括健康传播学)研究;而应用本土化原本包含理论与方法本土化,所以,我们把它拆分为两个维度,其中,方法本土化在中国健康传播研究中的体现，不在于方法论（在这一领域很难实现突破），而在于数据的采集逻辑和呈现方式是否具有中国特色。因此，我们认为可以从以下三个维度，对学术研究（本文主要聚焦健康传播研究）的中国意识予以概念化和操作化。

一是中国问题意识。在这个维度下，又可以分为三个层级：初级是复制型问题，即研究问题源自西方，在中国呈现一个复制的版本；中级是差异型问题，即研究问题虽然不是中国独有的，但在中国的语境下呈现与国外不一样的特色；高级是独特型问题，即研究问题为中国独有，具有鲜明的中国特色。

二是中国理论意识。在这个维度下，又可以分为三个层级：初级是研究者全盘复制西方理论，没有进行中国化改造；中级是西方理论+中国概念，即研究者以西方理论为主导，但是在其中加入一些中国概念或理论元素；高级是中国理论，即研究者进行了中国特色的理论创新。

三是中国数据意识。在这个维度下，又可以分为三个层级：初级是复制型数据，即研究者全盘复制西方学者的数据采集套路，仅有的不同在于其样本或案例来自中国；中级是嫁接型数据，即研究者虽然还是遵循西方套路（如问卷调查、内容分析）采集数据，但是根据中国语境进行了测量手段（如量表）的改造与创新；高级是原生型数据，即研究者扎根中国健康传播实践的田野，采集到的数据呈现鲜明的中国特色。

总之，我们对中国意识的操作化，包括问题意识、理论意识和数据意识三个维度，每个维度有三个层级，其中"初级意识"表明我们的研究处于"全盘照抄"水平，旨在复制；"中级意识"表明我们的研究处于"西学为体，中学为用"水平，旨在寻找差异、展开对话；"高级意识"表明我们的研究处于"中国特色"水平，旨在追求自主、独立创新。

确定编码规则后，我们决定对中国健康传播"三十而立"（以 1987 年为起点，2016 年正好为 30 年）之后的学术论文进行分析。需要说明的是，抽样时段本应是 2016~2021 年，但新冠疫情导致健康传播研究非同寻常地井喷，2021 年发表的论文绝大部分和新冠疫情有关，反而不能真实地反映中国健康传播研究的本来面貌。所以，我们决定将抽样时段往前推一年，改为 2016~2020 年。我们对此期间发表在国内四大刊（《新闻与传播研究》《国际新闻界》《新闻大学》《现代传播》）和国外两大刊（*Health Communication* 和 *Journal of Health Communication*）的所有与中国（包括港澳台地区）有关的论文进行了一次范围综述（scoping review）。以每篇论文为分析对象，我们对它在中国问题意识、中国理论意识和中国数据意识三方面的表现予以编码，从而明确中国健康传播到底在多大程度上拥有/缺乏中国意识。笔者对 10 篇论文（5 篇中文和 5 篇英文）进行了试分析，编码一致率（intercoder reliability）达到 83.3%。针对分歧项目，两人进行了充分讨论，达成共识后，完成剩下的样本编码。

2016~2020 年，国内四大刊和国外两大刊发表的与中国健康传播相关的论文总计 131 篇，其中国内 72 篇，国外 59 篇。必须承认的是，尽管我们已经剔除受新冠疫情影响最大的 2021 年，但可能是因为国内论文发表周期相对于国外而言短一些，也可能是因为国内期刊更重视对社会重大事件的即时反应，国内四大刊 2020 年发表的 35 篇与中国健康传播有关的论文中，超过半数（18 篇，其中《新闻与传播研究》1 篇，《国际新闻界》1 篇，《新闻大学》5 篇，《现代传播》11 篇）与新冠疫情有关，而国外 2016~2020 年的 59 篇论文无一与新冠疫情有关。为了方便将国内四大刊与国外两大刊进行有意义的对比，我们在接下来的统计分析中将它们暂且剔除，但在随后的论文综述中会把它们再次纳入讨论。剔除与新冠疫情有关的论文后，我们统计分析的样本为国内四大刊 54 篇、国外两大刊 59 篇，总计 113 篇。

三 健康传播研究的中国意识之统计数据

如表 1 所示，这 113 篇论文在中国问题意识、中国理论意识和中国数据意识上的差异具有统计显著性（$\chi^2 = 24.667$，$df = 6$，$p < 0.001$）。

表 1　2016~2020 年国内外六大刊中国健康传播论文的中国意识

单位：%

	中国问题意识	中国理论意识	中国数据意识
学术无意识	9.7	12.4	10.6
初级意识	29.2	52.2	28.3
中级意识	43.4	28.3	38.1
高级意识	17.7	7.1	23.0

注：N = 113，$\chi^2 = 24.667$，$df = 6$，$p < 0.001$。

相对而言，中国问题意识和中国数据意识的评级高于中国理论意识：43.4% 的论文具有中级的中国问题意识（研究的是差异型问题），17.7%的论文具有高级的中国问题意识（研究的是独特型问题）；38.1%的论文具有中级的中国数据意识（采集了嫁接型数据），23.0%的论文具有高级的中国数据意识（采集了原生型数据）；中国问题意识和中国数据意识仍停留在初级的论文不到三成（分别是29.2%和28.3%）。相比之下，半数以上（52.2%）的论文的中国理论意识仍停留在初级（以西方理论为主），不到三成（28.3%）的论文的中国理论意识达到中级（西方理论+中国概念），仅有7.1%的论文的中国理论意识达到高级（以中国理论为主）。令我们吃惊的是，在国内期刊发表的54篇论文中，仍然有14篇停留在实务经验（比如电视健康类节目质量该如何提升）和行业报告（比如短视频中的健康传播）的水平，这种泛泛而谈的总结与反思并非真正意义上的学术研究。所以，我们增加了一个层级（学术无意识，遑论中国意识），其中，没有中国问题意识的论文有11篇（占比为9.7%），没有中国理论意识的论文有14篇（占比为12.4%），没有中国数据意识的论文有12篇（占比为10.6%）。后续，我们将剔除"学术无意识"的15篇论文（除了国内的14篇，还有国外1篇来自中国留学生的个人民族志报告），保留合乎研究规范的40篇国内论文和58篇国外论文做进一步分析。

针对98篇论文，我们进行了国内外期刊论文的中国意识对比分析。如表2所示，国内外的期刊论文在中国问题意识和中国数据意识上并无显著差异，但是在中国理论意识上差异显著（$\chi^2 = 7.139$，$df = 2$，$p < 0.05$）。

表 2 2016~2020 年国内外六大刊健康传播论文的中国意识对比

单位：%

	国内四大刊（N=40）	国外两大刊（N=58）
中国问题意识		
初级意识：复制型问题	30.0	36.2
中级意识：差异型问题	50.0	48.3
高级意识：独特型问题	20.0	15.5
$\chi^2 = 0.559$，$df = 2$，n. s.		
中国理论意识		
初级意识：西方理论	52.5	65.5
中级意识：西方理论+中国概念	45.0	22.4
高级意识：中国理论	2.5	12.1
$\chi^2 = 7.139$，$df = 2$，$p < 0.05$		
中国数据意识		
初级意识：复制型数据	27.5	36.2
中级意识：嫁接型数据	40.0	46.6
高级意识：原生型数据	32.5	17.2
$\chi^2 = 3.130$，$df = 2$，n. s.		

具体而言，在中国问题意识上，国内外期刊发表的论文最重视的都是差异型问题，相关论文占比达到或接近一半（50.0%和48.3%）；关注独特型问题的论文最少，占比达到或接近两成（20.0%和15.5%）；剩下三成左右（30.0%和36.2%）的论文关注的是复制型问题。在中国数据意识上，国内外期刊发表的论文四成或以上（40.0%和46.6%）采集的是嫁接型数据，国内论文采集原生型数据的比例（32.5%）高于国外论文（17.2%），采集复制型数据的比例（27.5%）低于国外论文（36.2%）。

相对于中国问题意识和中国数据意识而言，国内外期刊论文的中国理论意识比较薄弱，且国外论文比国内论文更为薄弱。国内论文半数以上（52.5%）仍被西方理论主宰，45.0%的论文尝试将西方理论与中国概念相结合，仅有2.5%的论文能够上升到中国理论的高度；国外论文则有接近2/3（65.5%）使用西方理论模型，两成左右（22.4%）尝试将西方理论与中国概念相结合，约有一成（12.1%）的论文表现出建构中国理论的野心。

孙少晶、陈怡蓓（2018）对1987~2016年健康传播研究论文的综述显示，"健康传播研究议题本土化和应用导向明显，对理论建构与新技术的关注不足"。我们对2016~2020年国内外六大刊中国健康传播论文的分析表明，上述倾向仍然在延续，健康传播研究呈现较为明确的中国问题意识（对应他们所言的议题本土化）和中国数据意识（对应他们所言的应用导向），但是中国理论意识（对应他们所言的理论建构）不够清晰，尤其是在国外期刊上发表的论文，仍然没有跳出为西方理论模型提供中国注脚的窠臼，学术自觉、学术自立和学术自信都亟须大幅度的提升。

四 健康传播研究的中国意识之论文综述

统计分析数据为我们勾勒了健康传播研究的中国意识的概括性全景。下面我们将从"森林"到"树木"，在中国问题意识、中国理论意识和中国数据意识各个维度以代表性论文为例予以综述。

首先，在中国问题意识维度，有9.7%的论文属于"无意识"的泛泛而谈。初级意识论文（占 29.2%）主要关注复制型问题，如健康信息（寻求）、健康素养、HPV 疫苗等全球共通的选题，在此不予赘述。占比最大（43.4%）的中级意识论文聚焦差异型问题，试图将"在地经验"与"全球视野"结合起来，找到中国健康传播的特色，选题涉及医患关系、医疗剧、转基因、医疗众筹、器官捐献、控烟等。比如，针对医患关系这个经典的健康传播议题，中国学者侧重于探讨中国独特的医疗卫生体系和媒介环境产生的影响。Wu 和 Street（2020）的论文讨论了中国患者感受到的传播生态（communicative ecology），凸显了组织和媒介层面的因素对医患信任产生的影响。尽管论文发表在国际学术期刊，但文中提到的很多细节只有在中国就诊过的人才能产生共鸣，比如候诊时间过长、看诊时间过短、复诊机制不健全等。他们的研究还发现，医疗剧的观看经验能够提升患者对医生的信任水平。无独有偶，牛鸿英（2018）也关注医疗剧的影响，认为虽然国产医疗剧从形式到内容都借鉴了西方成熟的范本，但它们在很大程度上隐喻或象征着中国的社会问题和机制缺陷，并通过对主流价值进行多元化拓展和民主化协商，带来社会性治愈。高级意识论文（占 17.7%）关注独特型问题，其中有十余篇涉及新冠疫情相关的中国特色实践，尤其是话语实践，比如湖北官员的话语策略、社交媒体上的用户新闻生产、政府新闻发布会、乡村硬核抗疫标语等，其他的选题则涉及医闹、月子、赤脚医生和中国健康传播史料研究。比较引人注目的是林羽丰（2020）、Ji 和 Bates（2018）对月子这个中国本土观念的研究。林羽丰对发生在一对母女之间的"月子传授"过程进行了民族志考察，指出在现代性的冲击下，月子这种传统观念的代际传授呈现一种认知虽不谐，知行却一致的现象。另外，立足于中国社会和人口转型的大背景，Sun和Dutta（2016）关注中国农村留守家庭里老年人的生活处境，指出人口老龄化问题长期以来被市场改革导向的社会主流叙事忽视。曹昂（2020）的论文标题突出"本土情境"，她从"文化中心路径"出发，批判国内学界存在的"文化无意识"和对社会矛盾的惯性忽视，一针见血地指出，中国本土的健康传播研究与实践大多采用"自上而下"的"精英化"思维，是"对宏观概念进行阐释和应用的过程，而不是将健康置于社区群体的日常生活中进行诠释和建构的探索"。

其次，在中国理论意识维度，有12.4%的论文缺乏对学术理论的使用。直接复制西方理论的论文占比最高（52.2%）。显然，在中国情境下验证西方理论已经成为研究者的"路径依赖"。对现有模型（如知信行模式、计划行为理论、精细加工可能性模型、健康信念模型等）进行变量上的微调，增加或减少一两个自变量、中介变量、调节变量，或者整合两个或多个西方模型来解释中国现象，对于有海外留学经历的中国年轻学者来说可谓驾轻就熟。比如，Cao等（2016）使用威尔森提出的信息行为模型，对中国人的在线健康信息搜寻行为建模，为之提供了一个中国注脚。即便研究问题极具中国特色，比如对于中国乡村医生治疗艾滋病毒携带者的意愿，Li等（2019）也只是整合了两个西方理论（Situational Theory of Public 和 Theory of Reasoned Action）来予以讨论。论文国际发表需要迎合西方主流的理论框架，这或许是出于无奈，但国内四大刊的健康传播研究也出现了明显的西方模式化倾向。一系列被冠以具有

"影响""效果"的健康传播论文从西方的理论出发，稍加修正后，用以检验不同变量之间的因果关系（陈致中等，2016；张伦等，2017；曹博林、王一帆，2020）。这一方面与健康传播重效果（因此必然会重模型）的学术导向有关；另一方面是海归博士借助自己的国际化学术训练提升健康传播研究规范性的尝试，这种尝试诚然可贵，但如果蔚然成风，甚至被效仿者视作在国内四大刊发表论文的"终南捷径"，则需引起警惕。有三成左右（28.3%）的论文试图在西方理论中加入不同层级的中国概念，其中有涉及文化层面的宏观概念，如儒家文化、集体主义文化、天人合一；有涉及社会结构的中观概念，如家国同构、乡土中国、差序格局；也有涉及人际互动的微观概念，如面子、关系等。这些概念的加入，给原本已经老生常谈的学术问题注入新鲜"血液"。比如，Sheer 和 Mao（2018）提出，"面子"是导致中国（香港）青少年难以拒绝同伴影响而吸烟的重要原因；Qiu 和 Huang（2020）则发现，集体主义文化和家族意识会令中国的同性恋感到孤立，因此会更迫切地使用社交软件约会。陈经超、黄晨阳（2020）在预测疫苗接种意愿的西方经典理论之上，从中国的家庭观念出发，增加了"自我取向"和"家人取向"这两个框架的对比，研究显示后者因为考虑到"关系本位"的中国社会特征，所以更有利于劝服受众。只有极少量论文（7.1%）是以中国理论为主导的实证研究。其中，陈娟、李金旭（2020）对《人民日报》医患报道的研究，一开始就是从中国特色的"关系主义"出发来建构理论框架；而刘庆华、吕艳丹（2020）对新冠疫情期间乡村媒介动员的田野调查，扎根中国乡土社会和基层组织的理论土壤。值得一提的是，

尽管在 *Health Communication* 和 *Journal of Health Communication* 上发表论文对于中国人来说属于"客场作战"，但仍有多位学者颇具勇气地从中国特殊的社会、经济、文化背景出发，用中国的理论阐释中国的健康传播问题。比如，Xu 和 Wang（2020）对 100 篇轻松筹的叙事策略分析显示，中国独特的家庭伦理（特别是孝道）可以对读者动之以情、晓之以理。学者还关注中国文化（如性别文化、家庭关系和集体主义）在产后抑郁患者社会支持（Tang et al.，2016）和精神疾病形象社会建构上发挥的作用（Yang and Parrott，2018）。

最后，在中国数据意识维度，有 10.6% 的论文并未使用研究数据。使用复制型数据的论文约有三成（28.3%）。这些研究往往采用问卷调查和控制实验等量化研究方法，将成熟的量表套用到中国研究对象上，在此不予赘述。在中国数据意识维度，使用嫁接型数据的论文占比最高（38.1%）。这些研究最常采用的是内容、文本或话语分析法，主要从新闻网站（王宇、孙鹿童，2017）、在线问诊平台（陈娟、高静文，2018）、机构网页（Ji and Bates，2018）、新浪微博或脸书（Facebook）等社交媒体上抓取数据，并结合中国语境展开分析（Jiang and Beaudoin，2016；崔蕴芳、杜博伟，2017；Yeo and Chu，2017；胥琳佳、屈启兴，2018；刘毅、王壵昊，2019）。也有一部分研究通过对问卷调查量表的中国化改造，采集嫁接型数据。比如，An 和 Chou（2016）对中国新手妈妈的问卷调查，将做饭、带孩子、去医院体检等实际需求考虑在内，建构了具有中国特色的社会支持量表。Zhuang 等（2019）则在西方文献的基础上，结合中国"三代同堂"家庭中长辈对晚辈的示范作用，开发了代际传承（generativity）量表，并进一步证明，那些认识到自己对晚辈传承影响的中老年人戒烟意愿更强烈，而且会更多地劝诫家中晚辈不吸烟。此外，在中国数据意识维度，使用原生型数据的论文占比为 23.0%，主要采用深度访谈、参与式观察、网络民族志、个案研究、史料挖掘等研究方法，扎根中国田野去搜集鲜活的中国故事。此类研究多关注社会弱势群体，比如，公文（2018）和王蔚（2020）不约而同地采用深入访谈的方法，探寻影响中国老年人健康信息采纳/回避的因素，并且发现子女代理老人做出健康信息筛选这种代际触发和补偿机制。苏春艳、吴玥（2019）则综合深入访谈、参与式观察和网络民族志数据，对"艾滋病恐惧症"患者（也称"阴性艾滋病人"，即 HIV 检测为阴性但患者仍反复怀疑自己感染艾滋病，并持续求医）这个被污名化的群体进行了深入的文化解读，提出"网络化病人"这一全新概念，阐释"通过互联网经历而获得认同的病人身份"。原生型数据的采集往往耗时耗力，比如，Sun 和 Dutta（2016）在中国陕西某村庄进行了为期 8 个月的田野调查，完成了 106 篇田野日记、12 个焦点小组访谈，并访谈了 63 位老中青村民，用丰富而细致的数据描述出中国经济发展和社会转型大背景下，农村留守家庭的结构性变化导致的家庭健康（尤其是留守老年健康）问题。此外，也有一些学者跳出当前的时代局限，从中国丰富的健康传播史料中发掘原生型数据。比如，赵晓兰（2019）梳理西方传教士从 16 世纪末到 20 世纪初借助医学进行传教的相关史料，探寻中西文化碰撞、博弈、调适、演变的经验，以供今天全球化背景下的中国健康传播实践参考。孙慧、谢建明（2020）则通过对 1910~1911 年造成 5

万多人死亡的肺鼠疫情期间哈尔滨和上海媒体的档案挖掘，从历史中汲取抗击疫情的中国智慧。

五　结论与讨论：从"三十而立"走向"四十不惑"

经过 30 余年的发展，中国的健康传播研究无论是在数量上还是质量上都有实质性的飞跃，这一点毋庸置疑。健康中国战略的实施以及新冠疫情的突袭而至，使健康传播成为学术新风口，很多高校组建了高水平的学术团队参与到这场学术竞赛中来。在可以预见的未来，健康传播研究势必狂飙突进，很有可能成长为中国传播学最有活力的学术分支。在天时、地利、人和都具备的条件下，我们更应该保持一种警觉的学术态度，客观评价中国健康传播研究的水平，冷静反省中国健康传播研究的不足。走过"三十而立"的中国健康传播研究，当前最大的使命就是要实现本土化与国际化的有机融合，在此基础上摆脱对西方的学术依附，实现学术自觉、学术自立和学术自信。

我们对 2016～2020 年发表在国内外高水平期刊上的论文的分析显示，健康传播的确是一个国际化程度较高的学术分支，众多学者具有海外求学背景，他们既有能力在国外期刊上发表论文，也有能力把海外最新的理论与方法引介到中国，形成学术新风气。近年来，这些年轻的"海归"学者走进中国的学术田野，发表了一系列高质量的论文，体现出较强的中国问题意识和中国数据意识，但是在中国理论意识上仍然没有实质性的突破。贺雪峰（2020）在讨论社会科学的本土化时强调，中国经验不能变成论证西方社会科学理论的鸡零狗碎的材料，而应当是中国社会科学解释与服务的对象。李金铨（2019：153）在讨论传播学在地经验与全球视野相结合的路径时，引用德国历史学家冯·兰克的名言——"从特殊性出发，我们可以拾级攀登到普遍性；但从宏大理论出发，我们再也回不去直觉地了解特殊性了"——来警诫我们不要堕入西方模式的陷阱，失去建立"具有中国文化特色的普遍性理论"的学术使命感。事实上，包括健康传播在内，西方传播学的研究内卷化趋势日益显著，而紧随其后亦步亦趋的中国传播学研究也出现了内卷化的苗头（孙少晶、陈怡蓓，2018）。正因如此，我们更应打破对西方理论的路径依赖，不再削足适履，拿中国经验（案例、数据、故事）去套用西方理论，让中国经验服务于西方理论，而应尊重中国经验的独特性与具体性，将之抽象为解释和服务于中国问题的理论。显著提升健康传播研究的中国理论意识，理应成为中国新一代研究者的学术追求。

费孝通（2013：54）曾经鼓励中国学者"把我们文化中好的东西讲清楚，使其变成世界性的东西"。在实践经验层面，中国的健康传播的确有很多"好东西"值得与全世界分享；在政治动员层面，前有爱国卫生运动，后有全民健身运动；在文化资源层面，中国既有强调天人合一的生态健康观念，也有包括中医在内的传统与现代交融的日常健康实践；在社会互动层面，集体主义、关系主义、孝道文化都具有鲜明的中国特色，并对健康传播产生广泛而深远的影响。未来，我们应该充分挖掘中国健康传播的学术富矿，直面中国问题，采集中国数据，形成中国理论。

作为一篇综述，本文仅限于对现状的评估，部分回答了"what"的问题。后续研究有必要对海内外从事中国健康传播研究的学者进行深入访谈和问卷调查，从知识社会学的角度讨论本领域学术生产背后的内在逻辑，回答"why"和"how"的问题。我们也希望本文能够抛砖引玉，唤起学术同仁对中国意识的关注与讨论，共同推动中国健康传播研究从"三十而立"走向"四十不惑"。

研究篇

微信朋友圈的虚假健康信息纠错：平台特性、纠错策略与健康议题之影响[*]

杨　洸　闻佳媛[**]

摘　要： 虚假健康信息在社交媒体上广泛流行，对人们的健康观念与行为产生消极影响。纠正虚假信息或谣言成为数字时代健康传播的重要议题。本研究基于微信朋友圈的平台特性，从个人信息处理的心理视角出发，通过实验法操控不同健康议题的不同纠错策略，并考察了纠错效果。研究发现：在纠错效果上，在微信朋友圈，只要提供纠错信息，不论采用什么纠错策略，都能在一定程度上有效减少人们的错误健康观念；在纠错策略上，无论是科学论证或叙事讲述的内容表达，还是算法推荐或好友叙事的发布方式，影响力相差无几。微信朋友圈塑造的熟人社交网络是影响人们对好友科学纠错信息信任度的因素之一。

---

[*]　本文内容部分参见作者发表于《新闻与传播研究》2020年第8期的文章《微信朋友圈的虚假健康信息纠错：平台、策略与议题之影响研究》。收入本书时，略有删改。

[**]　杨洸，深圳大学传播学院教授、博士研究生导师；闻佳媛，美国德克萨斯大学奥斯汀分校博士研究生。

越是不为人们熟悉的健康议题，纠错效果越好。研究同时指出，在影响大众健康观念方面，个人的媒介素养是比纠错策略更有效的因素。在个人信息处理、社交网络的建立、社会信息的生产传播等层面探讨实现有效互动，将有助于共同抵制虚假信息的侵入。

引　言

在人们每天接触的大量信息中，诸如"手机和 Wi-Fi 辐射致癌""酸性体质是百病之源"等内容尽管已被权威机构反复辟谣，却依然在社交媒体上被人们乐此不疲地广泛传播。"造谣一张嘴，辟谣跑断腿"无疑是当前谣言传播和辟谣纠错相互较量的生动写照。人们为什么容易相信谣言，却对辟谣置若罔闻？许多研究从人们的心理角度探究。其一，个人由于动机、能力和机会不同，会对信息采取不同的处理方式，或运用逻辑推理进行信息评估，或运用周边路径（如信源可信度、代言人形象、表达方式）决定对信息的态度［如详尽可能性模型（简称 ELM）（Petty and Cacioppo，1986）、双过程理论模型（简称 HSM）（Chaiken et al.，1989：212-252）］。其二，人们倾向于选择符合个人心智模型和预先立场的信息，避免内心产生认知不协调（Festinger，1957；Walter and Tukachinsky，2020）。假信息比真信息在人群中扩散更快、更广、更深这一发现，揭示了有些假信息更符合人们的心理预期和立场（Vosoughi et al.，2018）。还有研究指出，纠错信息不仅效用微弱，还会反向增强人们对假信息的信任（Nyhan and Reifler，2015）。以上结果说明，健康信息的内容表达必须考虑接受者的心理，只有这样才能取得一定的传播和说服效果。

社交媒体已成为人们获取新闻和其他信息的重要平台，其健康资讯虽丰富多元，却真真假假、虚实难辨。信息把关人的弱化，使社交媒体可能既是谣言扩散机，又是谣言粉碎机。同时，不同社交媒体平台对人们健康观念的影响可能截然不同，发布同样的纠错信息，其效果存在差异（Vraga and Bode，2018），这或是由于不同平台的社会连接（social connection）方式不同。当前的虚假健康信息纠错探索主要集中于西方主流的社交媒体平台——Facebook（下文称"脸书"）和 Twitter（下文称"推特"，现已更名为 X），对于中文互联网最主要的社交媒体——微信，缺乏有关虚假健康信息纠错的系统研究。微信发布的《2018 年度数据报告》显示，微信是目前中国最大的社交媒体应用，具有相当高的普及率和流行度。微信月活跃用户达到 10.8 亿，普通用户每天访问朋友圈超过 10 次，每 24 小时大约有 100 亿次点击（Beiwook，2019）。鉴于微信朋友圈与脸书、推特在用户连接上均存在明显差异，其虚假健康信息纠错的效用如何值得深入考察。

因此，本研究将结合社交媒体平台特性，采用实验法，考察微信朋友圈的虚假健康信息发布及其纠错效果，从而建构具有中国特色的虚假健康信息纠错机制理论，并在中国语境下为虚假健康信息纠错的实践提出解决方案。本研究将基于个人心理、社交好友和社会环境等层面，探讨影响社交媒体虚假健康信息纠错效果的机制，其结果将有助于推动公共健康行业引导用户主动参与社交媒体的健康传播行动，抵制虚假信息，普及健康观念，建设健康中国。

一　研究框架与问题假设

（一）社交媒体的纠错策略

1. 常见的纠错方式

健康传播研究关注健康信息的设计和传播，即考察不同形式的信息呈现（如统计数据、科学证据、个人叙事等）是否以及如何具有说服力，以最终达到大众在健康知识、信念、行为方面的正确和连贯。如今，面对社交媒体上虚假健康信息日益泛滥的态势，研究者开始投身于有关虚假健康信息的纠错研究与实践中。学者尼汉和雷夫勒（Nyhan and Reifler，2010）将虚假信息（misinformation）或错误观念（misperception）定义为个人头脑中所接受的关于事实的但并未得到明确证据或专家意见支持的信念。目前，有关社交媒体上虚假信息的纠错研究主要源于国外研究者，他们大多采用控制实验的方法，模拟社交媒体平台纠错的方式，操控人们接触的社交媒体界面，测量纠错效果。

研究者主要针对算法纠错（algorithmic correction）和社会纠错（social correction）展开考察。算法纠错是指社会媒体平台系统追踪虚假信息帖子，当平台的算法机制匹配到相关事件时，平台将自动转发第三方事实核查网站（如美国的 FactCheck. org、Snopes. com 等机构）的纠错信息，以推荐"相关新闻"（related stories）的方式进行纠错。社会纠错是指社交媒体用户线上朋辈之间的纠错方式，即线上好友针对所接触的虚假信息，自行发布纠错内容，并附上第三方事实核查新闻或链接。在社会纠错中，基于社交媒体平台上或强或弱的关系网络，用户可以看到好友或他人评论中的纠错信息，知晓他人的态度和观点，由此形成的群体压力或社会影响可以平衡用户的观念或行为。

这两种纠错方式普遍存在于现实的社交媒体平台中，也在研究者的控制实验中呈现一定的效果。首先，已有研究指出，若基于单一的社交媒体平台，则算法纠错和社会纠错的效果相差不大——这是由于人们对这两种纠错方式并无二致的信任评价（Bode and Vraga，2018）。一方面，机器自动（machine heuristics）算法使用权威来源（如第三方的事实核查）反驳错误信息，增加了人们的可信度感知，提升了纠错效果；另一方面，社交媒体形成的线上社交网络容易促进形成相似性关系（homophilous relationships），具有类似想法的个体常常会相互关注（follow），这会影响用户感知信息和参与平台的方式，并在平台中形成群体的社会规范和社会压力（Gruzd et al.，2011）。上述种种方式打破了人们动机推理（motivated reasoning）和选择性接触（selective exposure）的心理机制，促发了个体对在线纠错信息的认可和接受（Messing and Westwood，2014；Thorson and Wells，2016）。简言之，用户信任托付机制的复杂性，导致算法纠错和社会纠错的效果难分胜负。其次，对不同的社交媒体平台来说，其自身的特性会产生显著影响。例如，有研究发现，推特的社会纠错效果比脸书更显著，这是因为当复杂的信任机制和社交平台特性相互作用时，纠错的最终效果各有千秋（Vraga and Bode，2018）。

在社交媒体的现实场景中，好友的社会纠错往往会通过援引专家说法或第三方事实核查链接增加可信度（Jahng and Littau，2016），这亦是科学纠错，即以说明文或说教的形式，按逻辑顺序以科学的证据提供科学结果的一种表达（Murphy et al.，2013）。在科学纠错中，事实核查（fact-checking）属于典型形式并被普遍采用。这是一种内生于新闻机构而后逐渐独立出来的业务实践，以专注事实核查的第三方新媒体网站的问世为标志（如美国首家事实核查机构 FactCheck.org），核查内容的科学性、标准化和规范化是基本要求，去伪存真、正本清源是主要目标。研究表明，算法驱动的科学事实核查的纠错方式，能够在一定程度上减少人们的错误观念（Nieminen and Rapeli，2018）。

除此之外，比起生硬枯燥的科学论证，好友叙事（narratives）也是常见的纠错方式。叙事讲述生动形象甚至富有冲突性，是以情节、人物和动机等多种信息为核心，按照时间顺序，展现因果关系的一种表达方式。好友叙事容易与人们头脑中预存的心智模型（mental model）相匹配，使受众减少选择性回避和心理抵抗，形成与叙事一致的观点，从而转变态度和行为（Walter and Murphy，2018）。近年来，研究者对叙事的影响机制进行了理论探索，指出移情（transportation）、认同（identification）和情感（emotion）是叙事处理和受众参与的基础（Moran et al.，2013）。但也有研究表明，叙事的说服效果并不乐观，甚至适得其反（Braddock and Dillard，2016）。然而，有关社交媒体纠错的具体实验操控尚未将叙事纠错方式纳入考量范畴，因此在研究的外在效度上尚不能客观体现纠错实践及其效果。

如是，社交媒体上常见的纠错策略，可分为内容表达和发布方式两个维度。在内容表达上包含科学论证和叙事讲述，在发布方式上则分为算法推荐和好友叙事。若仅从内容表达或发布方式的单一维度切入，则无法真实考量社交媒体信息呈现的实际特征。按照内容表达（科学 vs. 叙事）和发布方式（算法 vs. 社会）的结合，理论上可以形成四种具体的社交媒体纠错策略：科学算法纠错、科学社会纠错、叙事算法纠错、叙事社会纠错。从现实考虑，叙事算法纠错，即平台系统依靠算法自动推荐叙事纠错信息，目前在社交媒体中非常少见，故不纳入本研究范畴。

2. 平台特性与纠错效果差异

相互竞争的社交媒体平台借助不同的服务和风格吸引用户，也因此带来用户对社交媒体平台不同的使用体验和评价态度。通常情况下，社交媒体在功能可供性（affordances）上具有常见的四大特性，即可见性（visibility，指易于发布、定位信息）、持久性（persistence，指信息发布后的连续性）、可编辑性（editability，指能够制作和编辑消息）和关联性（association，指用户和内容之间的连接）（Treem and Leonardi, 2012；Boyd, 2010）。

综观世界主流的几大社交媒体，它们在功能可供性上同中有异，各具特色。无论是脸书、推特还是微信，均具备相似的功能：信息在平台上可见，易于查看，在发布后通常可保留于平台上，也可以在发表后编辑。但是在"关联性"这一特点上，几大社交媒体平台用户之间、用户和内容之间的连接有本质的不同。推特主推单向关注，任何人都可以关注某个账号，成为某个账号的粉丝，查看他人发布的动态。类似于中国的微博，每个推特用户在理论上都可能拥有该平台所有的受众，即想象的受众（imaged audiences）遍布全网。脸书的用户连接大部分需要得到双方确认，不过也可以通过系统好友推荐的方式，向用户推荐可能认识的人，用户可以关注他人动态并互加好友，即可能存在一些未知的受众。微信的可供性与脸书相近，但比后者更加封闭，不仅需要通过双方同意才能互加好友，而且用户在微信朋友圈发布的动态只限于好友之间浏览和互动，因此是典型的熟人视角平台。区别于推特、微博的陌生人社交模式以及脸书的混合式社交模式，微信朋友圈体现了中国文化独特的人际关系网络特征，在最大程度上满足了不同年龄段的中国人最常见的社交需求。

数字健康传播研究与实践

社交媒体平台不同的连接方式事实上会导致用户体验不同，影响用户对平台信息的感知和参与。在不同平台上，用户对虚假健康信息和相关纠错信息的感知方式也不尽相同。美国学者弗拉加和博德（Vraga and Bode，2018）的研究发现，在推特和脸书上增加同样的有可信来源的纠错信息，并不能产生相同的纠错效果，其中推特更胜一筹。这是因为，用户更普遍将推特平台视为新闻来源（Gottfried and Shearer，2016），加之其"弱连接方式和存在广泛未知受众"的关联性特征，在推特上添加一个可靠的消息源会被用户感知为更重要；而在脸书上，用户之间的关联性较强，其平台资讯主要被视为社交性内容，用户更容易将脸书帖子视为评论意见而非事实（Vraga et al.，2015）。

不同社交媒体的技术特性差异导致人们对不同平台及其信息的感知不同，脸书与推特已被证实存在信息纠错上的显著差异。微信是社交关系更为封闭的平台，其纠错效果如何值得深入关注。然而，针对微信朋友圈的纠错策略研究目前较匮乏，有待进一步的实证探索。综上，基于前人对社交媒体纠错效果的初步考察，本研究聚焦微信朋友圈这一更为闭合的社交媒体，考察在这一平台上不同纠错策略的采用是否能有效纠正人们的错误健康观念，假设如下。

H_{1a}：相比控制组，在微信朋友圈中采取纠错策略，能够减少人们的错误健康观念。

H_{1b}：在微信朋友圈中采取不同的纠错策略后，人们的错误健康观念减少情况有显著差异。

（二）信任评价与健康纠错

信息真实与否已成为传播的基本挑战，这在社交媒体上尤为突出。如前文讨论，不同纠错策略的效果不同，很大程度上是人们对系统算法或社交群体推荐的复杂信任机制所致。可以说，可信度在说服的实现上发挥了重要作用（Petty and Cacioppo, 1984），可信可靠的信息来源有助于人们克服对纠错信息的误解和抵触，促成人们认知和行为的积极转变。卡斯蒂略等（Castillo et al., 2013）的研究还专门揭示了推特上影响信息可信度的普遍性特质，他们通过创建监控机器学习分类器，发现可信度高的帖子通常包含更多的网址，文字篇幅更长；在不可信的帖子中，问号和感叹号更集中，且第一人称和第三人称代词较多。

信息的可信度属于主观评价。信息本身的专业性和权威性并非促成人们信任信息的充分必要条件（Guillory and Geraci, 2013）。当接触纠错信息时，人们头脑中可能会一闪而过这样的想法：这个信息和我已经知道并且相信的观念有什么关系？也就是说，一个新的观点或主张是否被接受，受个人信仰体系强烈影响，因为人们倾向于选择性寻找与自身信仰一致的信息（Stroud，2010），同时有意回避与自身立场不一致或对立的想法和观点，以减少认知不协调（cognitive dissonance）。简言之，当遇到与自身根深蒂固的信念相悖的信息时，即使这个根植于心的信念是错误的，人们仍然很可能会利用动机推理抵制或减少该争议信息对自己的影响（Taber and Lodge，2006），而最直接的抵制方式就是对新信息的不信任。

综上，社交媒体的纠错策略基于内容表达和发布方式等维度，在不同程度上影响着个人的信息处理过程，并通过人们对纠错信息的信任评价，产生不同的纠错效果。在社交媒体上，相比于并不熟悉的社会关系连接，用户更加信任机器自动算法（Bode and Vraga，2015）。然而，无论是科学性或叙事性的内容表达，还是算法纠错或社会纠错的发布方式，其是否影响人们对纠错内容的信任度尚未被明确考察。本文将据此提出第二个研究问题。此外，本研究还预测，对纠错策略的信任评价是影响人们健康观念改变的中介变量（mediator）。

H_{2a}：人们对微信朋友圈采取的不同纠错策略——科学算法纠错、科学社会纠错、叙事社会纠错的信任评价有显著差异。

H_{2b}：微信朋友圈纠错策略的效果不同，是因为信任评价的中介作用不同。亦即，人们信任度越高的纠错策略，纠错效果越好。

（三）纠错策略与议题类型

纠正或减少人们头脑中的错误观念，绝非易事。单纯暴露在纠错信息中不一定能够减少人们的偏见（Braddock and Dillard，2016）。纠错议题与受众的关系也是影响纠错效果的因素之一。学者博德和弗拉加（Bode and Vraga，2015）的研究发现，脸书上算法系统推荐的第三方事实核查新闻仅在部分事件（如转基因食品是否健康）中减少了人们的错误观念，对于其他事件（如儿童疫苗是否导致孤独症）则没有效果。

个人信息处理存在两种极端方式：中心路径和边缘路径，或称为系统式处理和启发式处理。当具有较强动机和能力时，个体会将注意力集中于信息本身，通过逻辑推理和系统考量理解和评估信息。而当动机和能力相对较弱时，个体对信息的态度则基于习惯启发式思考，即由情境中的情感性线索（如信息源可信度、产品包装、表达方式等周边信息）决定，而非信息本身。社交媒体的纠错策略是对信息内容（科学论证 vs. 叙事讲述）和信息来源（算法推荐 vs. 好友叙事）的综合。可以说，信息内容是理解信息的中心路径，而信息来源是理解信息的边缘路径。当个体对纠错议题的卷入度不同时，其处理信息的动机和能力是否发生变化，理解信息的中心路径和边缘路径是否影响人们对信息的解读和接收？本研究提出如下研究假设。

H_3：健康议题的类型将调节不同纠错策略的纠错效果。

（四）个人媒介素养与健康纠错

媒介素养概念虽然早在传统媒体时代就被提出，但其对于当下的社交媒体语境仍然具有重要的意义。当虚假健康信息在社交媒体上大行其道，并对人们的健康观念和行为产生威胁时，通过提升媒介素养抵抗虚假信息影响的呼声高涨（Jang and

Kim，2018）。简言之，媒介素养是受众对媒介信息持有的开放、质疑、反思和批判的态度或技巧，是受众主动解读、批评和选择性吸收信息的能力（Hobbs，1996）。卡恩和鲍耶（Kahne and Bowyer，2017）的在线实验也揭示，受众媒介素养越高，越能准确判断媒介信息的正确性，越不易受到不准确信息的影响。

在微信朋友圈的使用上，用户的媒介素养具有更为关键的作用。微信是一款建立在熟人关系上的"强关系"社交媒体平台，以真实的社会关系为基础。微信好友之间的信任也显著优于"弱关系"社交媒体平台。在微信朋友圈中，由于好友之间在生活环境、教育背景和利益诉求上具有较高的相似性，符合群体利益和心理的虚假信息更容易被传播、接受和分享；当人们试图表达意见时，群体压力和群体规范又迫使人们倾向于从众表达和支持多数人的意见，对于少数派的意见则倾向于保持沉默和妥协（郭泽萍，2019）。因此，基于微信朋友圈的社交属性，人们的媒介素养是否能够使之摆脱微信内群体压力的无形枷锁，帮助其抵抗虚假信息的侵入？媒介素养的"自我防护"效果是否比纠错策略更胜一筹，这是本研究试图探索的另一个研究问题。

RQ$_1$：在微信朋友圈，个人的媒介素养和所采用的纠错策略是如何影响纠错效果的？

二 研究方法

（一）研究设计

本研究采用控制实验法回答研究问题和假设，设计了 4

（纠错策略：科学算法纠错 vs. 科学社会纠错 vs. 叙事社会纠错 vs. 控制组）×3（健康议题卷入度：低 vs. 中 vs. 高）的组间实验。研究者在微博上发布实验被试招募广告，广告中没有表明真实的研究目的，仅邀请正在使用微信朋友圈的用户参加由南方某高校新闻传播学院发起的关于微信朋友圈用户的调查。在招募的三天时间内，来自全国各地的 602 人自愿参与在线实验并进行了相关的问题测试。通过剔除无效的作答问卷，最终有效的实验样本包含 540 位被试，其中女性占 67.6%；年龄集中在 29~39 岁（占 64.4%），其次是 18~28 岁（占 30.2%）；本科学历居多（占 72.0%）。认真完成所有实验步骤的被试，均在三天内获得 50 元支付宝红包。

本研究采用网络实验的方式，自愿参与的被试通过点击招募广告中的实验链接①，进入全球领先的社会调查研究平台 Qualtrics，它可以虚拟实验控制的全过程。研究者在平台系统上设定实验刺激的呈现方式和浏览时长，让被试沉浸在实验设计中，并依序回答相关测试问题。研究者能够有效监管被试的实验过程，并评估实验的效果。

本研究选择三个健康议题作为实验事件，分别是：（1）化疗对于癌症治疗是否有效；（2）使用阿片类药物止痛是否应提倡；（3）被铁钉扎伤是否会得破伤风。之所以采用这三个议题，是因为：其一，上述议题在医学界均有明确的答案，大部分医学专业人士在这三个议题上达成共识，即化疗对于癌症治

---

① Qualtrics 问卷，https://hkbuhk.ca1.qualtrics.com/jfe/form/SV_3Xk9Bx15H6 fWlEN；https://hkbuhk.ca1.qualtrics.com/jfe/form/SV_2a9689cPkoK1C7P；https://hkbuhk.ca1.qualtrics.com/jfe/form/SV_1ZU8auQtZmSCduJ。

疗有效、使用阿片类药物止痛不应大力提倡、被铁钉扎伤未必会得破伤风；其二，中国民众对这三个议题的熟悉程度或卷入程度有显著差异。在正式实验之前，研究者随机选择自己微信朋友圈的部分用户（N = 196，年龄均值 = 38.6，女性占66.9%）进行了议题熟悉程度（采用5分量表测量）的预调查。结果显示，人们最熟悉的是"化疗对于癌症治疗是否有效"（M = 4.62，SD = 0.9），其次是"被铁钉扎伤是否会得破伤风"（M = 3.51，SD = 1.1），最不熟悉的是"使用阿片类药物止痛是否应提倡"（M = 2.45，SD = 0.76）。

阿片类药物议题需要特别解释，这不是一个广为人知的议题，但在美国具有很高的知晓度。阿片类药物如吗啡或芬太尼，来源于鸦片，对治疗严重疼痛非常有效，但它们也可能具有很高的成瘾性。美国药企把阿片类药物的使用范围从癌症和术后治疗扩展到其他短暂性病痛的缓解上。仅占世界人口总数5%的美国人消费了全球80%以上的阿片类药物，滥用情况极其严重。美国国家安全委员会的数据分析发现，2017年，在美国，因阿片类药物过量服用而意外死亡的概率首次高于车祸死亡。[①]

（二）实验过程

在自愿参与实验的被试点击招聘广告中的测试网址后，系统会随机将被试分配到任一健康议题的询问中，进行如下步骤。首先，询问被试对某一健康议题的态度。以破伤风议题为例，

[①]《美国阿片类药物过量致死率首次高于车祸》，"观察者网"百家号，2019年1月15日，https://baijiahao.baidu.com/s?id=1622709443321875346&wfr=spider&for=pc。

问题为"在日常生活中，人们有时难免会被铁钉或有铁锈的尖物扎伤流血，他们往往会担心得破伤风，还马上跑去医院打破伤风针预防。在您看来，如果被铁钉戳到，会得破伤风吗？"选项包括"一定会得破伤风""不一定会得破伤风""我自己也不清楚"三种，对应肯定、否定和不确切选项。持正确观点的参与者（选择"不一定会得破伤风"）将被排除，立即终止实验。只有对所分配议题不熟悉或表达错误观点的被试，才能进入实验的下一步。

通过预测试后，被试将由系统随机分配到健康纠错四个情境中的任意一个，即科学算法纠错情境、科学社会纠错情境、叙事社会纠错情境和控制组。接下来，他们会看到微信朋友圈正常界面的截图。在截图画面上，除控制组，其他三组的被试都会看到微信朋友圈主帖中错误的健康观点。例如，对于化疗议题，主帖为某微信用户发表的文字："化疗真可怕！研究揭示，化疗的五年存活率只有2.3%，很多癌症患者不是死于癌症，而是死于化疗！"不同的实验情境设计如下。（1）在科学算法纠错组下，微信朋友圈主帖下方的评论来自算法自动推荐的纠错新闻，即第三方提供的事实核查信息。（2）在科学社会纠错组下，评论来自微信好友的纠错信息，同时包含第三方事实核查信息的链接（与科学算法纠错链接相同）。上述两组的参与者都被要求阅读具体的事实核查信息内容。（3）在叙事社会纠错组下，评论来自微信好友的叙事型纠错，只是通过个人叙事提供证词的方式进行纠错，不包括事实核查信息。（4）在控制组下，被试只会看到关于旅游和美食的微信朋友圈截图，并不接触健康议题。在线上实验的过程中，每位被试均被告知将在阅读完所有微信朋友圈截图后回答相关问题，他们被要求在每一页上至少花费 10 秒阅读，否则系统将不会显示"继续"按钮。

（三）测量

1. 纠错效果

不同健康议题的纠错效果，根据纠错刺激材料中提及的内容进行测量。

（1）在"化疗对于癌症治疗是否有效"实验组，被试阅读实验刺激材料之后，要回答是否同意以下说法，采用 5 分量表测量：（a）化疗对于癌症治疗是有效的；（b）化疗虽然有毒副作用，但是它对癌症治疗的作用，远大于它所造成的副反应，因此它是有效的；（c）"癌症患者死于化疗，而非癌症本身"根本就是胡说八道。通过可靠性分析，这三个测量项目符合因子分析的基本要求，合并为一个复合变量"化疗纠错效果"（$KMO = 0.61$，Cronbach's $\alpha = 0.72$，$M = 3.50$，$SD = 0.68$）。

（2）在"使用阿片类药物止痛是否应提倡"实验组，被试被要求回答是否同意以下说法，采用 5 分量表测量：（a）阿片类药物必须遵医嘱服用，不能轻易尝试；（b）阿片类药物是从罂粟中提取的生物碱及衍生物，容易上瘾；（c）平日里有个小痛吃布洛芬就好了，没事别尝试阿片类药物。通过可靠性分析，这三个测量项目符合因子分析的基本要求，合并为一个复合变量"阿片纠错效果"（$KMO = 0.61$，Cronbach's $\alpha = 0.68$，$M = 3.53$，$SD = 0.77$）。

（3）在"被铁钉扎伤是否会得破伤风"实验组，被试被要求回答是否同意以下说法，采用 5 分量表测量：（a）被铁钉扎伤，不一定会得破伤风；（b）破伤风感染需要满足特定条件；（c）在被生锈铁钉扎伤后，只有感染破伤风类毒素，才会得破伤风。通过可靠性分析，这三个测量项目适合进行因子分析，合并为一个复合变量"铁钉纠错效果"（$KMO = 0.66$，Cronbach's $\alpha = 0.73$，$M = 3.81$，$SD = 0.64$）。

2. 信任评价

由于控制组不接触纠错信息，因此除控制组被试，其他被试依照随机分配进入实验组接触相应的实验刺激材料后，被要求用 5 分量表评价对所阅读纠错信息的信任度［量表改编自梅耶（Meyer，1988）］：（1）算法推荐的新闻/评论是可信的；（2）算法推荐的新闻/评论内容翔实，信息充分；（3）算法推荐的新闻/评论内容有说服力。通过可靠性分析，这些因素之间的信度较高，最后被合并为一个复合变量"纠错信息可信度"（化疗议题 $\alpha = 0.94$，铁钉议题 $\alpha = 0.98$，阿片议题 $\alpha = 0.97$，$M = 2.48$，$SD = 1.50$）。

3. 个人媒介素养

被试需要回答以下四个问题，以评估其媒介素养程度（周葆华、陆晔，2008）：（1）我喜欢在读新闻时寻找"弦外之音"；（2）我喜欢对新闻报道提出疑问；（3）我有时会拒绝接受新闻报道里的某些观点；（4）我有时会通过其他途径核实某个报道。通过可靠性分析，这些因素符合因子分析的基本要求，最后被合并为一个复合变量"媒介素养"（化疗议题 $\alpha = 0.69$，铁钉议题 $\alpha = 0.68$，阿片议题 $\alpha = 0.70$，$M = 3.69$，$SD = 0.58$）。

三　数据分析

为了考察纠错策略的效果差异，本研究采用单因素方差分析（one-way ANOVA），选择 Bonferroni 进行事后多重比较。表 1 的结果显示，与没有接触任何纠错信息的控制组（$M=3.44$，$SD=0.76$）相比，通过科学算法纠错（$M=3.97$，$SD=0.69$）、科学社会纠错（$M=3.88$，$SD=0.69$）、叙事社会纠错（$M=3.77$，$SD=0.71$）传递的纠错信息，都显著减少了人们的错误观念 $[F(2,530)=14.73，p=0.000]$。具体而言，控制组与科学算法纠错（均值差异 $=-0.53$，$p=0.000$）、科学社会纠错（均值差异 $=-0.44$，$p=0.000$）和叙事社会纠错（均值差异 $=-0.33$，$p=0.000$）相比，在减少错误观念的效果上都较弱，差别显著。H_{1a} 考察相比控制组，在微信朋友圈中采取纠错策略，能够减少人们的错误健康观念，得到数据支持。H_{1b} 考察在微信朋友圈中采取不同的纠错策略后，人们的错误健康观念减少情况有显著差异。根据方差分析结果，三种纠错策略在减少错误观念上并没有显著差异，$F(2,390)=2.77$，$p=0.064$，H_{1b} 没有得到支持。

表 1　不同实验情境下纠错效果的比较

纠错效果	实验情境			
	控制组	科学算法纠错	科学社会纠错	叙事社会纠错
平均值	3.44	3.97	3.88	3.77
标准差	0.76	0.69	0.69	0.71

纠错效果	实验情境			
	控制组	科学算法纠错	科学社会纠错	叙事社会纠错
N	141	133	126	134

注：（1）控制组与三种纠错来源的方差：$F = 14.73$，$df1 = 3$，$df2 = 530$，$p = 0.000$；（2）三种纠错来源的方差：$F = 2.77$，$df1 = 2$，$df2 = 390$，$p = 0.064$。

对于人们对不同纠错策略的信任评价是否不同，我们采取单因素方差分析进行检验（见表2）。结果显示，人们对三种纠错策略的信任评价显著不同［$F(2, 391) = 11.27$，$p = 0.000$］，其中，被试对科学社会纠错的信任度最高（$M = 3.39$，$SD = 0.79$），其次是科学算法纠错（$M = 3.09$，$SD = 1.03$），信任度最低的是叙事社会纠错（$M = 2.86$，$SD = 0.86$）。Bonferroni 事后测试多重比较显示，叙事社会纠错与科学算法纠错之间的信任评价差异并不显著（均值差异 $= -0.23$，$p = 0.120$），但与科学社会纠错的差异强烈显著（均值差异 $= -0.53$，$p = 0.000$）。假设 H_{2a} 检验人们对微信朋友圈采取的不同纠错策略——科学算法纠错、科学社会纠错、叙事社会纠错的信任评价有显著差异，得到数据支持。

表2　不同纠错策略的信任评价

健康议题说服效果	实验情境		
	科学算法纠错	科学社会纠错	叙事社会纠错
平均值	3.09	3.39	2.86
标准差	1.03	0.79	0.86
N	133	127	134

注：$F = 11.27$，$df1 = 2$，$df2 = 391$，$p = 0.000$。

中介效应分析应首先满足纠错策略和纠错效果的主效应分析（Baron and Kenny, 1986）。当比较微信朋友圈上三种纠错策略的纠错差异时，采用单因素方差分析，选择 Bonferroni 进行事后测试多重比较。表 1 数据说明，科学算法纠错（$M = 3.97$, $SD = 0.69$）、科学社会纠错（$M = 3.88$, $SD = 0.69$）、叙事社会纠错（$M = 3.77$, $SD = 0.71$）传递的纠错信息，虽然纠错效果各有强弱，但是方差分析显示，群间差异并不显著 [$F(2, 390) = 2.77$, $p = 0.064$]，因此主效应没有得到数据支持，中介效应分析终止。故此，H_{2b} 试图检验"微信朋友圈纠错策略的效果不同，是因为信任评价的中介作用不同。亦即，人们信任度越高的纠错策略，纠错效果越好"，并不能获得支持。

H_3 检验健康议题的类型将调节不同纠错策略的纠错效果。根据变量类型，该调节效应采用双因素方差分析（two-way ANO-VA）进行检验。表 3 结果显示，不同的纠错策略并没有导致纠错效果的差异 [$F(2, 384) = 2.736$, NS.]，但是不同的健康议题，纠错效果显著不同 [$F(2, 384) = 16.593$, $p = 0.000$, $\eta^2 = 0.080$]，同时，健康议题的调节效应并不显著 [$F(4, 384) = 0.184$, NS.]。故此，健康议题类型的调节效应并没有得到数据支持。

表 3　纠错策略和健康议题对纠错效果的双因素方差分析

来源	第 III 类平方和	df	平均值平方	F	显著性	局部 Eta 方形
修正的模型	18.300*	8	2.287	5.019	0.000	0.095
截距	5889.160	1	5889.160	12921.968	0.000	0.971
纠错策略	2.494	2	1.247	2.736	0.066	0.014

来源	第Ⅲ类平方和	df	平均值平方	F	显著性	局部 Eta 方形
健康议题	15.124	2	7.562	16.593	0.000	0.080
纠错策略×健康议题	0.335	4	0.084	0.184	0.947	0.002
错误	175.007	384	0.456			
总计	6098.000	393				
校正后总数	193.307	392				

注：* $R^2 = 0.095$（调整的 $R^2 = 0.076$）。

为了进一步明确健康议题对纠错效果的主效应，我们采用方差分析进行测量。结果显示，不同健康议题的说服效果有显著差异 $[F_{(2, 390)} = 16.97, p = 0.000]$，其中，"阿片"议题的纠错效果最好（$M = 4.10, SD = 0.80$），其次是"铁钉"议题的纠错效果（$M = 3.91, SD = 0.60$），"化疗"议题的纠错效果则最差（$M = 3.62, SD = 0.62$）。Bonferroni 事后测试多重比较显示，"阿片"议题与"化疗"议题之间的纠错效果差异非常显著（均值差异 = 0.48, $p = 0.000$），但"阿片"议题与"铁钉"议题之间的纠错效果差异并不显著（均值差异 = 0.19, $p = 0.069$）（见表4）。

表4 不同议题的纠错效果

健康议题说服效果	"化疗"议题	"铁钉"议题	"阿片"议题
平均值	3.62	3.91	4.10
标准差	0.62	0.60	0.80
N	129	137	127

注：$F = 16.97$, $df1 = 2$, $df2 = 390$, $p = 0.000$。

RQ_1 考察在微信朋友圈，个人的媒介素养和所采用的纠错策略是如何影响纠错效果的。本研究采用 ANCOVA 协方差统计，将 3 个纠错策略（实验情境）作为自变量，个人媒介素养作为协变量，纠错效果作为因变量。结果显示，纠错策略对纠错效果没有显著影响 $[F(2, 386) = 0.790, NS.]$，个人媒介素养对纠错效果有显著作用 $[F(1, 386) = 15.802, p = 0.000, \eta^2 = 0.04]$，纠错策略和媒介素养之间没有交互关系 $[F(2, 386) = 1.303, NS.]$（见表 5）。

表 5　纠错策略和个人媒介素养对纠错效果的协方差分析

来源	第Ⅲ类平方和	df	平均值平方	F	显著性	局部 Eta 方形
修正的模型	10.922*	5	2.184	4.623	0.000	0.057
截距	71.804	1	71.804	151.980	0.000	0.283
纠错策略	0.746	2	0.373	0.790	0.455	0.004
个人媒介素养	7.466	1	7.466	15.802	0.000	0.039
纠错策略×个人媒介素养	1.231	2	0.616	1.303	0.273	0.007
错误	182.370	386	0.472			
总计	6082.000	392				
校正后总数	193.291	391				

注：* $R^2 = 0.057$（调整后的 $R^2 = 0.044$）。

四　结论与讨论

社交媒体在现代信息环境中的角色和作用非常重要，它可能是谣言扩散器，也可能是谣言终结者。发挥社交媒体的正面作用，对个人和社会大有裨益。本研究聚焦中国人普遍使用的微信朋友圈这一社交媒体，探讨实现有效健康观念纠错的策略。

研究者基于微信朋友圈的社交媒体平台特性，从个人信息处理的心理视角出发，通过实验法操控不同健康议题的不同纠错策略，并考察了纠错效果。

研究显示，在纠错效果上，在微信朋友圈，相比不接触纠错信息的控制组，只要提供纠错信息，不论采用什么纠错策略，都能在一定程度上减少人们的错误健康观念；在纠错策略上，无论是科学论证或叙事讲述的内容表达，还是算法推荐或好友叙事的发布方式，其影响力相差无几。该结果与国外同类研究的发现略有不同。国外已有研究表明，在纠错策略中提供具有可信度的外部链接（如疾控中心信息、事实核查网站信息）是提高纠错效果的必要手段，如果仅是好友叙事纠错而没有附上可信的外部链接，其纠错效果与控制组一样，并不能有效减少人们的错误健康观念（Vraga and Bode，2018）；而本研究结果显示，叙事社会纠错与科学算法纠错、科学社会纠错的效果并无显著差异，我们认为这与选择的社交媒体平台的特征有极大关系。

国外的相关研究大多以脸书和推特平台为研究对象，而微信朋友圈是一个比脸书、推特更为闭合的社交媒体平台。一方面，微信联系人是用户之间通过互相验证加为好友的，绝大多数微信社交关系与现实生活中的同事、同学、同侪关系高度重合；另一方面，微信朋友圈与脸书功能类似，用户也只能浏览好友发布的内容，并不能接触微信联系人之外的用户发布的资讯，且发布者能对不同好友的信息可见性进行控制。可以说，正是微信平台在可供性上体现出的"中国特色"，在一定程度上形成了中外社交媒体虚假健康信息纠错机制与效果的差异。

需要指出的是，在微信中，尽管陌生人互加好友的现象日趋常见，使纯粹基于相熟相识建立的强连接有所弱化，逐渐显现弱关系连接，但这并不能改变微信始终是一个比脸书和推特更加闭合的社交媒体的本质属性。因此，微信朋友圈的信息不论以何种方式发布（算法推荐或好友叙事）、以何种内容表达（科学论证或叙事讲述），都会对用户的健康观念改变产生影响。

我们在研究中还发现，尽管不同纠错策略并没有导致纠错效果的差异，但是人们对微信朋友圈中的纠错策略表现出不同的信任评价。科学社会纠错和科学算法纠错获得的信任评价均高于叙事社会纠错，其中，人们对科学社会纠错的信任度显著高于另外两个策略。这表明在微信朋友圈，若要改变人们的错误健康观念，从提供科学证据角度进行纠错是最令人信服的策略。这一结果进一步回应了说服理论，证实了提供外部可信来源是增强说服效果的重要条件（Petty and Cacioppo, 1984; Pornpitakpan, 2004）。纠正错误信息时，采用讲故事的方式不如科学论证获得的信任度高，冷冰冰的算法推荐科学证据又不及富有人情味的好友的科学相劝。然而，人们对科学社会纠错的高信任度再一次体现了微信用户之间形成的较为信赖的社交关系，这与脸书上科学社会纠错和科学算法纠错的信任评价无显著差异的结果不同（Bode and Vraga, 2018），因此纳入不同社交媒体平台的特性差异是有效实现观念纠错的重要前提之一。

此外，个人因素也是比纠错策略更为有效地减少错误健康观念的因素。其一，个人对健康议题的卷入度不同，纠错效果也大不相同。本研究选择的三个健康议题，对于中国人而言熟悉程度不同，卷入程度也有一定的差异。越是人们不熟悉的健康议题，纠错效果越明显。相比"阿片滥用"议题和常规话题"被铁钉扎伤导致得破伤风"，中国人日常更为关注和熟悉的"化疗抗癌"议题显现出一般的纠错成效，在看过纠错材料后，人们的错误健康观念纠错效果不佳。研究结果验证了个人信息处理的惯常模式，即健康议题与受众心理的紧密关联，会使人们重新调用已经存于自身头脑中的心智模型或预先立场，并将接触的信息与之匹配。我们选择的都是事先有错误健康观念的被试，因此在接触纠错信息后，他们较难在短时间内发生信息同化、观念变化。如果健康议题与受众心理距离较远，受众头脑中没有强烈的预存立场，纠错会变得较为容易。其二，个人的媒介素养是比外部纠错策略更能影响健康观念改变的因素。用户的媒介素养越高，越不会固守预先立场、冥顽不化，而是会积极参与对不同观点的信息核实，对各种信息保持开放和批判的态度，尤其是在具有较大群体压力和较强社会规范的微信朋友圈，个人媒介素养能够抵抗强关系带来的虚假信息的绑架。因此，媒介素养越高的个人，越有可能接受社交媒体上的纠错信息。

　　本文是社交媒体虚假健康信息纠错研究在学理探讨和实践应用上的有益拓展。在理论上，本研究拓展了说服理论在社交媒体平台上的应用，证实了社交媒体在减少人们错误观念上具有一定的效果。在脸书、推特和微信朋友圈等各大社交媒体上纠错都有一定的效果，但是在微信朋友圈上纠错似乎更为容易。也就是说，在微信朋友圈，如果只是指出人们的错误观念，然后给他们准确科学的事实链接，那么无论是采用算法自动推荐还是好友叙事推荐的方式，都是有效的纠错策略，哪怕只是好友的个人叙事，也不失为一种有效的方式。这很大程度上取决于各大社交媒体平台不同的技术和社会特性。如前所述，微信朋友圈的用户之间存在较强的信任感，虚假健康信息纠错的实现变得较为容易。本研究的理论贡献还体现在将纠错议题纳入考量，在微信朋友圈中，纠错议题比纠错策略更易于产生纠错的效果，对于人们熟悉的议题，其纠错的效果没有人们较为生疏的议题好。以上基于学理的探讨，可以运用于减少虚假健康信息负面影响的实践中。

概而言之，人们为什么容易受到虚假健康信息的影响并产生认同，在现实中辟谣和纠错的尝试举步维艰，成效微弱，这绝不是个人的问题，而是还与群体、社会层面的因素密切相关，即还与社交网络的建立、社会信息的生产传播有关（Scheufele and Krause，2019）。本研究在这三个层面进行探索，揭示了社交媒体平台上实现有效纠错的方式，在个人、群体和社会层面如何实现有效互动，共同抵制虚假信息的侵入。社交网络上的意见市场越来越分化和撕裂，容易形成舆论极化、群体极化。信息应该如何被社交媒体与用户生产、利用和分享，进而影响他人，已经成为一个重要又实际的问题。

从个人信息处理的视角看，动机、能力和机会等因素是推动或阻碍其识别事实和谎言的重要因素。人们似乎总是对与自身预存立场和兴趣一致的信息感兴趣，以减少内心的"认知失调"。选择性接触信息的结果是，容易形成带有偏见的想法和观念。不过，个人的媒介素养水平，在一定程度上决定了其是否能够自觉主动地在社交媒体上区分真假信息。同时，社交媒体平台技术的创新，如通过系统的算法推荐提供事实核查信息，亦可以有效地帮助用户提升辨别虚假信息的能力。基于本研究的发现，个人的行为动机和信息处理方式，包括对纠错信息的信任评价、对议题本身的卷入程度、个人媒介素养的高低，都会把识别与拒绝错误观念这一过程变得复杂和艰难，导致不易达成纠错效果。

在群体层面，社交网络对健康观念的形成至关重要。这是因为，在日趋同质化（homogeneity）的社交网络中，人们往往尽可能减少接触与自己立场对立的信息和观点，同时，一些符合己方群体立场或情绪的观念则很容易被该网络中的群体接受，这已成为一种社会常态。微信朋友圈的社交属性允许呈现来自好友的社会纠错，健康说服不仅需要社交群体压力，还需要科学的论证提供可信服的证据，以提高错误观念被纠正的可能性。

在社会层面，保证清朗的互联网信息生态环境是避免人们受虚假信息影响的重要条件，动员平台机构和个人进行主动纠错需要社会层面的协同支持。基于本研究在纠错策略和社交媒体平台两个维度上的发现，在微信朋友圈内无论采用何种纠错方式，只要提供纠错信息，尤其是以科学证据为背书的纠错内容，就能起到辟谣的效果。首先，从信息策略角度，确保发布和传播真实准确的健康信息，有赖于主流媒体、社交媒体和国家信息监管部门的共同努力。主流媒体新闻专业主义的弱化以及社交媒体信息把关的不足，导致迎合群体情绪的健康谣言不断放大。信息环境多变复杂，真假信息充斥社交媒体，人们难以分辨。因此，应从健康信息源头抓起，监管信息传播过程，努力确保信息传播不失真、不异化，鼓励社交媒体平台借助机器算法自动匹配事实核查新闻，优化算法推荐机制，由系统自动纠正健康不实传言，向用户传递真实可靠的健康信息，这将对正确的公共健康观念的形成产生积极的影响。其次，从现实动员角度看，应有效调动社交媒体用户进行辟谣。用户举报虚假健康信息或者转发科学认证的辟谣信息，在社交媒体平台上应被大力提倡。社交媒体平台可以设立奖励积分机制，鼓励用户主动参与辟谣。在社交媒体平台尤其是微信朋友圈，实现好友间的纠错信息传播，可以有效引起人们对正确健康信息的关注并促成观念纠正，亦可能在一定程度上打破信息茧房效应、削弱社交网络的同质性。

在数字媒体的革新和演变中，媒体行业开始逐渐重新定位到传播内容的策展（curation）方向。本研究的发现为社交媒体平台的信息呈现，提供了重要的理论和实践参考。信息策展的理论框架需要审视在不同人群中和在不同条件下的纠错效果（Thorson and Wells，2016）。如何基于不同的议题、不同的人群，设定不同的推荐方式和不同的信息呈现，使数字公民充分理解信息流及其影响，达到较好的纠错效果，是未来的研究方向。

最后，本文也存在一些不足。研究显示，叙事纠错的效果不佳，叙事中的情感代入似乎没有增强纠错信息的影响力。可能的原因是，实验中叙事内容的设计还不够精致。内容观点的单面呈现或双面结合、故事叙述的视角选择是否影响人们的信息处理和说服，是值得虚假健康信息纠错研究继续深入的方向。此外，本研究以纠错虚假健康信息为研究对象，是否能泛化到其他话题，如虚假政治信息的纠错，还需要进一步研究。

数字健康传播研究与实践

社交媒体信息发布渠道对健康说服效果的影响：自我呈现顾虑和心理阻抗的中介效应

芮　牮*

摘　要：随着社交媒体成为健康组织和机构与公众进行互动、传播健康信息、科普健康知识的主要空间，社交媒体如何影响健康传播成为重要研究议题。过去的研究大多将社交媒体视为一个整体，忽视了平台内部不同信息发布渠道所代表的不同传播模式对健康说服效果的差异化影响。本研究基于心理阻抗理论，以脸书为研究对象，比较了以一对一的私信为代表的人际传播模式和以带标记的脸书状态为代表的大众人际传播模式在健康说服效果方面的差异。通过一个被试间实验（信息发布渠道：带标记的脸书状态 vs 一对一的私信），本研究发现，自我呈现顾虑中介了信息发布渠道对心理阻抗的影响，即带标记的脸书状态增加了人们的自我呈现顾虑，进而诱发了心理阻抗，一对一的私信却直接触发了心理阻抗。此外，心理阻抗显著

*　芮牮，华南理工大学新闻与传播学院教授，博士研究生导师。

降低了信息接受程度，导致个体对信息所倡导的健康行为的态度变差。本研究对大众人际传播模式所引发的公众心理进行了阐释，并丰富了心理阻抗理论。

引 言

社交媒体已成为许多组织和机构进行健康传播的重要空间。这些组织和机构不仅利用社交媒体发布信息，还在社交媒体上与公众进行各种形式的互动，如回答公众的问题、通过直播与公众实时沟通、利用互动游戏培养用户黏性、建立特定话题社区与公众讨论重要议题。此外，社交媒体还成为健康组织和机构开展活动的重要平台。例如，许多世界名流参与的"冰桶挑战"便是利用社交媒体发起的健康公益活动，不仅在全球筹集了超过2亿美元用于支持肌萎缩侧索硬化（俗称渐冻人症）的研究，还显著提高了公众对该疾病的认知。

虽然已有许多研究分析社交媒体影响健康传播的效果与机制（宫贺，2019；孙浩等，2024），但这些研究大多将社交媒体视作一个整体。事实上，同一社交媒体平台内部存在许多不同的信息发布渠道。这些渠道在技术可供性上千差万别，导致各自的传播模式不尽相同，进而影响信息传播的效果。

信息发布渠道对传播效果的影响在人际传播中已得到证实。例如，Burke等（2011）发现，相较于公开发布的信息（如朋友圈状态、脸书状态），一对一的私信能带来更亲密的感觉，进而能促进人际关系。Malloch和Feng（2020）也发现，在提供社会支持上，使用一对一的私信比使用公开发布渠道效果更好。但是，信息发布渠道对健康说服的影响甚少获得关注。

本研究将重点关注社交媒体脸书上的两种信息发布渠道——一对一的私信和带标记的脸书状态。这不仅因为这两种渠道是社交媒体上常见的信息发布渠道，而且因为它们分别代表了线上人际交流的两种不同传播模式——人际传播和大众人际传播。

传统的传播学研究将传播行为分为两种模式——人际传播和大众传播（Reardon and Rogers，1988）。然而，社交媒体打破了这两者的分野，模糊了人际传播和大众传播的边界，创造出一种兼具人际传播和大众传播特征的新传播模式——大众人际传播。O'Sullivan 和 Carr（2018）将大众人际传播定义为一种传播面很广但信息发布仅针对特定人群的传播模式。例如，在脸书上发布带标记的状态就是一种大众人际传播，因为这种传播行为兼具大众传播和人际传播的特征。信息是公开发布的，很多人可以看到，这使传播行为具备了大众传播的特征；但信息的标记功能表示，仅针对部分人群，目的是通过分享、讨论维护或推动人际关系的发展。

目前，关于大众人际传播的研究集中在人际传播领域，探讨大众人际传播对沟通和人际关系的影响（Carr and Foreman，2016；French and Bazarova，2017）。鲜少有学者探究大众人际传播对健康说服效果的影响。大部分在健康传播领域涉及大众人际传播的研究仅仅将这种传播模式作为研究背景，甚少谈及这种传播模式如何影响健康信息接收者的心理动态，进而影响健康说服的效果（Shi and Dai，2022；Tang et al.，2024）。鉴于健康组织和机构越来越频繁地使用社交媒体与公众沟通、互动，这种公开发布却只针对部分人群进行定点说服的传播模式越来越普遍。因此，研究大众人际传播对健康说服的影响，不但有助于丰富大众人际传播理论，而且能为健康说服实践提供实证研究依据。本研究依托心理阻抗理论，比较一对一的私信（人际传播）和带标记的脸书状态（大众人际传播）在健康说服效果方面的差异，旨在为理解大众人际传播提供一个理论视角。

一　文献综述

（一）心理阻抗理论与健康说服

心理阻抗理论认为，自由是人类的根本权利和需求，所以人们很在意自己的自主决定权是否受到侵犯（Brehm，1966）。当他们认为自己的自主决定权被侵犯时，他们会试图重建自己的自由。Brehm 和 Brehm（1981）将这种自由受到侵犯时的心理状态称为心理阻抗。他们同时指出，心理阻抗不一定只在自由真正受到侵犯时才会发生；只要人们认为自己的自由被侵犯，就会产生心理阻抗。

虽然 Brehm 和 Brehm（1981）最早提出心理阻抗的概念，但他们认为心理阻抗不能被测量，因此没有指出此概念的构成。后来，Dillard 和 Shen（2005）通过结构方程式验证出心理阻抗是一个双维度概念，包括负面认知和愤怒，而且这两个维度相互影响，共同作用于心理阻抗。这个关于心理阻抗概念构成的定义，被称为心理阻抗的交互模型（the intertwined model of psychological reactance），并在后续的研究中得到反复验证（Quick，2012；Rains，2013）。Dillard 和 Shen（2005）还提出一系列心理阻抗发生的表现，如认为说服信息质量低、贬低信息来源、反对推荐行为等。

心理阻抗理论被广泛应用于健康传播领域，解释为什么健康说服会失败。例如，Dillard 和 Shen（2005）发现，强制性语言会引发心理阻抗，因为强制性语言会让人觉得自由受到侵犯。Armstrong 等（2021）发现，在健康公益广告中使用红色也会令人觉得自主决定权受到威胁，进而引发心理阻抗。Clayton 等（2019）则发现，如果戒烟公益广告让烟民先看到抽烟的画面再看到吸烟有害健康的警示标语，会引发烟民的心理抵抗；因为抽烟的画面会让烟民联想起吸烟的快乐，而警示标语会打断这种快乐的回忆，让他们觉得公益广告威胁了自己在吸烟这个问题上的自主决定权。LaVoie 等（2017）发现，在香烟包装盒上使用恐怖的警示图片会让人感到与吸烟相关的自主决定权受到侵犯，由此导致心理阻抗。

这些研究集中探究了信息内容如何影响心理阻抗，即当信息内容让人觉得自主决定权受到限制，便会触发心理阻抗。然而，心理阻抗的诱发因素可能不局限于信息内容（Ratcliff，2021）。例如，研究发现，侮辱性语言（Kim et al.，2013）、由信息过载引发的信息疲劳（Kim and So，2017）和过分的请求（Rains and Turner，2007）均会直接导致心理阻抗。Tian 等（2020）也发现，低个人中心的情绪支持信息会让人产生压迫感，进而诱发心理阻抗。因此，自主决定权受到限制并非引发心理阻抗的唯一因素。

（二）自我呈现顾虑与心理阻抗

Heilman 和 Toffler（1976）的研究提出，自我呈现顾虑也可能导致心理阻抗。在他们的实验中，所有被试都收到一条限制个人自主权的信息，而信息的末尾重申了他们有权决定是否执行信息里的推荐内容。唯一的区别是，这条信息是由被试的同事（实验组）还是陌生人（对照组）发出的。如果认为自主权受到威胁是导致心理阻抗的唯一因素，两组被试的自主权都受到威胁，那么两组被试的心理阻抗程度应该不存在显著差别。但 Heilman 和 Toffler（1976）发现，拒绝按照信息推荐的内容行事的比例在实验组更高。由于拒绝执行推荐行为是心理阻抗的表现，所以这个研究表明，当被认识的人限制自主权时，人们可能会产生更高程度的心理阻抗。对此，Heilman 和 Toffler（1976）解释道，按照信息推荐的内容去行事，表明人们放弃了个人自由，选择了屈服，这在崇尚个性自由的西方文化中会被视为软弱、不够独立，选择服从的被试也有可能被看低。而相较于被陌生人看低，人们应该更担心被认识自己的同事看低。这也就解释了为什么实验组的被试表现出更多"反抗"的迹象。

上述研究表明，自我呈现顾虑可能也会导致心理阻抗。Leary（1995）将自我呈现顾虑定义为，一种关于别人如何看待自己对外展示的个人形象的担忧。在公益传播中，操纵说服对象的自我呈现顾虑可以提升说服效果，令对方更愿意参与公益（Rui and Li，2018）。但是，操纵信息接收者自我呈现顾虑可能也会让其觉得对方试图强迫自己改变心意，从而起到反作用。Jenkins 和 Dragojevic（2011）发现，当个体觉得自己的面子受

数字健康传播研究与实践

到威胁时，他们会选择贬低信息和信源。由于面子本质上就是个体对外展示的个人形象，而贬低信息和信源恰恰是心理阻抗的表现，因此 Jenkins 和 Dragojevic（2011）的研究表明，自我呈现顾虑可能的确会触发心理阻抗。

（三）信息发布渠道、大众人际传播与自我呈现顾虑

O'Sullivan 和 Carr（2018）指出，大众人际传播有两个特征——高可及性和高个人化。高可及性指某个人被许多人关注（即关注范围变广）；高个人化指由于信息的某种功能（如标记功能），个人被凸显出来。换言之，大众人际传播的发生必然伴随个人受到公众的广泛关注。

研究表明，这种情形会导致自我呈现顾虑的增加。例如，Baumeister（1982）指出，当个体处于公共场合时，他（她）的自我呈现顾虑会增加，因为关注他（她）的人变多了。当个体成为众人关注的对象时，他（她）会感到尴尬和焦虑（Leary and Meadows，1991），会容易脸红（Leary et al.，1992），而这些恰恰都是自我呈现顾虑的表现。

不但在线下，在社交媒体上，当人们成为大众关注的对象时，他们的自我呈现顾虑也会增加。例如，Oh 和 LaRose（2016）发现，当人们使用脸书状态寻求社会支持时，他们会更积极地维护自己的形象。Bazarova 等（2013）发现，人们在发布脸书状态时，也会更在乎自己的形象。这不仅因为公开的信息发布渠道使能接触到个人的范围变广，也因为社交媒体用户的朋友圈无论是在职业、价值观还是社会关系上都变得更加多元（Lee et al.，2014；Hampton et al.，2011；Rui and Stefanone，2013）。而有效的自我呈现要求人们努力让个人形象符合公众的期许（Goffman，1959）。因此，更加多元的公开社交圈无疑提高了自我呈现的难度，增加了自我呈现顾虑。基于上述论述，笔者提出以下研究假设。

H₁：相较于一对一的私信，带标记的脸书状态更能引发信息接收者的自我呈现顾虑。

此外，如前所述，自我呈现顾虑增加有可能会导致心理阻抗（Heilman and Toffler，1976；Jenkins and Dragojevic，2011）。人们可能会认为，使用带标记的脸书状态发布说服信息，是为了操纵对方的自我呈现顾虑，以便更好地说服他们，但是这反倒激发了他们的心理阻抗。

H₂：自我呈现顾虑正向影响心理阻抗。

H₃：自我呈现顾虑中介了社交媒体信息发布渠道和心理阻抗之间的关系。

最后，心理阻抗会导致信息接收者拒绝服从信息里推荐的内容。一般而言，这种拒绝表现在态度和行为两个层面。因此，笔者提出如下假设。图 1 展示了本研究的模型。

H₄：心理阻抗降低了信息接受度，导致了对信息推荐行为的负面态度。

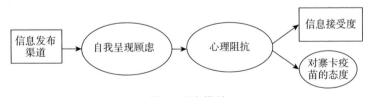

图 1　研究模型

注：信息发布渠道：一对一的私信 = 1，带标记的脸书状态 = 2；信息接受度：不接受 = 0，接受 = 1。

二 研究方法

（一）样本

本研究采用了被试间实验的方法。美国南部一所大学的134名大学生在实验室中参加了这个实验。实验包括两组，即实验组（带标记的脸书状态）和对照组（一对一的私信）。绝大多数被试为女性（占 74.6%）、大三学生（占 80.6%）和白人（占 78.4%），平均年龄 20.39 岁（标准差：1.03）。

（二）实验步骤

在实验开始前，笔者在脸书上开设了一个实验账号，专门用于本研究。这个实验账号属于一个虚构的健康组织。被试来到实验室后被告知，他们将参与一项研究，该研究的目标是了解人们如何在社交媒体上与健康组织互动。他们被随机分配到实验组（64 人）和对照组（70 人）。被试随后选择一台电脑，登录自己的脸书账号。研究助理随后通过健康组织的脸书账号，向他们发送了好友请求。被试被告知需要接受好友请求。

之后，被试收到一条来自该健康组织的信息。信息内容完全一样，都是关于塞卡病毒和塞卡疫苗的，唯一的不同是信息的发送渠道。实验组的被试发现自己被标记在该组织发布的一条公开的脸书状态中，这条状态的内容就是信息内容。对照组的被试则是在私信中收到这条信息的。

这条信息共分三部分。第一部分向被试描述了塞卡病毒的危害以及接种寨卡疫苗的好处。第二部分要求被试做出以下承诺:"鉴于寨卡病毒的危害和接种寨卡疫苗的好处,我支持寨卡疫苗的推广和普及。我愿意向更多的人普及寨卡疫苗的知识,鼓励他们接种寨卡疫苗。"实验组的被试被要求将这段话复制下来,以公开评论的形式将这段话粘贴在带标记的脸书状态下。对照组的被试则被要求,以一对一私信的形式回复发送信息的健康组织,回复的内容也是上面这段承诺。第三部分是为了缓解被试可能产生的不适感而添加的,内容是:"请不要觉得你必须按照这条信息中所说的去做。无论你做出什么选择,都不会对你造成任何影响。请按照你的真实想法做出选择。"

被试随后做出选择——按照信息的要求复制并粘贴承诺或选择不照做。他们随后填写了一份在线问卷,问卷测量了他们在刚才的实验过程中的自我呈现顾虑、心理阻抗、对寨卡疫苗的态度。最后,研究助理告诉所有被试本研究的目的,并通过健康组织的脸书账号删除了被试。实验完成后,笔者旋即关闭了这个虚构的健康组织的脸书账号。

(三) 变量测量

被试是否按照信息要求复制并粘贴了给出的承诺,被用来测量信息接受度(不接受 = 0,接受 = 1)。共有 97 名被试选择了接受(占 72.39%)。其中,实验组有 44 名被试接受了信息的要求,接受率为 68.75%;对照组有 53 名被试接受了信息的要求,接受率为 75.71%。

自我呈现顾虑由 4 个问题测量,这些问题来自 Christopher 和 Schlenker (2004) 的自我呈现顾虑量表。原始量表包括 12

个问题，均由 7 点李克特量表测量。笔者选择其中 4 个因子载荷最高的题项作为衡量自我呈现顾虑的指标（Cronbach's α = 0.90，$M = 2.71$，$SD = 1.61$）。

对寨卡疫苗的态度由 3 个问题测量，这些问题来自 Oren 等（2013）的态度量表。原始量表包括 5 个问题，均由 7 点李克特量表测量。笔者选择其中 3 个因子载荷最高的题项作为衡量对寨卡疫苗的态度的指标（Cronbach's α = 0.93，$M = 6.21$，$SD = 1.62$）。

心理阻抗的测量步骤完全遵照 Dillard 和 Shen（2005）的方法。第一步，将心理阻抗分成两部分——愤怒和负面认知。愤怒由 4 个 7 点李克特量表问题测量，这些问题询问被试在实验过程中感受到愤怒、恼怒、生气、气恼的程度（Cronbach's α = 0.91，$M = 2.13$，$SD = 1.41$）。负面认知则通过开放性问题测量。被试被要求写下他们阅读信息时的想法。之后，两位研究助理将这些回答分成独立的想法单元（thought unit）。例如，"我在想我同意这条信息"就是一个想法单元。这一步的编码员信度达到 90.79%。

第二步，编码员删除所有关于情感的表述，如"我不觉得生气"。这一步的编码员信度为 100%。

第三步，编码员删除所有与主题无关的表述，即没有任何与寨卡病毒、寨卡疫苗相关的内容的表述。这一步的编码员信度为 100%。

第四步，编码员对剩下表述的立场倾向进行编码，共分为支持、中立、反对三种。两位编码员先独立编码 74 条想法单元（占所有表述的 22.39%）。此时的编码员信度为 90.54%（Krippendorf's α=0.85）。随后，两位编码员就未达成一致的内容展开讨论，达成一致后各自完成剩余的编码。按照 Dillard 和 Shen（2005）的定义，只有负面认知被保留下来。笔者将负面想法的数量作为测量负面认知程度的指标（$M=0.83$，$SD=1.19$）。

最后，愤怒和负面认知被相加起来。由于它们的测量指标不同，所以它们先被标准化再被相加。笔者将它们的总和作为测量心理阻抗的指标（$M=0.00$，$SD=1.67$）。

表 1　主要变量的平均数、标准差和相关性

	自我呈现顾虑	心理阻抗	对寨卡疫苗的态度
自我呈现顾虑	2.71（1.61）	0.25**	-0.19*
心理阻抗		0.00（1.67）	-0.28**
对寨卡疫苗的态度			6.21（1.62）

注：** $p<0.01$，* $p<0.05$。

（四）数据分析

笔者使用 R 语言中的 Lavaan 程序包，采用结构方程式进行了数据分析。由于样本量偏小，所以笔者采用 Yuan-Bentler 检验法（Bentler and Yuan，1998），以降低样本量对统计结果的影响。第一步，针对测量模型进行验证性因子分析；第二步，针对研究假设进行路径分析。Hu 和 Bentler（1999）的指标被用于模型检验的标准。

此外，H_3 提出了中介效应。所以，笔者使用 Process Macro 的简单中介模型检验 H_3 是否成立。

三　研究发现

（一）模型检验

验证性因子分析显示，测量模型的拟合度很好，χ^2（24）= 25.51，$p = 0.38$，CFI = 0.998，RMSEA = 0.02。但是，根据研究假设提出的模型拟合度尚有提升的空间，χ^2（5）= 11.04，$p = 0.05$，CFI = 0.91，RMSEA = 0.10。按照 Lavaan 的模型修改建议，笔者增加了一条从信息发布渠道到心理阻抗的直接路径。修改后的模型拟合度得到显著提升，χ^2（4）= 4.49，$p = 0.34$，CFI = 0.99，RMSEA = 0.03。

（二）研究假设检验

相较于一对一的私信，带标记的脸书状态增加了自我呈现顾虑（$\beta = 0.38$，$p < 0.001$，见图 2），H_1 成立。自我呈现顾虑增强了心理阻抗（$\beta = 0.39$，$p < 0.001$），H_2 成立。Process Macro 的结果显示，自我呈现顾虑在信息发布渠道和心理阻抗之间起中介作用（效应值：0.43，95% 置信区间 [0.15，0.80]），H_3 成立。最后，心理阻抗降低了信息接受度（$\beta = -0.32$，$p < 0.001$），并导致了对赛卡疫苗的负面态度（$\beta = -0.51$，$p < 0.001$），H_{4a} 和 H_{4b} 也获得了支持。

虽然带标记的脸书状态通过自我呈现顾虑间接增强了心理阻抗，但信息发布渠道对心理阻抗的直接效应显示，一对一的私信增强了被试的心理阻抗（$\beta = -0.24$，$p < 0.02$）。这表明，信息发布渠道对心理阻抗的直接效应与经由自我呈现发生

的间接效应在方向上恰好相反，可能形成了不一致中介效应。

于是，笔者采用 Mackinnon 等（2000）关于不一致中介效应的检验方法，对相应变量进行了回归分析。第一步，检验了信息发布渠道与心理阻抗之间的直接效应，发现二者之间不存在显著关系 $[\beta_1 = -0.13,\ p = 0.14,\ F\ (1,132) = 2.13,\ \text{adjusted } R^2 = 0.01,\ p < 0.15]$。第二步，将自我呈现顾虑加入回归模型，这时信息发布渠道与心理阻抗之间的直接效应变得显著 $[\beta_2 = -0.26,\ p < 0.01;\ F\ (2,131) = 8.68,\ \text{adjusted } R^2 = 0.10,\ p < 0.001]$。如果 β_1 的绝对值小于 β_2 的绝对值，则说明有两种可能：要么信息发布渠道、自我呈现顾虑、心理阻抗之间的确存在不一致中介关系；要么自我呈现顾虑是二者之间的混淆变量。但是，如果是后者，自我呈现顾虑必须同时影响自变量（信息发布渠道）和因变量（心理阻抗）。然而，自我呈现顾虑不可能影响信息发布渠道。所以，混淆变量的说法不成立，表明信息发布渠道、自我呈现顾虑、心理阻抗之间的确存在不一致中介关系。修改后的研究模型见图 2。

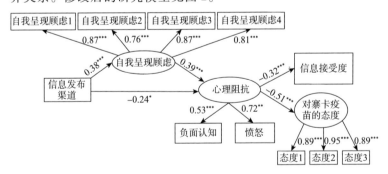

图 2　修改后的研究模型

注：$^{***}\,p < 0.001$，$^{**}\,p < 0.01$，$^{*}\,p < 0.05$；信息发布渠道：一对一的私信 = 1，带标记的脸书状态 = 2；信息接受度：不接受 = 0，接受 = 1。

数字健康传播研究与实践

四　讨论

　　随着社交媒体被健康组织和机构广泛运用于健康说服，社交媒体如何影响健康传播成为一个重要话题。但是，由于社交媒体综合了不同的信息传播模式，将社交媒体作为一个整体进行研究会遮蔽平台内部不同信息发布渠道之间的差异。由于社交媒体催生了以大众人际传播为代表的新型传播模式，所以本研究以带标记的脸书状态为大众人际传播的代表，并将一对一的私信作为参照对象，研究大众人际传播对健康说服的影响。

　　本研究最重要的发现是，自我呈现顾虑中介了信息发布渠道对心理阻抗的影响。结果显示，带标记的脸书状态增加了信息接收者的自我呈现顾虑，进而引发了心理阻抗。通过证明自我呈现顾虑与心理阻抗之间的关系，本研究发展了心理阻抗理论。由于带标记的脸书状态让信息及其接收者暴露在朋友圈之中，这种高可及性和高个人化的传播特征会增加信息接收者对公开呈现的个人形象的担忧。如果不接受健康信息的要求，代表自己反对科学、反对疫苗或者对健康公益事业漠不关心。如果突然接受一个不熟悉的健康组织的要求、公开做出支持寨卡疫苗的表态，又会显得很奇怪。这种进退两难的境地让信息接收者觉得，无论做出何种选择，都会威胁自己在社交媒体上精心构建的个人形象。这种想法可能会触发心理阻抗。本研究为之前的相关研究提供了新的实证研究证据，进一步证明自我呈现顾虑是引发心理阻抗的原因，从而发展了心理阻抗理论。

　　自我呈现顾虑会触发心理阻抗，这与心理阻抗理论强调的感知自由受到威胁是导致心理阻抗的因素并不矛盾。在本研究中，实验组的被试可能认为，信息发布者使用带标记的脸书状态是为了利用信息的公开性迫使自己接受信息。这种想法可能会令信息接收者感到自主决定权受到限制，进而引发心理阻抗。

值得注意的是，之前的研究发现，自我呈现顾虑会增强公益说服的效果（Jeong and Lee，2013；Rui and Li，2018）。这与本研究的发现相反。这种表面上的矛盾说明，自我呈现顾虑与说服效果之间的关系可能会被其他变量调节。如果接受说服信息会为个人形象加分，自我呈现顾虑会增强说服效果。反之，二者之间会呈现负相关关系。

此外，本研究发现，如果从直接效应来看，一对一的私信会增强心理阻抗。这可能是因为，一对一私信的私密性导致通常只有真正的朋友才会使用这种信息发布渠道（Bryant and Marmo，2012）。所以，当一个虚构的健康组织使用一般只有朋友才会使用的沟通渠道时，这便打破了人们对社交媒体的使用期望。之前的研究发现，社交媒体用户发展出根据沟通对象选择社交媒体渠道的使用规则（Waterloo et al.，2017；Bryant and Marmo，2012）。这些规则影响了人们对社交媒体的使用期望。期望违背理论认为，当现实违背人们的期望时，便会对沟通效果产生负面影响（Burgoon，1993）。一对一的私信违背了人们对社交媒体不同信息渠道的使用期望，因此导致了不好的说服效果。

另外，本研究发现，信息发布渠道、自我呈现顾虑、心理阻抗之间的确呈现不一致中介效应。方向相反的直接效应和间接效应意味着，这三个变量之间的总效应会被抵消掉。但是，这并不意味着，社交媒体上的信息发布渠道对健康说服效果没

数字健康传播研究与实践

有影响。本研究使用一个虚构的健康组织与被试进行互动，这本身在现实生活中就不太可能发生。如果是一个公众比较熟悉的健康组织，或者通过使用社交媒体人们已经与该组织建立某种形式上的联系，心理阻抗的程度都有可能会降低。

本研究不但对心理阻抗理论进行了发展，还在健康传播领域对大众人际传播的效果以及所触发的用户心理展开了研究。大众人际传播的高可及性和高个人化会触发人们对公开呈现的自我形象的担忧，进而导致心理阻抗，弱化健康信息的说服效果。这表明，虽然社交媒体打破了人际传播和大众传播的分野，模糊了二者的边界，但人们仍然固守着两种传播模式的传统差异观念。当二者的边界被打破，会触发人们的不适反应，影响健康信息的说服效果。

本研究存在以下局限。第一，本研究虚构出一个健康组织，并通过它的脸书账号与被试进行互动，这种情况在现实生活中不太会发生。因此，虽然随机实验设计不会影响研究发现的内部效度，但会降低本研究的生态效度。第二，本研究只使用了一条健康说服信息和一个社交媒体平台，样本也仅是某一所大学的学生。这些都会限制本研究的外部效度。第三，本研究没有在实验开始前测量被试对寨卡疫苗的态度。这可能会影响本研究的内部效度。

未来的研究应该在真实的生活场景里，使用真实的健康组织，与公众进行互动。这不仅能提高研究发现的外部效度和生态效度，还能引入公众与健康组织的关系、公众对具体健康议题的态度等变量，丰富研究模型。未来的研究还应拆分自我呈现顾虑这一概念，了解公众具体存在哪些自我呈现方面的顾虑，这些不同维度的顾虑是否会对心理阻抗和健康说服效果产生不同的影响。未来的研究还可以考虑综合采用不同的说服策略，检验它们是否会与信息发布渠道产生交互效应，共同影响心理阻抗和健康说服效果。

五　结论

　　健康传播研究大多关注信息内容，社交媒体研究大多关注平台与技术。本研究同时关注这两个方面，关注平台内部的不同信息发布渠道，聚焦大众人际传播这一新媒体时代的新型传播模式。从自我呈现和心理阻抗的角度，本研究构建了一个理解大众人际传播对健康说服效果影响的模型。模型显示，在人为操控的实验环境中，大众人际传播并不能带来很好的说服效果。但是，大众人际传播在健康说服中的影响远非如此，因为它不是大众传播和人际传播的简单融合，也不只是一种新型的传播渠道，而是被用户赋予了丰富的社会心理与文化内涵。随着大众传播和人际传播的边界在当代社交媒体上被进一步模糊，如何利用新型的传播模式向公众进行健康说服，是未来研究需要进一步探索的重点。

突发公共卫生事件中的危险控制与恐惧控制：不同信任程度下恐惧与希望在 EPPM 模型中的作用[*]

陈　梁　陈敏仪[**]

摘　要： 公共卫生紧急事件会对全球健康与安全构成巨大威胁。控制这些紧急情况需要卫生保健专业人员的努力，以及公众采取保护性行动。本研究不仅将恐惧重新纳入拓展平行过程模型（EPPM），还考虑了另一种同样有成效的情绪——希望。本文检验了四种认知感知对保护性行为（危险控制）和信息回避（恐惧控制）效应的影响机制，在 2020 年 2 月 1~29 日，通过线上调查方式对 1676 名参与者进行了研究。结果显示，一方面，感知严重性和感

---

[*]　本文内容部分参见作者于 2023 年发表在英文期刊 *Risk Analysis* 的文章 Danger Control and Fear Control during Public Health Emergencies：Considering the Roles of Fear and Hope in the EPPM across Different Levels of Trust。收入本书时，由深圳大学传播学院硕士研究生康婉莹翻译为中文，略有删改。

[**]　陈梁，清华大学新闻与传播学院副教授；陈敏仪，南洋理工大学传播与信息学院博士候选人。

知易感性可能导致恐惧，对保护性行为产生积极影响。另一方面，感知反应效能和感知自我效能可能诱发希望，这与保护性行为呈正相关，但与信息回避呈负相关。此外，认知、情绪和行为之间不同的关系机制对人们对公共医疗系统的信任水平有不同影响。

一　研究缘起

突发公共卫生事件不仅威胁人类生命健康，而且对全球经济和社会安全造成极大风险。在与疾病的抗争中，公众遵守有效的卫生建议发挥着关键作用（Yang et al., 2020）。

本研究运用 Witte（1992）提出的拓展平行过程模型（EPPM），探索了在突发公共卫生事件中与保护性行为（危险控制）和信息回避（恐惧控制）相关的因素。该模型明确了四种认知——感知严重性、感知易感性、感知自我效能和感知反应效能是产生预期行为变化的关键因素（Lazarus, 1991）。拓展平行过程模型的框架被广泛运用于健康传播研究中，用以解释个体如何对恐惧诉求做出反应。尽管该模型指出四种认知与恐惧情绪有关，大多数实证研究却并未研究恐惧的作用。换言之，恐惧情绪已被承认，但并未受到足够重视（Boss et al., 2015）。本研究试图将恐惧重归于模型中，并考察另一同样具有影响潜力的情绪——希望。具体而言，笔者探索了四种认知是如何与恐惧和希望相关联，并反作用于信息回避和保护性行为的。此外，突发公共卫生事件通常是一个大规模的健康风险，仅凭个人力量无法控制，需要通过整个医疗系统遏制。因此，笔者认为四种认知对保护性行为和信息回避产生影响背后的机制可能因对公共医疗系统的信任程度不同而不同。

二 文献综述

(一) 拓展平行过程模型

Witte 于 1992 年提出拓展平行过程模型，用以解释和预测个体在激发恐惧情境中的反应。具体来说，该模型包含两个关键要素：威胁和效能。当人们感知到健康威胁时，他们首先会根据感知严重性和感知易感性衡量它。前者是指人们感受到的威胁的严重性，而后者是指人们感知到遭遇威胁的可能性（Witte，1996）。如果个体感知到威胁无关紧要或与己无关，他（她）将不会积极地回应。相反，一旦感知严重性和感知易感性的程度足够高，恐惧将被激发，这导致人们从感知自我效能（对执行保护性行为能力的信念）和感知反应效能（对保护性行为抵御威胁有效性的信念）两方面评估自身抵御威胁的效能。

在对威胁和效能进行评估后，个体将形成自己的信念、态度和行为意向（Witte，1992）。当个体感知到高威胁和高效能时，他们将进入危险控制过程来实施保护性行为。然而，感知到高威胁和低效能的个体会进行恐惧控制，他们会通过防御性回避来拒绝实施保护性行为，从而在情绪上消除内心的担忧（Witte，1994）。换言之，当个体确信自己对威胁无能为力时，他们将通过信息回避而不是采取保护性行为降低威胁感。

EPPM 常被用来为那些恐惧诉求型信息提供依据,这些信息旨在劝说人们采取健康行为(Jamplis,2015)。该模型也能够作为理论框架指引关于特定健康威胁信息的内容分析(Saxon et al.,2019)。然而,部分研究将 EPPM 应用于研究人们在大流行病或疫情中的保护性行为,如流感(Barnett et al.,2009)和中东呼吸综合征(Jang and Park,2018)暴发。Bish 和 Michie(2010)回顾了大流行病或疫情期间保护性行为的决定因素。他们发现,感知严重性、感知易感性、感知反应效能和感知自我效能是至关重要的行为预测因素。特别是前几项研究中的部分结论普遍证明了 EPPM 结构与保护性行为正相关,如洗手(Nazione et al.,2021)、使用洗手液(Yang et al.,2020)、戴口罩(Rui et al.,2021)、保持社交距离(Lieberoth et al.,2021)以及保持健康生活方式(Constant et al.,2020)。

除保护性行为,本研究还将突发公共卫生事件期间人们的信息回避纳入研究。信息回避能够被理解为"任何旨在避免或延迟获取可用但潜在不受欢迎的信息的行为"(Sweeny et al.,2010),尤其当"该信息会对个体的思想、情绪或行为产生威胁"(Howell et al.,2016)时。信息回避与 EPPM 中的观点尤其相关,因为它被设想为个体在面对高度健康威胁认为缺乏控制和效能时的恐惧控制反应的代表(McQueen et al.,2013;Witte,1994)。有学者认为,在被认为无法控制或治疗的未知健康风险的早期阶段,应对措施不足的人很可能采取信息回避措施,包括想法抑制和知识遗忘(Goodall and Reed,2013)、减轻情绪压力(Narayan et al.,2011)或保持平静乐观(Brashers et al.，2002），以控制恐惧情绪。

在应对公共卫生危机时，信息回避可能是有问题的甚至是有害的。研究者发现，回避健康信息可能导致对个人实际风险的误判，这可能会进一步阻碍预防性健康行为。例如，有证据表明，健康信息回避导致了大流行病期间人们进行疾病检测（Michael and Alexandra，2014；Taber et al.，2015）、药物治疗（Persoskie et al.，2014）和保护性行为（Song et al.，2021）的意愿较低。信息回避同样给公共医疗系统带来挑战，这些系统主要依靠信息传播告知公众在大流行病期间迅速变化的情况和预防措施。通常来说，更多的信息能够使受众做出更明智的选择。然而，在大流行病期间，人们暴露在一个过激的信息环境中，处理压倒性和威胁性信息的努力引发了恐惧。人们也许会将信息回避作为一种应对策略来减轻恐惧。尽管信息回避可能会给个人的心理健康带来短暂的好处，但从长远看，它并不利于健康决策，因为获得信息少的人更不愿意对保护性行为的建议做出反应（Brashers et al.，2002）。因此，探索人们在突发公共卫生事件中的信息回避行为至关重要，这决定了有效信息是否能够被传递给目标人群，并与公众的积极健康结果有关。

（二）恐惧

恐惧是由感知到的特定威胁的严重性和易感性激发的一种内在、消极的情绪反应（Witte，1992）。在 EPPM 中，恐惧被概念化为采取建议行为以消除威胁的动机来源（Witte and Allen，2000）。然而，现有的研究弱化了恐惧的力量（Boss et al.，

2015；Popova，2020）。大多数使用 EPPM 的研究聚焦感知威胁和感知效能的主效应与交互效应（Boss et al.，2015；Popova，2020），对威胁在这个过程中的功能进行了有限的洞察。

近年来，部分研究考察了恐惧在认知观念和行为反应中的调节作用（Lin and Bautista，2016；Liu et al.，2019）。Boss 等（2015）认为，恐惧是感知威胁产生的结果，因此感知严重性和感知易感性对恐惧有积极作用。如果个体知晓自己容易遭受严重风险，恐惧将被激发。根据认知评价理论，作为一种消极和面向未来的情绪，恐惧取决于对即将到来的威胁、不确定性和低应对潜力（缺乏对风险的控制）的评估（Lazarus，1991）。Nabi 和 Myrick（2019）认为，感知效能与恐惧也密切相关。效能信息能够通过增强效能信念减少恐惧。虽然威胁感激发了个体的恐惧，但如果个体相信自身能够避免威胁，那么恐惧的根源将被消解，从而威胁感将得到缓解，继而产生信念。在采取建议措施时，个体将有更低的恐惧感和更高的自信感。相反，如果个体感知到自己无法应对风险，他们将对未来之事更加不确定，于是，恐惧感将被放大。因此，感知自我效能和感知反应效能对恐惧有负面影响。

在面对疫情大流行这样的巨大威胁时，个体可能有动机去进行危险控制或恐惧控制。值得注意的是，恐惧可能会引发混合反应，这意味着恐惧能够促使人们同时进行危险控制和恐惧控制（Owusu et al.，2019；van't Riet and Ruiter，2013）。危险控制被概念化为一种引发保护动机的认知过程，当人们相信自己可以通过自我保护的变化有效避免相关重大威胁时，就会出现危险控制。健康、风险和危机传播研究证实了激发个体的恐惧能够引导个体进行危险控制，并且增强他们采取保护性行为的意愿（Claeys and Cauberghe，2012；Lin and Bautista，2016；Liu et al.，2019）。此外，部分研究发现恐慌能够激发保护性行为（Bashirian et al.，2020；Cypryańska and Nezlek，2020；Harper and Rhodes，2023；Winter et al.，2020）。例如，在英国，研究者发现对传染病毒的恐惧是预测积极行为变化（如保持社交距离和改善手部卫生）的唯一因素。在新西兰，研究发现恐惧与人们对封控规定的遵守之间存在显著关系。有关波兰和中国台湾（Lin and Chen，2021）的研究也得出相似结论。

然而，与危险控制这一认知过程不同，恐惧控制是一种情绪过程（Witte，1994）。学者认为，在恐惧控制下，人们表现出的信息回避"与焦虑感和恐惧感密切相关……宿命论和回避倾向使对任何信息的需求都变得很短暂"（Case et al.，2005）。当人们面临威胁并认为自己无能为力时，他们将有动机做出防御性反应，如防御性回避、信息最小化和不主动交流，以此减轻他们的恐惧感（Case et al.，2005）。因此，他们可能"跳过一个电视频道或略过一篇杂志文章，以此避免对有关威胁的思考"（Witte，1996）。在测量五种适应不良的反应后，Rippetoe和Rogers（1987）表示恐惧与回避正相关。随后，更多证据显示恐惧直接增加了回避的应对模式（Tay and Watson，2002；Tunney et al.，2021；Witte，1992）。Witte 和 Allen（2000）的元分析表明，随着恐惧加剧，恐惧控制也在加强。然而，对于恐惧在威胁和恐惧控制反应关系中的中介作用这一命题，需要更多经验性的努力。

（三）希望

本研究同样认为，希望是一种能够激励行为的情感力量。根据 EPPM，当个体感知到威胁的严重性和易感性时，他（她）首先会经历恐惧，此后，他（她）的感知反应效能和感知自我效能会促使他们对恐惧做出适应性的反应。此处强调恐惧作为主导的情绪动机导致了行为变化，但甚少注意到其他情绪在驱动行为方面可能发挥的作用。在 EPPM 中，对威胁的评估与恐惧密切相关，而对效能的评估可能引起的情绪未被考虑在内。

从情绪方面来说，Nabi（2015）研究了从恐惧到希望的情感转变，以探索个体是否会有关于感知效能的独特情感反应。受到情绪评估理论的启发，Nabi 认为恐惧能够减轻并被产生效能的希望取代。希望是指"期望并渴望从消极的状况中解脱出来，或者在不利情况下实现积极结果"的感情（Lazarus，1991）。这一定义基于对不确定性的自动认知评估，并由结果预期，即对积极或消极结果发生的评估决定（Scherer et al.，2001）。当面临威胁时，如果人们对于自己的应对能力感到自信，并相信结果很可能是积极的而非消极的，他们的希望感将被唤起（Nabi and Myrick，2019）。因此，结果评估，包括对负面环境（威胁）和情境控制的感知，可能是希望的核心。具体而言，当人们感知到威胁是严重的和可能的（感知严重性和感知易感性都很高）时，他们将倾向于消极地看待威胁，并相信很难从一个如此大的威胁中解脱，因此他们的希望感将下降。然而，如果人们认为他们能够实施有效的保护性行为（他们的感知自我效能和感知反应效能都很高），他们的希望感将被诱发。

此外，与恐惧相似，希望也是一种能够促进行为改变以实现健康目标的重要情感（Chadwick，2015；Liu et al.，2019；MacInnis and de Mello，2005；Poels and Dewitte，2008）。希望与接近倾向和毅力相关，这促进了实现成功的愿望（Roseman，2011；Roseman et al.，1994）。希望与效能感知之间的关系也能够解释希望感如何转化为行为转变。如果个体对其健康结果充满希望，他（她）更有可能采取行动以解决潜在威胁。

希望有可能促使人们对行为建议怀有更大的信心，以激发其与希望有关的动机。例如，Nabi 和 Myrick（2019）发现，拥有更高效能感和希望感的个体在看到关于皮肤癌预防的信息后，产生了相较于他人更积极的健康行为改变。Liu 等（2019）调查了促进人乳头瘤病毒（HPV）疫苗接种的策略，并发现希望能够在健康信息接触和 HPV 疫苗接种之间起调节作用。个体接触到以 HPV 负面后果为特征的健康叙事内容后感到希望渺茫，这将降低他们接种疫苗的意愿。Chadwick（2015）研究了在气候变化背景下希望对劝说结果的影响。结果显示，当人们怀有希望时，其新信息接受和吸收能力会增强，这能够促进解决复杂风险问题所必要的持续关注和努力。由于个体更强的行为倾向和行动准备以寻求问题的解决方案，怀有希望的人可能更愿意接受信息（Fredrickson and Branigan，2005；Isen，1999；Yang and Kahlor，2013）。相反，如果个体感到希望渺茫，他（她）可能对相关信息不感兴趣，从而导致他（她）拒绝并回避此类信息。

在大流行病暴发期间，信任对于更好地了解公众对预防措施的接受和遵从而言至关重要（Condon and Sinha，2010；Siegrist and Zingg，2014）。然而，不同类型的信任对于人们感知和应对风险行为的影响是不同的（Siegrist，2021；Visschers and Siegrist，2008）。一般信任是指相信大多数人通常是值得信任的，它与个体对初次见面的人的信任程度有关（Siegrist et al.，2005；Smith and Mayer，2018）。Siegrist（2000）认为，一般信任与风险缺乏直接联系，因此，它对人们知觉和行为反应的影响相对较小。相反，社会信任是指人们对负责监管或处理某些危险的机构的信任，它可能是导致人们面临危险时的反应的一个重要因素。许多研究表明，信任负责监管危险的行业或政府的人比对其持低信任度的人更积极地看待该技术和衡量其可接受性（Siegrist，2000；Tumlison et al.，2017；Vainio et al.，2017）。因此，本研究通过一种特殊的视角考察信任——对公共医疗系统的信任——在解释医疗服务的使用、对药物服用的依从性、护理的连续性甚至是健康相关行为中扮演重要角色。

通常来说，对公共医疗系统的信任能够提升患者依从医生健康建议的可能性（Hall et al.，2002；Rowe and Calnan，2006）。如果个体信任其公共医疗系统，他（她）将更愿意听从医疗机构和医护人员与健康相关的建议。因此，对公共医疗系统的信任被认为是有效的公共卫生政策的一个关键组成部分，也是管理和控制突发公共卫生事件的一个重要且必要的条件（Eisenman et al.，2012）。部分研究发现，人们对政府（Quinn et al.，2011）、医疗机构（Gilles et al., 2011）和卫生部门（Prati et al., 2011）的信任均对 H1N1 流感的建议防护行为有正面作用。Eisenman 等（2012）和 Plough 等（2011）认为，对公共医疗系统的低信任会导致个体对健康权威感到怀疑，并降低其对风险的认识或对减少病毒传播的预防措施的理解程度（Alonzo et al., 2011）。这使他们无法采取公共医疗系统建议的行为，如拒绝疫苗接种并导致暴露风险的增加。此外，其他研究（Siegrist et al., 2021）也发现，社会信任高的人比社会信任低的人感知到更多的风险，这导致他们接受政府实施的控制疫情的措施，并采取更多的预防行为。

此外，突发卫生公共事件是集体行动问题（Harring et al., 2021；Jagers et al., 2020）。控制病毒的传播不是一个个人问题，而是一个集体问题。对社会有信心的个体更愿意实施保护性行为（Bandura, 2006；Koletsou and Mancy, 2011）。当个体相信整个公共医疗系统正在努力控制危机事件，相信来自公共医疗系统的建议是正确的并符合自己的最大利益，相信大多数他人将遵循建议时，他（她）就更有可能实施保护性行为。因此，可以预见的是，对公共医疗系统的信任会影响个体的信息处理过程，包括对健康信息可信度和有效性的评估，从而形成个体对突发公共卫生事件的认知、情绪和行为。尽管信任在风险管理中的重要性已得到认可，但少有研究考察信任在认知、情绪和行为关系中的调节作用。因此，本研究提出研究问题而非假设。

基于以上思考，本研究提出 12 项假设和 1 个研究问题。图 1 描述了假设的恐惧与希望拓展平行过程模型。

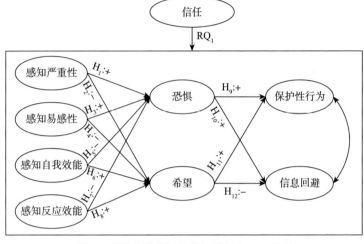

图 1 假设的恐惧与希望拓展平行过程模型

注:加号(+)意味着一种正相关的联系,减号(-)意味着一种负相关的联系。

三 研究方法

在 2020 年 2 月 1~29 日,笔者进行了一次全国性的线上调查。参与者均从问卷星平台约 260 万注册用户的在线队列中抽取,问卷星是中国最常用于专业调查的公司之一。问卷星将问卷随机发送至居住于湖北省(N = 507,30.3%)、广东省(N = 548,32.7%)和浙江省(N = 621,37.1%)的队列成员处。在获得知情许可后,共有 1676 名参与者完成了问卷,问卷回收率为 67.04%。参与者年龄为 21~77 岁,年龄中位数为 28 岁(M = 29.16,SD = 9.30),其中 59.9% 为女性。参与者受教育水平中位数为本科学历。

（一）测量工具

1. 感知严重性和感知易感性

测量感知严重性和感知易感性的题项主要参考 Yoo 等（2016）的七级李克特量表。参与者的相关陈述表明自己的同意程度（1 = "非常不同意"，7 = "非常同意"）。感知严重性的测量结果由三个指标反映（$M = 4.59$，$SD = 1.28$，$\alpha = 0.77$），感知易感性也是如此（$M = 3.42$，$SD = 1.49$，$\alpha = 0.95$）。

2. 感知自我效能和感知反应效能

同样，测量感知自我效能的题项由 Yoo 等（2016）的七级李克特量表改编而来。参与者的相关陈述表明自己的同意程度（1 = "非常不同意"，7 = "非常同意"）。感知自我效能的测量结果由三个指标反映（$M = 5.21$，$SD = 0.92$，$\alpha = 0.76$）。此外，感知反应效能的三个测量题项由 Prateepko 和 Chongsuvivatwong（2009）的量表改编而来（$M = 5.42$，$SD = 0.10$，$\alpha = 0.78$）。

3. 恐惧

关于恐惧的测量，本研究沿用了 Witte（1994）的指标，询问了参与者对突发公共卫生事件感到恐惧、紧张和不适的程度（1 = "一点也不"，7 = "非常"，$M = 3.80$，$SD = 1.28$，$\alpha = 0.87$）。

4. 希望

本研究采用 Myrick（2019）的一份包含三个题项的量表测量希望，询问了参与者对突发公共卫生事件感到希望、乐观和鼓舞的程度（1 = "完全没有"，7 = "非常有"，$M = 5.22$，$SD = 1.19$，$\alpha = 0.80$）。

5. 对公共医疗系统的信任

本研究采用改编自 Eisenman 等（2012）的量表的三个题项

测量参与者对公共医疗系统的信任，询问了参与者对于公共医疗系统相关行动的信心程度（1 = "非常没有信心"，7 = "非常有信心"，$M = 5.26$，$SD = 1.26$，$\alpha = 0.86$）。

6. 保护性行为

为评估参与者的保护性行为，本研究从 Ludolph 等（2018）的研究中改编了四个题项，询问了参与者对于题项的同意程度（1 = "非常不同意"，7 = "非常同意"，$M = 6.39$，$SD = 0.61$，$\alpha = 0.81$）。

7. 信息回避

为测量参与者的信息回避程度，本研究借鉴过往研究的成熟量表，采用三个题项询问了参与者的同意程度（1 = "非常不同意"，7 = "非常同意"，$M = 2.18$，$SD = 1.10$，$\alpha = 0.86$）（Griffin et al., 2008；Kahlor et al., 2006）。

所有测量题项与上述变量的因子载荷情况均在表 1 中展示。

表 1　测量项目概要

研究测量对象	测量题项		因子载荷	平均值	标准差
感知严重性 （Yoo et al., 2016）	感知严重性 1	许多人死于突发感染性病毒	0.67	4.87	1.16
	感知严重性 2	突发感染性病毒迅速造成死亡	0.73		
	感知严重性 3	突发感染性病毒是致命的	0.72		
感知易感性 （Yoo et al., 2016）	感知易感性 1	我可能会感染突发感染性病毒	0.95	3.93	1.29
	感知易感性 2	我的家人可能会感染突发感染性病毒	0.97		
	感知易感性 3	我的邻居或朋友可能会感染突发感染性病毒	0.85		

研究测量对象		测量题项	因子载荷	平均值	标准差
感知自我效能 （Yoo et al.，2016）	感知自我效能1	我能够避免突发感染性病毒感染	0.73	5.2	0.92
	感知自我效能2	我清楚知晓如何避免突发感染性病毒感染	0.82		
	感知自我效能3	我完全了解突发感染性病毒的情况	0.60		
感知反应效能 （Prateepko and Chongsuvivatwong，2009）	感知反应效能1	我认为公共卫生措施（如监测、感染控制、隔离和检疫等）在减小突发感染性病毒疫情的影响方面具有效率	0.61	5.54	0.84
	感知反应效能2	我认为当前的治疗措施在减小突发感染性病毒疫情的影响方面是有效的	0.82		
	感知反应效能3	我认为在突发感染性病毒疫情中采取多种措施能够减小影响	0.79		
恐惧 （Witte，1994）	恐惧1	您对突发感染性病毒疫情感到恐惧的程度如何？	0.68	3.8	1.28
	恐惧2	您对突发感染性病毒疫情感到紧张的程度如何？	0.85		
	恐惧3	您对突发感染性病毒疫情感到不适的程度如何？	0.83		
希望 （Myrick，2019）	希望1	您对突发感染性病毒疫情感到希望的程度如何？	0.79	5.22	1.19
	希望2	您对突发感染性病毒疫情感到乐观的程度如何？	0.90		
	希望3	您对突发感染性病毒疫情感到鼓舞的程度如何？	0.74		
对公共医疗系统的信任（Eisenman et al.，2012）	对公共医疗系统的信任1	您对本地公共医疗系统能够有效反应以保护公众健康的信心如何？	0.76	5.21	1.16

研究测量对象		测量题项	因子载荷	平均值	标准差
对公共医疗系统的信任（Eisenman et al.，2012）	对公共医疗系统的信任 2	您对本地公共医疗系统向公众提供真实信息的信心如何？	0.81		
	对公共医疗系统的信任 3	如果当地公共医疗系统需要收集您的信息（如种族、收入和公民身份），您对这些信息不会对您造成不利影响的信心如何？	0.69		
保护性行为（Ludolph et al.，2018）	保护性行为 1	在过去 30 天里，我外出时佩戴了口罩	0.75	6.48	0.57
	保护性行为 2	在过去 30 天里，我采取了预防措施，以保护自己免受突发感染性病毒的侵害	0.61		
	保护性行为 3	在过去 30 天里，为保护自己免于感染突发感染性病毒，我使用酒精洗手液和肥皂和水洗手的频率高于往常	0.60		
保护性行为（Ludolph et al.，2018）	保护性行为 4	在过去 30 天里，为保护自己免于感染突发感染性病毒，我避免不必要的旅行	0.66	6.48	0.57
信息回避（Griffin et al.，2008；Kahlor et al.，2006）	信息回避 1	当与突发感染性病毒有关的信息出现时，我很可能会把它关掉	0.77	2.21	1.09
	信息回避 2	每当与突发感染性病毒有关的信息出现时，我都会不遗余力地避免了解更多的信息	0.80		
	信息回避 3	我尽可能不阅读与突发感染性病毒相关的信息	0.82		

四 研究结果

（一）概述

共有 1676 名参与者完成了问卷调查，其中绝大多数参与者表示他们在过去 30 天内采取了多种保护性行为，以使自身免于感染突发感染性病毒，同时仅有 0.1% 的参与者不认同自己曾实施保护性行为（$M = 6.39$，$SD = 0.61$）。相反的是，绝大多数参与者并未回避突发感染性病毒相关信息，仅有 0.3% 的参与者强烈同意自己从与突发感染性病毒相关的信息中尽可能获得更多的东西（$M = 2.18$，$SD = 1.10$）。

（二）检验假设的恐惧和希望中介模型

首先，本研究进行了验证性因子分析，结果表明测量模型达到良好的模型拟合度（$\chi^2 = 826.303$，$df = 266$，$p < 0.001$；$\chi^2/df = 3.11$；CFI = 0.97，TLI = 0.97，RMSEA = 0.03，SRMR = 0.03）。信息回避 1 和信息回避 2、恐惧 2 和恐惧 3、希望 1 和希望 2、保护性行为 1 和保护性行为 4 之间的误差项存在相关关系。所有变量的因子载荷均不低于 0.60 这一建议值。完整的结构方程模型在较高程度上拟合了研究数据（$\chi^2 = 1254.443$，$df = 341$，$p < 0.001$；$\chi^2/df = 3.67$；CFI = 0.95，TLI = 0.95，RMSEA = 0.04，SRMR = 0.05）。该模型解释了恐惧中 20.30% 的变异、希望中 23.40% 的变异、保护性行为中 12.10% 的变异，以及信息回避中 5.40% 的变异。首先，结果表明感知严重性（β = 0.34，

$p<0.001$）和感知易感性（β＝0.17，$p<0.001$）均正向影响恐惧，因此假设 1 和假设 3 成立。然而，感知自我效能（β＝−0.02，$p=0.66$）和感知反应效能（β＝−0.02，$p=0.50$）并未对恐惧产生显著影响，因此假设 5 和假设 7 不成立。在希望模型方面，感知严重性（β＝−0.07，$p<0.05$）显著负向影响希望，故假设 2 成立，但感知易感性（β＝−0.05，$p=0.06$）与希望未呈现显著相关关系，故假设 4 不成立。感知自我效能（β＝0.21，$p<0.001$）和感知反应效能（β＝0.29，$p<0.001$）均显著正向影响希望，因此假设 6 和假设 8 成立。此外，恐惧（β＝0.17，$p<0.001$）和希望（β＝0.31，$p<0.001$）均与保护性行为存在显著正相关，因此假设 9 与假设 11 成立。然而，恐惧（β＝0.04，$p=0.17$）与信息回避不存在显著相关，希望（β＝−0.22，$p<0.001$）与信息回避存在显著负相关，因此假设 10 不成立，假设 12 成立。相关结果如图 2 所示。

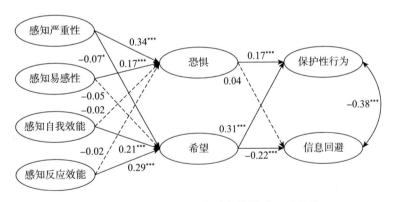

图 2 恐惧与希望拓展平行过程模型（N＝1676）

注：图中的系数是标准化的 β 系数，评估了潜变量之间的关系。虚
线反映不显著的路径，实线反映显著的路径。* $p<0.05$、** $p<0.01$、*** $p<0.001$ 是反映统计学意义的标准符号。

（三）多群组分析

首先，本研究使用多组间验证性因子分析（MGCFA）方法，测试了三个层次的测量不变性。构型不变性模型产生了可接受的 RMSEA、CFI、TLI 等模型拟合指数，这也支持了构型不变性。对于约束各组负荷相等的模型（公因子模型），拟合指数也是可以接受的。在嵌套模型比较中发现 CFI 值下降低于 0.01（ΔCFI<0.01），CFI 差异性检验支持度量不变性，这也表明度量不变性得到支持。当因子载荷和截距都被约束为各组相等时，模型在较高程度上拟合了数据（标量不变性）。关于与度量不变性模型相比拟合指数的变化符合截断值，支持了标量不变性（见表 2）。

表 2 测量不变性检验

	χ^2	df	p	RMSEA	CFI	TLI	模型比较	$\Delta\chi^2$	Δdf	ΔCFI
1. 构型不变性（Configural invariance）	1053.584	484	<0.001	0.037	0.967	0.959				
2. 度量不变性（Metric invariance）	1080.456	501	<0.001	0.037	0.966	0.960	模型1 VS 模型2	26.872	17	0.001
3. 标量不变性（Scalar invariance）	1133.594	518	<0.001	0.038	0.964	0.959	模型2 VS 模型3	53.138	17	0.002

其次，本研究进行了多群组比较分析，以检验恐惧-希望诉求模型在高信任组与低信任组中是否存在差异，结果如表 3

所示。卡方差异性检验结果显示，两个模型之间存在显著的群体差异 $[\chi^2 (12) = 33.62, p < 0.001]$。这意味着假设的模型在高信任度和低信任度的人之间存在差异。随后的一系列卡方差异性检验显示，群体差异位于三个路径：（1）感知严重性和希望之间的路径 $[\Delta\chi^2 (1) = 8.027, p < 0.01]$；（2）感知自我效能和希望之间的路径 $[\Delta\chi^2 (1) = 4.199, p < 0.04]$；（3）恐惧和保护性行为之间的路径 $[\Delta\chi^2 (1) = 11.533, p < 0.001]$。具体而言，对公共医疗系统拥有低信任度的人相对于对其拥有高信任度的人而言，在感知严重性与希望的负相关、感知自我效能与希望的正相关，以及通过恐惧影响保护性行为等方面更加显著（见图3和图4）。因此，RQ$_1$ 得到响应。此外，本研究还进行了独立样本 t 检验，比较不同信任度的参与者的恐惧和希望情况。结果显示，低信任组（$M = 4.59$，$SD = 1.23$）比高信任组（$M = 4.24$，$SD = 1.33$）$[t (1674) = 5.41, p < 0.001]$ 的参与者更感到恐惧，高信任组（$M = 4.81$，$SD = 1.20$）比低信任组的参与者更感到希望（$M = 5.52$，$SD = 1.08$）$[t (1674) = -12.64, p < 0.01]$。

表3　多组间分析（N = 1676）

	χ^2	df	χ^2/df	CFI	TLI	RMSEA	SRMR
非限定模型	1622.419	662	2.45	0.95	0.94	0.04	0.05
限定模型（所有路径）	1662.660	675	2.46	0.95	0.94	0.04	0.05
卡方差异检验	$\Delta\chi^2 (13) = 40.241$, $p < 0.001$						
限定模型（感知严重性-恐惧）	1625.059	663	2.45	0.95	0.94	0.04	0.05
卡方差异检验	$\Delta\chi^2 (1) = 2.640$, $p < 0.10$						
限定模型（感知易感性-恐惧）	1622.434	663	2.45	0.95	0.94	0.04	0.05

	χ^2	df	χ^2/df	CFI	TLI	RMSEA	SRMR
卡方差异检验	\multicolumn{7}{c}{$\Delta\chi^2$（1）=0.020，$p<0.90$}
限定模型（感知自我效能-恐惧）	1622.432	663	2.45	0.95	0.94	0.04	0.05
卡方差异检验	\multicolumn{7}{c}{$\Delta\chi^2$（1）=0.010，$p<0.91$}
限定模型（感知反应效能-恐惧）	1624.880	663	2.45	0.95	0.94	0.04	0.05
卡方差异检验	\multicolumn{7}{c}{$\Delta\chi^2$（1）=2.460，$p<0.12$}
限定模型（感知严重性-希望）	1630.446	663	2.46	0.95	0.94	0.04	0.05
卡方差异检验	\multicolumn{7}{c}{$\Delta\chi^2$（1）=8.027，$p<0.01$}
限定模型（感知易感性-希望）	1622.581	663	2.45	0.95	0.94	0.04	0.05
卡方差异检验	\multicolumn{7}{c}{$\Delta\chi^2$（1）=0.160，$p<0.69$}
限定模型（感知自我效能-希望）	1626.618	663	2.45	0.95	0.94	0.04	0.05
卡方差异检验	\multicolumn{7}{c}{$\Delta\chi^2$（1）=4.199，$p<0.04$}
限定模型（感知反应效能-希望）	1622.663	663	2.45	0.95	0.94	0.04	0.05
卡方差异检验	\multicolumn{7}{c}{$\Delta\chi^2$（1）=0.240，$p<0.62$}
限定模型（恐惧-保护性行为）	1633.952	663	2.46	0.95	0.94	0.04	0.05
卡方差异检验	\multicolumn{7}{c}{$\Delta\chi^2$（1）=11.533，$p<0.001$}
限定模型（希望-保护性行为）	1624.484	663	2.46	0.95	0.94	0.04	0.05
卡方差异检验	\multicolumn{7}{c}{$\Delta\chi^2$（1）=2.065，$p<0.151$}
限定模型（恐惧-信息回避）	1623.655	663	2.45	0.95	0.94	0.04	0.05
卡方差异检验	\multicolumn{7}{c}{$\Delta\chi^2$（1）=1.236，$p<0.27$}
限定模型（希望-信息回避）	1622.884	663	2.45	0.95	0.94	0.04	0.05
卡方差异检验	\multicolumn{7}{c}{$\Delta\chi^2$（1）=0.465，$p<0.495$}

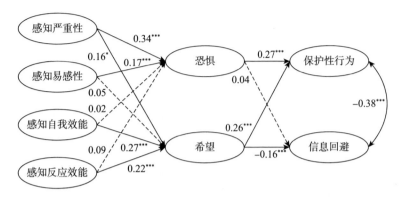

**图 3 多组间分析：公共医疗系统低信任度人群中的恐惧
与希望拓展平行过程模型（N=710）**

注：图中的系数是标准化的 β 系数，评估了潜变量之间的关系。虚线反映不显著的路径，实线反映显著的路径。$^* p<0.05$、$^{**} p<0.01$、$^{***} p< 0.001$ 是反映统计学意义的标准符号。

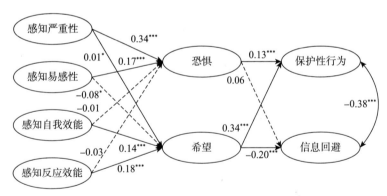

**图 4 多组间分析：公共医疗系统高信任度人群中的恐惧
与希望拓展平行过程模型（N=966）**

注：图中的系数是标准化的 β 系数，评估了潜变量之间的关系。虚线反映不显著的路径，实线反映显著的路径。$^* p<0.05$、$^{**} p<0.01$、$^{***} p< 0.001$ 是反映统计学意义的标准符号。

数字健康传播研究与实践

五　结论与讨论

本研究考察了 EPPM 中四种认知（感知严重性、感知易感性、感知自我效能和感知反应效能）如何导致个体恐惧和希望情绪，如何进一步影响突发感染性病毒大流行初期保护性行为和信息回避。研究结果表明，四种认知对保护性行为和信息回避的影响机制因对公共医疗系统的信任程度不同而不同。

第一，感知严重性和感知易感性能够导致恐惧。尽管将恐惧作为行为转变的情感动机是 EPPM 最大的贡献之一，但将 EPPM 作为理论框架的现存实证研究无论是在测量还是在分析中都很少将恐惧作为理论核心加以探索（Popova，2020）。本研究将恐惧重归于模型中，表明感知威胁会产生恐惧。如果个体认为自身对于严重风险无能为力，其恐惧将被激发。这一情绪结果可能起到激励作用，并为个体在面对威胁时的后续行动奠定基础——参与危险控制或恐惧控制，以及采取相应措施应对负面情绪。这一发现为在突发公共卫生事件中采用 EPPM 视角理解恐惧情绪唤醒的前兆增加了更多的实证支持。

第二，感知自我效能和感知反应效能可诱发希望，尤其是在人们对公共医疗系统的信任度较低时，这为近来恐惧诉求文献提出的效能感与希望存在潜在联系的观点增加了支持（Nabi and Myrick，2019）。在威胁—效能处理过程中，恐惧并不是唯一被唤起的情绪，虽然威胁引起恐惧，但效能可带来希望。学者认为，效能感能够促进应对潜力，这反过来又唤起了希望感（Jesch et al.，2020；Liu et al.，2019；Nabi and Myrick，2019；

Olsen and Pracejus, 2004；Snyder, 2002）。如果个体相信保护性行为对于防止威胁有效（感知反应效能高），或他（她）能够实施保护性行为（感知自我效能高），其在处理威胁时就会感知到更大的信心而非不确定性，这将诱发希望感（Chadwick，2015；O'Sullivan，2011）。

然而，当人们对公共医疗系统具有较高信任度时，在对公共医疗系统具有低信任度的人中，感知自我效能对希望的影响比信任度高的人大。在疾病大流行前期尚未出现有效疫苗时，对突发感染性病毒的控制可能取决于一定的公共卫生措施，如病例搜索、接触者追踪、限制聚集和旅行限制，这些都依赖于专业判断和集体行动。对公共医疗系统的信任根植于对医疗服务提供者以公众的最大利益为核心行动的期望。这一期望决定了人们在风险情况下是否愿意接受医疗服务提供者的指导（Simas et al., 2020）。信任可能影响人们对公共医疗系统保护其健康和安全能力的信心。当人们对公共医疗系统持低信任度时，他们可能认为需要依靠自身预防疾病，因此自我效能感在提供希望方面的作用非常突出。2013 年在西非埃博拉疫情期间发生的一个例子能够支持该观点。对公共医疗系统缺乏信任导致一些埃博拉病毒感染者的家庭将其生病的家庭成员藏匿，他们认为病人在家比在医疗中心更安全（Larson, 2016）。

相反，当人们对公共医疗系统具有高信任度时，他们也许不仅相信公共医疗系统有能力干预疫情，还相信集体遵守建议措施的意义（Falcone et al., 2020）。有了面对公共医疗系统和集体的乐观态度，在疫情扩散期间，人们是否相信自己在保护性行为中的努力对希望氛围的贡献就会变得不那么突出。总的来说，在对公共医疗系统具有低信任度的人群中，希望主要由感知自我效能决定。因此，医护人员应当提供有效的保护指南，以增强人们的自我效能感。然而，在对公共医疗系统具有高信任度的人群中，感知自我效能对希望仅有很小的影响。具有高信任度的人在面对疫情时，可能会同时考虑个人能力和集体效能。因此，除了提供个人措施，卫生相关专业人员也可以传递政府及公共医疗系统努力控制疫情的信息。

此外，感知严重性对希望有负面影响，然而这种负面影响仅在对公共医疗系统具有低信任度的人群中显著存在。在突发公共卫生事件早期，如果缺乏有效的预防措施，疫情能否被控制主要取决于公共医疗系统的承受能力。因此，对于不信任公共医疗系统的人而言，如果他们感知到突发公共卫生事件已十分严重，他们往往会感到希望渺茫。本研究认为，信任能够调节感知自我效能和感知严重性对希望的影响，这些影响在对公共医疗系统具有低信任度的人中更为明显。

另外，恐惧和希望能够鼓励个体在疫情中采取保护性行为，而只有希望与信息回避负相关。这些发现有助于我们了解人们对疫情的认知和信念转化为行为的机制。情绪是激励性的，并且涉及行为倾向与准备（Mantead et al.，2004）。在新冠疫情早期，一个特征是人们担心疾病会快速蔓延且无法控制或治愈（Ahorsu et al.，2022）。Harper 和 Rhodes（2023）提出"功能性恐惧"，并认为在疫情背景下，恐惧可能是一种适应性动机，鼓励个体进行危险控制，以采取洗手和保持社交距离等保护性行为。此外，将希望纳入 EPPM 中似乎是有必要的，希望在鼓励适应性反应（危险控制）和克服不良反应（恐惧控制）方面能够产生积极作用，这填补了 EPPM 中的空白。除了鼓励保护性行为，希望能够减少人们关于突发感染性病毒信息的有意回避，这意味着相关机构在突发公共卫生事件中应不断向公众提供必要信息以带来效能感和希望，实现风险传播的预期效果（将准确的信息及时传递给目标人群）。

最后，相较于对公共医疗系统具有高信任度的人群，恐惧对保护性行为的积极影响在具有低信任度的人群中更大。当感到恐惧的人们相信疾病仅能依靠自身而非公共医疗系统预防时，他们更可能通过实施保护性行为，消除或减轻他们的恐惧感。然而，相信公共医疗系统的人愿意相信医疗组织和医护人员能够有效地控制疫情，因此他们也许不会积极地采取保护性行为。因此，本研究建议医护人员采取不同的策略，以促进具有不同信任程度的人实施保护性行为，同时减少信息回避。

尽管本研究的研究对象仅限于中国样本，但研究结果具有潜在的普遍性。具体来说，研究结果对于各国了解在疾病大流行期间，对公共医疗系统具有不同信任度的人群的情绪和行为具有意义。部分研究比较了各国对疫情的信任程度和应对措施的严格程度（Pagliaro et al., 2021；Wang et al., 2022）。身处管理措施不太严格的国家的人们对政府的信任度较低。在一项涵盖 48 个国家的调查中，Lieberoth 等（2021）发现，对政府的信任与政府应对突发公共卫生事件的严格程度有显著的正向相互作用，也就是说，只有在相较于其他国家管理措施客观上更加严格的国家里，信任与对突发公共卫生事件的忧虑的关系才是正向的。在这些国家中，人们越信任他们国家的应对措施，就越关心疫情的后果。此外，许多跨国研究表明，在对科学和公共医疗系统信任度较低的国家，人们对保护措施的支持和遵守程度会逐渐降低（Algan et al.，2021；Bicchieri et al.，2021；Matta et al.，2021；Vardavas et al.，2021），而消极的心理状态，如压力会增大（Helliwell et al.，2021），疫情死亡率会上升（Oksanen et al.，2020）。本研究通过提供更多关于信任对疫情期间执行最严格防控方案国家人民应对策略的影响的证据，对这一文献脉络进行了补充。

另外，风险感知与倡导的保护性行为的关联在许多已有研究中并未被发现（Kellens et al.，2013；Siegrist and Gutscher，2006）。学者认为，人们在实施鼓励性行为时缺乏效力，可能是造成这种情况的原因（Siegrist et al.，2021）。此外，关于对当局信任度的研究发现，信任对人实施或接受保护性措施以及对恐惧等负面情绪的影响结果不一（Cohen et al.，2021；Wachinger et al.，2013）。本研究将威胁感知、效能感知、情绪和行为策略纳入考察范围，综合展示了人们在面对疫情时的风险处理模式。然而，未来研究有必要仔细比较各国不同模式中不同信任程度下的风险应对机制，并在人们面对全新的、不熟悉的健康风险时，对这些因素出现的顺序进行严格的因果判断。

六　研究局限与未来发展方向

与所有研究一样，本研究存在一定的局限性。首先，本研究通过在模型中引入恐惧和希望这两个情感变量来发展 EPPM。研究采用这一发展来解释人们在突发公共卫生事件早期反应的影响机制，尤其是对公共医疗系统具有不同信任程度的人。然而，一些读者可能会对模型中构造的因果顺序感到好奇。为建立因果关系并回答该问题，未来需要采用纵向调查或实验而非使用横截面数据的方法研究。其次，本研究探索了四个认知观念——感知严重性、感知易感性、感知自我效能和感知反应效能之间直接和间接的关系，但并未考虑四个变量之间的相互作用。未来可以着力研究四种认知观念如何相互作用以影响保护性行为和信息回避。此外，本研究的结果仅限于一个特定的环境（疫情大流行初期）和一个特定的人群（中国人）。值得注意的是，在个人主义文化背景下的人们在流行性疾病的不同阶段也许会有不同的认知、情绪和行为。未来研究可以采用西方样本，在不同流行性疾病背景下测试本文提出的恐惧与希望模型。最后，本研究聚焦恐惧与希望的作用，并未探索这两种情绪是否会相互作用以影响行为。因此，未来研究应深入探索恐惧与希望在保护性行为和信息回避中的交互性影响。

移动医疗使用助力生活方式改善：
前因和中介机制实证研究[*]

刘莉萍　吴佳林　游　忍[**]

摘　要： 移动电话在医疗服务领域的应用潜力已获得普遍认可。尽管过去十年关于移动医疗的研究激增，但移动医疗仍处于起步阶段，使用率低。在探讨移动医疗的使用受何种因素影响以及评估移动医疗使用对健康结果产生的影响方面，现有研究仍存在一定的空白。因此，本研究旨在探讨移动医疗使用的影响因素，并检验移动医疗使用对健康生活方式（如睡眠、运动和社交参与）产生影响的中介途径。对 432 名在线参与者的调查结果表明，绩效期望、社会影响、感知可靠性和支持条件与移动医疗使用显

---

[*] 本文内容部分参见作者于 2024 年发表在英文期刊 *Journal of Health Communication* 的文章 Understanding mHealth Adoption and Lifestyle Improvement：An Empirical Test of the Antecedents and Mediating Mechanisms。收入本书时，略有删改。

[**] 刘莉萍，深圳大学传播学院副教授；吴佳林，深圳大学传播学院硕士研究生；游忍，深圳大学传播学院硕士研究生。

著相关。但是，付出期望对移动医疗使用的影响在统计上不显著。此外，移动医疗使用不仅可以直接促进生活方式改善，还可以通过健康能力的中介效应产生影响。探究哪些因素激励人们使用移动医疗技术，以及移动医疗如何助力改善生活方式，对于制定针对性干预措施以提升移动医疗的普及率和优化公共卫生服务具有重要意义。本研究亦对潜在的影响因素及局限性进行了探讨。

引　言

移动技术已被广泛认可为提升医疗服务可及性和质量的重要工具，其在公共卫生及相关医疗领域的潜力正不断得到验证。移动医疗（mHealth）被定义为在公共卫生实践中应用移动通信技术提供医疗服务的一种新兴模式（Whittaker et al.，2012）。统计数据显示，中国的移动医疗市场呈现爆发式增长，2020年之前已有超过4.66亿活跃用户使用移动医疗应用或相关服务（Pradeep et al.，2020）。作为一个人口基数庞大且地域辽阔的国家，中国面临医疗资源分布不均和可及性不足的双重挑战。移动医疗技术通过远程医疗咨询、健康监测以及个性化健康信息的精准分发，为医疗资源匮乏地区提供了具有突破性的解决方案，大幅度减少了医疗服务在地域和资源分配上的不均衡。与此同时，智能手机的高度普及为民众提供了便捷高效的健康信息获取渠道和虚拟医疗服务平台，显著提升了医疗服务的可及性和公平性，推动了医疗服务模式的创新与优化（Tian et al.，2017）。

在数字化转型的背景下，医疗保健正从传统的偶发性治疗模式逐步向持续性、日常化的健康管理模式演进。移动医疗作为一个蓬勃发展的领域，吸引了学术界对其健康促进潜力的广泛关注和重新审视。当前的研究不仅致力于探讨移动医疗在激励医疗机构提供优质服务方面的作用，还强调其在增强医护人员护理能力、提高医护人员护理质量以及患者自我管理和生活方式转变中的重要作用（Changizi and Kaveh，2017；Choi，2020；Faiola et al.，2019）。与此同时，医疗保健的模式正从单一依赖医疗系统的反应性治疗转向强调患者主动参与的积极健康促进，特别是通过提升患者的自我护理能力与对患者的赋能实现个体健康状况的全面改善（Brew-Sam and Chib，2020）。

尽管近年来移动医疗领域的研究成果不断涌现，但实际应用仍处于起步阶段，其整体使用率较低（Alam et al.，2020）。更为重要的是，移动医疗如何促进患者的生活方式（如睡眠、运动及社交参与）改善，及其背后的作用机制，仍未得到系统的探讨。当前的大多数研究集中于评估移动医疗干预在特定健康领域的有效性。例如，短信干预在慢性疾病管理中的应用（Ilozumba et al.，2018；Mao et al.，2020），包括提升患者治疗依从性（Cooper et al.，2017）、提高预约遵从率（Hall et al.，2014）以及优化卫生服务供给（Shiferaw et al.，2016）。然而，从患者的角度系统考察其对移动医疗服务的实际使用情况及行为后果的研究仍显不足。鉴于此，Alam 等（2020）通过一项跨国比较研究，探讨了移动医疗使用的前因，指出绩效期望和社会影响是显著影响孟加拉国和中国用户移动医疗使用意愿的重要因素。然而，当前研究较少深入关注移动医疗如何具体影响用户的日常生活方式和行为，而这些生活方式和行为对健康促进与维护至关重要。尤其是针对移动医疗使用如何通过特定的中介机制实现生活方式改善，尚缺乏系统性的理论构建与实证验证。因此，进一步研究移动医疗使用对生活方式和行为的影响，并揭示其中的作用机制，不仅有助于丰富移动医疗领域的理论框架，也可为制定有针对性的健康干预措施、提升移动医疗普及率和优化公共卫生实践提供重要的理论依据与实践指导。这种研究探索在推动移动医疗技术更广泛、更高效的应用方面有深远的意义。

　　为了探讨移动医疗使用与生活方式改善之间的关系，本研究基于输入—机制—输出启发式模型（input - mechanisms - output heuristic）（Brew-Sam and Chib，2020；Chib et al.，2015），构建并实证检验了一个移动医疗使用路径模型。在理论基础方面，本研究以技术接受和使用统一理论（Venkatesh et al.，2003；Venkatesh et al.，2011）为支撑，系统考察影响移动医疗使用的因素。输入—机制—输出启发式模型为本研究提供了整体理论框架，明确了技术接受和使用统一理论提出的前因变量如何通过影响移动医疗使用的路径，进一步作用于患者的生活方式和行为。具体而言，根据输入—机制—输出启发式模型，本研究将"输入"界定为技术接受和使用统一理论中的核心前因变量，如表现期望和社会影响等；"机制"包括移动医疗的实际使用及其引发的健康能力增强；"输出"则聚焦患者的生活方式改善。本研究通过理论与实证的结合，详细阐明了输入因素如何通过机制作用于输出结果，并分析了移动医疗使用对患者生活方式的深远影响。基于上述研究背景，本研究的核心目标包括以下三个方面：（1）系统识别并分析影响个体移动医疗使用的主要因素；（2）阐明移动医疗使用与生活方式改善之间的潜在关联；（3）实证检验个体健康能力在移动医疗使用与生活方式改善之间可能发挥的中介作用，揭示其内在机制。

一　理论框架

（一）技术接受和使用统一理论与移动医疗使用

技术接受和使用统一理论是一个整合多种经典理论模型的综合性理论框架，其基础包括推理行动理论（Fishbein，1979）、计划行为理论（Ajzen，1991）和创新扩散理论（Moore and Benbasat，1991）。技术接受和使用统一理论旨在解释个体如何以及为何使用信息技术（Venkatesh et al.，2003；Venkatesh et al.，2011）。技术接受和使用统一理论认为，信息技术的接受和使用主要受四个核心变量的驱动：绩效期望（Performance Expectation，即个体对技术提升工作或生活绩效的信念）、付出期望（Effort Expectation，即个体对使用技术所要付出的努力的预期）、社会影响（Social Influence，即他人对其使用技术行为的认可程度）以及支持条件（Support Conditions，即技术实施的资源和环境保障）。这些因素在理论上有效整合了技术接受和使用相关的主要驱动变量，为理解个体的技术使用行为提供了系统性解释。

绩效期望指个体相信使用移动医疗服务能够帮助其实现健康相关目标的程度。这一概念的核心源于多个理论构建，其根源因素包括结果期望、感知有用性以及移动医疗相较于传统医疗方式（如面对面咨询）的优势（Oh and Yoon，2014）。绩效期望还涵盖个体对技术系统在健康目标实现中的可维护性、安全性和效率的预期（Catherine et al.，2017）。根据 Venkatesh 等（2003）的观点，绩效期望在影响个体接受和实际使用新信息技术的意愿方面扮演着关键角色。大量研究支持了这一假设。例如，Alam 等（2020）以及 Ndayizigamiye 等（2020）的研究均表明，绩效期望是预测个体是否愿意使用移动医疗服务的显著因素。此外，相关研究还表明，绩效期望能够有效解释用户对技术系统功能性和效能的信任，从而对技术的使用行为产生直接影响（Chou et al.，2010；Im et al.，2011；Oh and Yoon，2014）。

付出期望指个体在使用移动医疗服务过程中所感知到的易用性水平，具体表现为用户在维持健康时操作技术系统所需付出的努力程度。付出期望的核心构成要素包括技术的复杂性和感知易用性（Oh and Yoon，2014；Zhou et al.，2010）。一般而言，用户友好的技术系统在操作上需要更少的投入，这将显著增大其被接受和使用的可能性。已有大量文献表明，付出期望与个体使用信息技术的行为意图之间存在显著的正相关关系（Ndayizigamiye et al.，2020；Oh and Yoon，2014；Zhou et al.，2010）。例如，Oh和 Yoon（2014）发现，付出期望显著影响用户对互联网服务的接受度。这一发现进一步证明，技术的易用性是影响用户行为意图和技术使用的重要因素，也是技术创新的关键特征。

社会影响关注个体的思想和行为在多大程度上受到重要他者（如家人和密友）的影响。其主要构成来源包括各种社会因素、形象考虑和主观规范（Oh and Yoon，2014）。研究显示，个体通常倾向于遵循群体中的行为一致性原则，即便这些行为可能并

数字健康传播研究与实践

不完全符合其个人意愿或价值观（Rhodes and Courneya，2003；Schepers and Wetzels，2007）。社会影响的核心机制在于个体对社会规范压力的感知，及其相信重要他者（即参照群体）期望其执行或避免某些行为的信念。这样的社会认知能够显著影响个体的技术使用决策。换言之，个体更有可能使用一项技术，尤其是在他（她）认为重要他者会认可并支持这一行为的情况下（Rhodes and Courneya，2003；Schepers and Wetzels，2007）。基于此，本研究提出，在移动医疗使用过程中，重要他者的存在及其积极支持是影响个体决策的重要因素。

支持条件指个体对组织环境和技术基础设施可用性的信任程度，这种信任能够显著促进其对移动医疗的使用行为。支持条件的构成可以被视为计划行为理论中的感知行为控制（perceived behavioral control）（Ajzen，1991）和创新扩散理论中的兼容性（compatibility）（Moore and Benbasat，1991）的延伸。支持条件反映了个体在拥有足够的资源和支持情况下被激励去执行某种行为的可能性（Venkatesh et al.，2003）。已有大量研究表明，支持条件与个体使用新信息技术的行为意图之间存在显著的正相关关系。例如，在一项元分析研究中，Dwivedi 等（2019）提供了有力证据，表明支持条件在预测信息技术创新使用中发挥了关键作用。技术和资源的可用性能够有效减少个体在使用新技术时的障碍，从而增强其使用意愿。基于现有文献，本研究认为，当个体能够获得充分的支持条件，如完善的基础设施、充足的技术支持和资源时，他（她）更有可能接受并使用移动医疗服务。

除了上面讨论的基于技术接受和使用统一理论的四个驱动

变量，Alam 等（2020）进一步扩展了该模型，提出将感知可靠性（Perceived Reliability）作为一个补充维度，以考虑技术系统准确操作的特征对技术接受度的影响。感知可靠性指个体对技术创新准确、稳定运作的信心与信任（Shareef et al., 2012）。大量研究表明，感知可靠性在人们使用移动医疗服务中具有关键作用（Alam et al., 2020；Kim et al., 2015）。具体而言，当技术系统及其所有功能交易被保证是安全可靠的时，个体更可能倾向于使用移动医疗服务。

基于上述理论框架和现有文献支持，本研究提出以下假设：

研究假设一：绩效期望与移动医疗使用呈正相关关系。

研究假设二：付出期望与移动医疗使用呈正相关关系。

研究假设三：社会影响与移动医疗使用呈正相关关系。

研究假设四：支持条件与移动医疗使用呈正相关关系。

研究假设五：感知可靠性与移动医疗使用呈正相关关系。

（二）移动医疗、健康能力与生活方式改善的关系

本研究的总体概念框架（见图 1）基于输入—机制—输出启发式的移动医疗路径模型（Brew-Sam and Chib，2020；Chib et al., 2015）。Chib 等（2015）提出的输入—机制—输出模型提供了一个较为全面的理论视角，旨在系统地理解移动医疗使用的前因，特别是与疾病自我管理和健康结果之间的关系。在输入—机制—输出模型的框架下，本研究系统性地整合技术接受和使用的前因变量，并进一步探讨其对移动医疗使用与生活方式改善的影响机制。具体而言，本研究将绩效期望、付出期望、社会影响、感知可靠性和支持条件作为移动医疗使用的输

入因素，这些变量综合反映了用户在技术使用过程中面临的多维度影响。与此同时，本研究将生活方式改善视为输出因素，强调移动医疗使用对个体健康管理行为的长期促进作用。此外，解释移动医疗使用（机制）如何促进生活方式改善，需要深入理解移动医疗服务如何帮助个体提高健康管理的能力。基于这一论点，我们假设个体健康能力在移动医疗使用与生活方式改善之间的关系中可能起到中介作用。

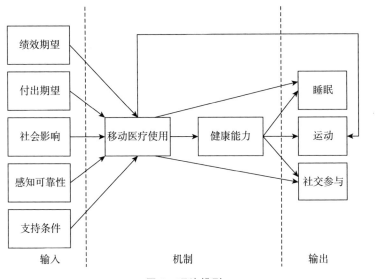

图 1 理论模型

健康能力指个体在健康管理领域的自我感知，反映了其是否具备丰富的健康知识、熟练的健康技能以及独立管理自身健康的能力（Ashford et al., 2010；León-Pérez et al., 2016）。这一概念与自我效能（self-efficacy）相似，但更聚焦个体在健康相关情境中行使控制能力以实现预期健康目标的综合素养。研究表明，健康能力是影响生活方式和行为的重要因素（Ashford

et al.，2010；Carl et al.，2020；Choi，2020）。根据 Ashford 等
（2010）对健康行为的系统综述，健康能力较强的个体通常更
能避免高风险生活方式和行为（如过度饮酒和吸烟），更倾向
于践行健康行为，如定期锻炼和做出安全性行为。此外，Carl
等（2020）的研究进一步强调了健康能力对维持健康与积极生
活方式的关键作用，结果表明那些掌握足够健康知识和技能的
个体更倾向于参与体育活动并维持健康的行为模式。Delahanty
等（2013）和 Hays 等（2014）的研究也表明，具有较强饮食
自控能力的个体更有可能实现体重控制目标，进而改善健康状
态。基于上述研究证据，可以推测健康能力不仅影响个体的健
康行为选择，还可能在更广泛的层面促成生活方式的优化。特
别是健康能力的提升可能通过增加个体的知识储备和增强个体
的技术应用能力，为更健康的生活方式提供支持。因此，本研
究提出以下假设。

研究假设六：健康能力与生活方式改善呈正相关关系。

具有交互性、监管性和具备关怀功能的移动医疗系统能够
帮助用户在健康生活方式的选择上保持一致性，从而显著增进
个人福祉。移动医疗系统通过支持用户合理平衡社交生活、维
持身体活动水平以及养成科学的睡眠习惯，为健康管理提供了
全面助力（Chatterjee et al.，2019）。健康研究领域的大量实证
研究表明，电子医疗保健服务在提升健康行为依从性和维持健
康生活方式方面发挥了重要作用。例如，Brandt 等（2018）的
研究指出，患者和医生通过移动医疗或电子医疗服务交换实
验室结果或进行医疗咨询和回答，有助于支持个人健康计划
的实施，如体育锻炼和戒烟等。此外，Wong 等（2021）的研

究同样表明，熟练使用移动医疗或电子医疗服务的用户更倾向于采取自我护理行为。这是因为他们能够有效利用这些服务，做出健康相关的决策并采取相应的行动，从而更好地管理个人健康。

值得注意的是，移动医疗的使用不仅能够直接促进生活方式的改善，还可能通过提升健康能力间接推动生活方式的优化。Wolf 等（2016）的研究指出，那些使用移动医疗服务并接受以患者为中心的护理的患者，通过提升自身的健康能力，能够更有效地管理个人健康护理路径，从而取得更优的治疗效果。移动医疗服务通过移动设备为用户提供了自我健康监测的工具，以及获取适当支持资源的渠道。这些功能在逐步增强用户健康管理能力的同时，也为生活方式的持续改善提供了基础支持（Choi，2020）。基于以上研究结果，本研究提出以下假设。

研究假设七：移动医疗使用与生活方式改善呈正相关关系。

研究假设八：移动医疗使用与生活方式改善之间的关系受到健康能力中介作用的调节。

二　研究方法

（一）问卷调查

本研究获得了相关伦理审查委员会的正式批准，并由中国一家知名问卷公司协助完成受访者招募工作及在线问卷调查。问卷调查于 2021 年 11 月进行，受访者从一个包含超过 100 万名预注册用户的样本池中选取，覆盖中国各省和自治区。在调查开始前，所有受访者均收到一份详细的书面同意书，其中明确阐明了研究目的及参与者的权利。受访者被告知，参与本研究完全出于自愿，所有回答以匿名方式处理，且数据受到严格保密。

调查问卷最初用英文编制，随后翻译为中文，以确保文化和语言的适应性。在正式分发前，我们对问卷进行了多轮修订与试测，以确保语言表达清晰且符合目标群体的理解水平。受访者在完成问卷后，我们对每份问卷的有效性和质量进行审查，并根据结果决定是否批准或剔除不符合要求的问卷。通过审核的参与者，有资格获得现金奖励。我们原计划收集约 400 份有效问卷。在研究实施阶段，共有 493 名受访者完成了问卷，响应率为 72%。为确保数据的准确性，我们排除了回答速度过快或存在直线式回答（即同一选项反复选择）的问卷。最终，共有 432 份完整且有效的问卷纳入数据分析。

受访者的基本人口统计特征如下：共有 220 名女性和 212 名男性，平均年龄为 32.5 岁（范围为 18~60 岁，标准差为 11.59）。其中，约 48.6% 的受访者拥有学士学位，约 30% 的受访者拥有职业或以下学位。就收入水平而言，49.5% 的受访者月收入低于 4000 元人民币（2024 年，中国年收入中位数约为 35000 元人民币）。此外，43.3% 的受访者自评健康状况良好或优秀，而 33.3% 的受访者认为自己的健康状况较差或一般。这些特征显示了样本在性别、年龄、受教育程度和健康状况上的多样性，为研究的可靠性奠定了基础。

（二）变量测量

本研究技术接受和使用统一理论中的因子测量项目参考了

先前的相关研究（Alam et al.，2020；Dwivedi et al.，2019），共测量了18项与技术接受和使用统一理论模型相关的因素，涵盖五个技术接受和使用的驱动变量：绩效期望、付出期望、社会影响、感知可靠性和支持条件，并采用5点李克特量表（1＝非常不同意，5＝非常同意）进行评估。

移动医疗使用的测量基于7个问题（Alam et al.，2020；Shi and Zantow，2010），同样使用5点李克特量表（1＝强烈反对，5＝强烈同意）评估。在问卷开始时，我们首先阐明了移动医疗的定义，以确保受访者对相关术语的理解。通过计算7个问题的得分平均值，得到代表移动医疗使用的复合变量（$M = 3.40$，$SD = 0.91$，Cronbach's alpha = 0.92）。

健康能力的测量采用Náfrádi等（2018）提出的3个问题，使用5点李克特量表（1＝强烈反对，5＝强烈同意）评估。3个问题的得分被平均化，得到健康能力的指数（$M = 3.73$，$SD = 0.90$，Cronbach's alpha = 0.87）。

生活方式的测量则包括3个子变量（Liu and Yeo，2021），分别为睡眠（$M = 3.35$，$SD = 1.17$，Cronbach's alpha = 0.81）、运动（$M = 2.93$，$SD = 1.27$，Cronbach's alpha = 0.92）和社交参与（$M = 3.31$，$SD = 1.04$，Cronbach's alpha = 0.75）。每个子变量采用5点李克特量表（1＝强烈反对，5＝强烈同意）评估，并通过计算各子变量所对应问题的得分平均值，完成对三种生活方式构建的测量。较高的分数表示更健康的生活方式。本研究所有核心变量所用的测量问题见表1。

表 1　关键变量的统计描述信息

变量	项目说明
绩效期望	Cronbach's α = 0.91；M（SD）= 3.72（0.93） PE1：使用移动医疗服务可以提高我对健康的管理效率 PE2：我发现移动医疗服务在医疗保健实践中很有用 PE3：我认为移动医疗服务对我的生活很有用
付出期望	Cronbach's α = 0.92；M（SD）= 4.00（0.92） EE1：学习使用移动医疗服务对我来说很容易 EE2：对我来说很容易熟练地使用移动医疗服务 EE3：与移动医疗系统互动不需要大量的脑力劳动
社会影响	Cronbach's α = 0.89；M（SD）= 3.44（1.07） SI1：那些对我而言重要的人也认为使用移动医疗服务对管理健康很有价值 SI2：我周围的人认为使用移动医疗服务进行健康管理对我来说很重要
感知可靠性	Cronbach's α = 0.89；M（SD）= 3.69（0.94） PR1：我相信我可以依赖移动医疗服务 PR2：我相信移动医疗服务可以提供非常好的功能 PR3：我相信我可以相信移动医疗服务的全部功能
支持条件	Cronbach's α = 0.91；M（SD）= 3.67（0.88） SC1：政府致力于使用移动应用程序提供公共卫生服务 SC2：政府致力于支持机构努力使用移动应用程序提供公共卫生服务 SC3：政府强烈鼓励使用移动应用程序提供公共卫生服务 SC4：使用手机辅助提供公共卫生服务对于政府很重要 SC5：当我使用手机进行健康管理时，有人能给我提供使用的建议 SC6：当我使用手机上的移动健康服务时，总有些人能给我提供帮助 SC7：当遇到将手机用于健康相关目的的困难时，有些人会帮助我
移动医疗使用	Cronbach's α = 0.92；M（SD）= 3.40（0.91） MU1：我将继续使用手机满足我的健康管理需要 MU2：继续使用手机处理我的健康是我未来将做的事情 MU3：我会继续看到自己使用手机管理健康

变量	项目说明
移动医疗使用	MU4：使用移动医疗服务是一个愉快的体验
	MU5：我真的想使用移动医疗服务保持健康安全
	MU6：我花很多时间在移动医疗服务上
	MU7：我定期使用移动医疗服务
健康能力	Cronbach's α = 0.87；M（SD）= 3.73（0.90）
	HC1：我对自己的健康处理能力有信心
	HC2：我对自己执行健康相关活动的能力有自信
睡眠	Cronbach's α = 0.87；M（SD）= 3.73（0.90）
	S1：每天花大约 8 小时睡觉
	S2：坚持规律的就寝时间安排
锻炼	Cronbach's α = 0.81；M（SD）= 3.35（1.17）
	E1：积极锻炼
	E2：定期锻炼
社交参与	Cronbach's α = 0.75；M（SD）= 3.31（1.04）
	SP1：拥有足够时间进行令人愉悦的活动
	SP2：拥有最合适的娱乐方式

人口统计学变量包括年龄、性别（1 = 男性，0 = 女性）、受教育程度（1 = 小学及以下，6 = 研究生及以上）、月收入（1 = 无，8 = 15000 元人民币及以上）以及总体健康状况（1 = 较差，5 = 极佳）。

（三）统计分析

本研究数据分析采用 R 软件进行。首先，使用皮尔逊相关分析评估技术接受和使用统一理论模型的五个前因变量、移动医疗使用、健康能力以及生活方式的三个维度（睡眠、运动和社交参与）之间的关系。其次，使用结构方程模型（SEM）检验研究框架的假设。为了评估模型的拟合度，本研究使用了五个拟合指数：模型卡方（X^2）、比较拟合指数（CFI）、Tucker-Lewis 指数（TLI）、标准化均方根残差（SRMR）和均方根误差近似值（RMSEA）。根据 Hu 和 Bentler（1999）的标准，模型拟合度良好的判定标准为：CFI ≥ 0.95、TLI ≥ 0.95、SRMR ≤ 0.10 和 RMSEA ≤ 0.06。

三　研究结果

相关性分析结果（见表 2）显示，绩效期望、付出期望、社会影响、感知可靠性和支持条件与移动医疗使用、健康能力以及生活方式的三个维度（睡眠、运动和社交参与）之间显著相关（r 值范围为 0.18～0.78，$p < 0.001$）。

表 2　研究变量的相关性分析

	2	3	4	5	6	7	8	9	10
1. 绩效期望	0.61***	0.69***	0.78***	0.65***	0.71***	0.43***	0.29***	0.33***	0.36***
2. 付出期望		0.46***	0.54***	0.46***	0.43***	0.30***	0.26***	0.19***	0.37***
3. 社会影响			0.66***	0.61***	0.65***	0.42***	0.29***	0.32***	0.34***
4. 感知可靠性				0.65***	0.66***	0.40***	0.18***	0.29***	0.34***
5. 支持条件					0.59***	0.47***	0.23***	0.24***	0.27***

	2	3	4	5	6	7	8	9	10
6. 移动医疗使用						0.44***	0.33***	0.38***	0.40***
7. 健康能力							0.36***	0.44***	0.36***
8. 睡眠								0.51***	0.41***
9. 运动									0.54***
10. 社交参与									

注：* $p<0.05$，** $p<0.01$，*** $p<0.001$。

在提出的研究模型中，我们删除了付出期望这一变量（其显著性未被确认），修改后的模型能够良好拟合数据：χ^2（df = 15）= 34.04，$p = 0.003$，CFI = 0.983，RMSEA = 0.048，SRMR = 0.017，TLI = 0.936（见图 2）。此外，作为敏感性分析，我们重新运行了去除移动医疗使用项目（MU4）的模型，以进一步检验变量的结构效度，结果几乎一致。

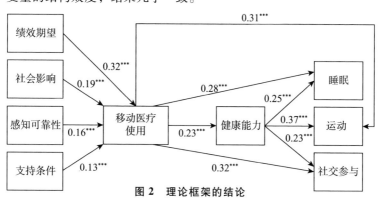

图 2 理论框架的结论

注：人口统计变量在此模型中受到控制（此处未显示）。* $p<0.05$，** $p<0.01$，*** $p<0.001$。模型拟合指数：χ^2（df = 15）= 34.04，$p = 0.003$，CFI = 0.983，RMSEA = 0.048，SRMR = 0.017，TLI = 0.936。

研究假设一至五认为五个前因变量与移动医疗使用存在正相关关系。在五个前因中，绩效期望（β = 0.32，$p < 0.001$）、社会影响（β = 0.19，$p < 0.001$）、感知可靠性（β = 0.16，$p < 0.01$）和支持条件（β = 0.13，$p < 0.01$）与移动医疗使用显著相关，如图2所示。令人意外的是，付出期望未达到统计显著性（$p \geqslant 0.05$），因此根据修改指数被删除。因此，研究假设一、三、四和五得到支持，而假设二未得到支持。

研究假设六认为健康能力与生活方式改善存在正相关关系。图2显示，健康能力与睡眠质量改善（β = 0.25，$p < 0.001$）、运动增加（β = 0.37，$p < 0.001$）和社交参与增强（β = 0.23，$p < 0.001$）之间存在显著的统计学关联，支持了假设六。

研究假设七认为移动医疗使用与生活方式改善存在正相关关系。图2显示，移动医疗使用与睡眠质量改善（β = 0.28，$p < 0.001$）、运动增加（β = 0.31，$p < 0.001$）和社交参与增强（β = 0.32，$p < 0.001$）之间具有显著的统计学关联，支持了假设七。

最后，研究假设八提出健康能力在移动医疗使用与生活方式改善之间起到中介作用。如表3所示，健康能力在移动医疗使用与睡眠（β = 0.06，$p < 0.01$）、移动医疗使用与运动（β = 0.09，$p < 0.001$）以及移动医疗使用与社交参与（β = 0.05，$p < 0.01$）之间的关系中起到中介作用，支持了假设八。

表3　模型变量关系路径系数表

	B	SE	z-value	p
绩效期望→移动医疗使用	0.32	0.06	5.75	<0.001

	B	SE	z-value	p
社会影响→移动医疗使用	0.19	0.04	4.69	<0.001
感知可靠性→移动医疗使用	0.16	0.05	2.98	0.003
支持条件→移动医疗使用	0.13	0.05	2.84	0.004
移动医疗使用→健康能力	0.23	0.05	4.62	<0.001
移动医疗使用→睡眠	0.28	0.06	4.61	<0.001
健康能力→睡眠	0.25	0.06	3.94	<0.001
移动医疗使用→运动	0.31	0.06	4.98	<0.001
健康能力→运动	0.37	0.06	5.81	<0.001
移动医疗使用→社交参与	0.32	0.05	5.91	<0.001
健康能力→社交参与	0.23	0.06	4.23	<0.001
间接影响路径：				
移动医疗使用→健康能力→睡眠	0.02	0.06	3.00	0.003
移动医疗使用→健康能力→运动	0.09	0.02	3.62	<0.001
移动医疗使用→健康能力→社交参与	0.05	0.01	3.12	0.002

四 讨论

本研究通过整合技术接受和使用统一理论模型和移动医疗路径模型，构建了一个全面的理论框架，以揭示影响移动医疗使用的关键前因，并探讨移动医疗使用对生活方式改善的显著作用。研究结果与现有文献一致，表明绩效期望、社会影响、感知可靠性和支持条件均显著促进了移动医疗的使用。此外，本研究进一步发现，健康能力在移动医疗使用与生活方式改善（包括睡眠质量改善、运动增加和社交参与增强）的远端关系中起到中介作用。换言之，使用移动医疗服务能够有效提升个体在健康管理方面的知识和技能，激励用户更积极地践行健康生活方式，强化移动医疗在健康行为促进中的关键作用。

除付出期望，技术接受和使用统一理论模型中的大多数前因变量与移动医疗使用显著正相关。这些发现总体上与既有研究结果一致（Im et al.，2011；Zhou et al.，2010）。随着移动医疗的益处在社会各领域持续显现，移动医疗在日常生活中展现出巨大的潜力。其优势不仅体现在节省时间和成本，还包括提升患者护理的效率和便利性、增强健康管理的自主性以及减少行政流程的复杂性（Changizi and Kaveh，2017；Han et al.，2019；Iribarren et al.，2017）。例如，移动医疗系统能够支持远程咨询与治疗（Tamrat and Kachnowski，2012），优化护理协调（Westergaard et al.，2017），推动以患者为中心的护理模式（Kim et al.，2020），使用户通过移动设备便捷地访问医疗记录（Catalani et al.，2013）。基于这些优势，绩效期望，即个体认为使用某项技术能够帮助实现健康目标的信念，成为影响移动医疗使用的关键因素，这一结果在本研究中得到支持。

然而，本研究未发现付出期望与移动医疗使用之间存在显著关联。出现这一结果可能有以下几个原因。首先，随着手机成为现代生活不可或缺的部分，大多数人对使用移动设备操作健康相关应用程序和服务已经非常熟悉，因此感知到的使用难度显著降低。其次，新冠疫情大流行加速了医疗保健的数字化转型（Wang et al.，2021a）。移动医疗不仅被广泛用于新冠疫情的监控与预防，还被用于远程医疗咨询、诊断和治疗。在这一背景下，移动医疗逐渐成为医疗服务的首选方式。随着公众熟悉度的提高，移动医疗服务的操作变得更加直观，用户感知的使用难度大大降低，这削弱了付出期望对使用行为的影响。最后，这一结果可能与横断面研究中技术接受和使用统一理论模型中的潜在循环性有关。具体而言，如果用户已在使用移动医疗服务并计划继续使用，那么付出期望可能已经达到满意水平，其便不再是决定性因素。因此，付出期望对移动医疗使用缺乏显著影响，可能反映了这一变量在特定情境下的重要性已经降低。

社会影响被确认为决定个人是否使用移动医疗服务的关键因素之一。此结果与学界关于社会影响或主观规范对信息技术接受的预测作用的研究结论一致（Beldad and Hegner，2018；Hsu and Lin，2008）。Alam 等（2020）指出，中国人尤其是年青一代，往往高度重视重要他人的态度和意见，这对他们的行为和使用信息技术的意图起到关键作用。此外，中国文化强调社会和群体规范的重要性，这进一步凸显了主观规范和社会影响在推动移动医疗使用中的作用。对于仍处在初步发展阶段的移动医疗而言，这一点尤为重要。由于移动医疗的接受率相对较低，那些在使用移动医疗系统时缺乏经验或面临更大困难的用户更容易受到社会规范的影响。

此外，感知可靠性也被发现与移动医疗使用显著相关，这与现有研究结论一致（Kim et al.，2015）。我们可以合理推测，具备可靠性功能的移动医疗服务更容易赢得用户青睐。同样，能够确保患者数据、交易和操作安全的移动医疗系统，可以让用户更加信任，也能提升他们的使用黏性。因此，在设计和推广移动医疗服务时，关注服务的可靠性和安全性对于提高用户接受度具有重要意义。

最后，支持条件也是推动移动医疗使用的关键因素。人们在具备必要的资源和技术支持时，更愿意接受移动医疗创新。例如，老年人或教育水平较低的个体由于反应能力下降和较难适应新兴技术，往往面临更多障碍。因此，社会支持、技术指导、完善的基础设施和政策支持对于吸引更广泛人群使用移动医疗服务至关重要。这表明，为这些群体提供有针对性的支持将有助于推动移动医疗的普及。

本研究还为移动医疗领域做出一定的理论贡献。本研究构建了一个全面的理论框架，不仅系统地检验了移动医疗使用的前因，还深入分析了其影响健康行为的内在机制。虽然已有大量研究探讨移动医疗使用的决定因素，但关于移动医疗使用如何具体改善个人健康的理论框架和系统性理解仍然匮乏。本研究展示了移动医疗使用与生活方式改善之间的直接与间接关系，揭示了健康能力在其中所起的补充性中介作用（Zhou et al., 2010）。通过借用输入—机制—输出启发式模型构建研究框架，本研究为理解移动医疗使用对患者健康结果的潜在影响提供了比以往更为稳健和细致的理论视角与实证支持。具体而言，移动医疗使用能够增加个体在健康管理中所需的知识，提升其健康管理技能，而这种健康能力的提升进一步推动了健康生活方式的实践。这一现象可以归因于移动医疗使用在提升优质医疗服务可负担性和可及性方面的作用（Llorens-Vernet and Miró, 2020）。通过移动医疗，用户能够获取可靠且个性化的健康信息，接受以患者为中心的医疗服务，并积极参与协作式健康管理。移动医疗的这些功能不仅增强了患者的自主性，还为他们提供了有效的健康管理，从而支持了健康行为的实施。因此，移动医疗使用有望推动生活方式的改变，如促进充足的休息和睡眠、增加运动量，以及增加社交活动的参与，从而全面增进个体的身体、社交和心理福祉。尽管已有研究（例如，Wolf et al.，2016；Wong et al.，2021）探讨电子健康服务的使用与患者健康行为或健康提升之间的关系，但移动医疗使用对患者健康影响的潜在机制在现有移动健康技术研究中尚未得到系统识别和检验。此外，以往研究多聚焦特定疾病患者如何使用电子健康服务进行医生的健康追踪和回访（例如，Wolf et al.，2016）。相比之下，本研究扩展了研究范围，关注更广泛的人群，探讨他们如何通过移动医疗工具进行日常自我护理管理和生活方式改善。这一研究重点反映了医疗保健模式的重大转变，即从间歇性治疗逐步演变为无缝融入日常生活的持续性护理。

五　研究局限

本研究存在若干局限性。第一，尽管技术接受和使用统一理论模型为解释移动医疗使用差异提供了重要视角，但我们未能充分考虑可能影响移动医疗使用差异的个体因素，如移动医疗素养和技术信任。这些因素可能会对移动医疗服务的使用产生重要影响，因此未来研究应进一步探索这些个体层面的前因。第二，虽然我们发现健康能力在移动医疗使用与生活方式改善之间发挥了中介作用，但本研究未能考察其他潜在的中介变量。未来研究应进一步解构调节和中介机制，以深入理解移动医疗使用的具体影响。第三，鉴于本研究采用的是横断面数据，我们无法推断因果关系。使用横断面数据分析技术接受和使用统一理论模型时，面临的挑战在于固有的循环性。例如，难以确定是对移动医疗的积极态度促使其使用，还是持续使用导致了更加积极的看法。因此，我们建议学者采用纵向数据或实验设计，以更精确地揭示因果关系。第四，在线调查的非概率性质使样本的代表性受到一定限制。因此，本研究的结果不能直接推广至整个中国。尽管如此，鉴于本研究的模型具有理论依据（Basil et al., 2002；Chon and Park，2019），在此情境下使用非概率样本是可接受的。未来研究可通过概率抽样收集数据，以获得对更广泛人群的无偏估计。第五，本研究可能忽视了人口统计学变量的潜在调节作用。不同受教育水平、年龄和性别的个体可能在使用移动医疗时表现出不同的行为模式。因此，我们建议未来研究关注移动医疗使用中的不平等现象，并探索如何弥补这一差距。

理解线上医患交流：基于"医—患—技术"三元视角透视作为传播行为的在线问诊[*]

曹博林　代文犊犊^{**}

摘　要： 线上医患交流既是一种网络化的医疗问诊行为，又是一种基于特定人群的网络人际传播。它不仅是疾病咨询过程，也是健康沟通实践。本文从"医—患—技术"三元视角，通过对 13 名医生和 13 名患者的深度访谈，挖掘线上医患交流的独特内涵及其与线下问诊的本质差异。研究发现，新媒体介入医患交流，能释放更多患者需求，补充性地增强医疗问诊的信息诠释和心理慰藉功能。新媒体技术特征与医患主观能动性相互磨合，技术赋权促进患者地位上升与技术疏离影响患者体验交织并存。医患双方在各自的利益框架和行为逻辑下理解线上医患交流，也逐

* 本文内容部分参见作者发表于《新闻大学》2022 年第 11 期的文章《理解线上医患交流：基于"医—患—技术"三元视角透视作为传播行为的在线问诊》。收入本书时，略有删改。本文为国家社会科学基金项目"AI 人机互动促进心理健康的传播效能研究"（22CXW012）阶段性成果。
** 曹博林，深圳大学传播学院副教授；代文犊犊，深圳大学传播学院研究生。

步达成关于其意义和用途的社会共识。本研究透过技术与人文的对话，揭示新媒体场域下医患交流的新形态以及医患信任建构视角下技术的角色，有助于促进在线问诊的良性发展。

一 问题的提出：传播学视域下的在线问诊研究

互联网作为一种基础设施型媒介，常态化地深入人们的生活纹理中，并与其他的基础设施相互叠加融合，"整合人事，勾连万物"（彼得斯，2021：43）。互联网与医疗服务的结合是互联网社会渗透的必然走向，其兴起与政策支持、经济发展、社会需求和技术进步等一系列因素密切相关。作为国家卫生健康部门积极鼓励发展的诊疗方式，互联网医疗的发展对于缓解我国医疗资源紧缺、就医难、医患沟通不畅等问题具有显著意义（国务院办公厅，2018）。在新冠疫情期间，出于社交隔离和避免线下就诊交叉感染的考虑，互联网医疗服务一时成为民众寻医问药的主要渠道，受到广泛关注。

互联网医疗是一个跨学科领域，相关研究集中在医学、公共卫生学、管理科学、信息情报学等领域，探讨其医疗服务模式、诊疗效果、管理或商业模式等；针对互联网医疗的传播学视角的研究则较为匮乏，对线上医患交流过程的研究相对不足（王若佳，2020）。尽管有学者对线上医患双方的互动文本展开分析，并揭示了一些文本互动特征（Chen et al., 2020），但仍缺乏更深层次剖析在线问诊功能内涵、使用者需求与行为逻辑的研究。线上医患交流作为互联网医疗中的核心环节，将医生和患者双方连接起来，并通过人际交流达到疾病治疗的目的。在传统线下问诊情境中，因信息不对称和医生的权威性，医生往往处于主导地位，较常采用支配性话语和效率性话语（涂炯、亢歌，2018）。线上医患之间的沟通模式是延续这种话语逻辑，还是呈现新的交流动态？本章从"医—患—技术"三元互动的视角，探讨互联网技术链接的医患双方的交流行为逻辑。

二 理论框架与文献综述

（一）"医—患—技术"三元视角

有关互联网新技术对社会生活影响的研究观点主要可分为"连接说"（技术勾连用户）、"赋权说"（技术赋权用户）和"场景说"（技术构建新场景）三大类别（彭兰，2013；谭天、汪婷，2018；喻国明、马慧，2016）。在互联网医疗议题上，线上平台拓展了医生与患者连接的方式和渠道，赋权医患双方，尤其是赋予患者参与和表达的权利，同时构建起新的医患互动场景（王天秀、焦剑，2019）。正如《即将到来的场景时代》一书中提到的，新的技术和设备改变着我们作为消费者和患者的体验（Scoble and Israel，2014）。随着互联网去中心化特性在医疗领域的渗透，患者获取医学信息能力的增强，以及用户至上消费主义思潮的影响，医疗行为和就医体验都在发生巨大的变化，并呈现诸多新动向（谢广宽，2015）。

与互联网上勾连或影响的其他普通用户不同，新技术在面对"医生—患者"这一对久已有之且存在一定冲突、不对等关系的社会角色时，可能会施加更为丰富的影响。医患关系是一类复杂的社会关系，医患之间既存在合作和依存关系以共同对抗疾病实现健康目标，又因为健康议题的敏感性以及各种责权纠纷和冲突等存在一种"预设性不信任关系"（李德玲、卢景国，2011）。此外，医患关系的结构性张力还在于其既是一种人性化的关系，即患者期待医生出于内心的关切、同情、理解；又是一种交易性的关系，即医患双方皆考虑自己在这段关系中的成本与收益（郭宁月等，2019）。

基于医患之间的丰富动态，理解新技术采纳常用的"技术—用户"二元视角不足以解释在线问诊的内涵。本文采用"医—患—技术"三元视角，融入传统社会中的医患关系视角理解在线问诊行为，搭建一个更为立体的、技术与社会人文相结合的分析框架。互联网技术对社会结构及人类生活方式的急剧而本质性的影响正在凸显（喻国明、马慧，2016），"医—患—技术"三元视角则聚焦在医患双方"预设性不信任关系"的前提下，互联网平台和技术如何深入地影响医患双方的交流实践。从客观来看，新技术让医患双方逐渐从以往人际关系产生的线下社会资本中抽离出来，从复杂的人情包袱中解脱出来，转而寻求具有便捷、多样、广泛等特征的线上社会资本以提高沟通效率，创建一种更为简单、直接的相处模式（周敏、侯颗，2019）。与此同时，互联网为医患双方构筑了新的就医场景，医生能为病人提供咨询和多维度协助，延展"医—患—技术"的内容和维度；患者能获得评价医生的话语权，一定程度上弥补传统医患关系中沟通不畅或患者主体性缺失等不足

（Swinglehurst et al., 2014）。"医—患—技术"三元视角将社会层级结构和群体间交往关系引入对互联网技术影响的考量，旨在关注技术如何影响医患之间的权力关系及其再平衡，以及医患双方如何在互联网搭建的新场景中实现协作和价值共创。

（二）作为线下诊疗补充的线上医患交流

互联网医疗实践的外延十分丰富，基于医生与患者之间交流的在线问诊是其核心环节。在线问诊通过传播技术手段沟通医患双方，为医疗服务提供了新的方式，提高了医疗服务运转的速度，也给人们带来了诸多便利（Al-Mahdi et al., 2015）。在线问诊为偏远地区的、行动不便的、患有慢性病的人群等提供了新的可能性。同时，它很符合作为网络"原住民"的青年人群的生活习惯，并深受工作时间固定的上班族青睐。有学者认为，在线问诊是一种新型的医疗服务范式，其显著特征是患者能够像消费其他网上服务一样，逐店进行搜购（shop around），并选择医生与其进行一对一互动（Al-Mahdi et al., 2015）。本文从传播学意义上将在线问诊定义为线上医患交流，强调医生与患者双方基于互联网开展一对一的人际互动、疾痛沟通和健康信息交流的过程，以满足患者对医疗服务的需求。

在线上医患交流萌发之初，学者围绕线上医患交流替代或补充线下问诊展开了讨论（Wu and Lu, 2017）。"替代说"认为，线上医患交流将减少患者线下问诊行为，提升医疗服务的可及性，但也可能导致病情耽误与延迟就诊（Shigekawa et al., 2018）。主流的学者多认同"补充说"，认为线上医患交流为患者提供了另一种渠道，为一些常见病和慢性病复诊患者提供了机会。线上医患交流具有初步筛查患者病情、明确线下就诊必要性等功能（Monaghesh and Hajizadeh，2020）。线上医患交流与线下问诊的共生逻辑在于促进线上问诊与线下医院、医生和患者三者间信息的有效传递，从而为患者提供全流程的医疗闭环服务（常朝娣、陈敏，2016）。从"医—患—技术"三元视角来看，互联网技术营造的医疗服务构建出一种新的医患交流场景，能与线下医患交流相互补充（Li et al.，2018）。但对于线上医患交流究竟如何补充线下问诊，它们是否存在角色划分，它们如何有机融合，目前的研究有待更为细致的讨论。

研究问题一：线上医患交流如何补充线下医患交流？

（三）作为医患沟通网络化的线上医患交流

医患交流是健康传播研究的核心话题之一。在传统的医患关系中，医生作为医疗信息的提供者、掌控者，甚至是垄断者，往往是线下问诊过程中的主导者；患者由于医疗知识、信息和素养缺乏，只能依赖医生的判断和指令，缺乏对自身疾病状态的判断能力和决策能力（Hou and Shim，2010）。医患之间的信息不对称以及医生的权威性权力，使医生往往处于交流中的有利地位（刘瑞明等，2015）。

在线上医患交流过程中，交流空间的虚拟化、交流对象的不可见性以及交流过程的非实时性都改变着医患交流的场景和沟通逻辑（刘少杰，2012）。网络通过"脱域机制"（黄少华，2003），将医患之间的社会关系从具象而严肃的医院场景中抽离出来。在网络空间中，交流的匿名性、非实时性打破了传统医患交流的预演剧本，甚至可能在一定程度上打破传统医患交流中的权力格局。网络消费主义让患者在线上有更多的医生选择主导权，同时获得了评价医生的权利（Deng et al., 2019）。这些都可能改变患者对医患沟通过程的参与度，进而使线上医患交流与线下问诊呈现明显不同的沟通生态。从"医—患—技术"三元视角来看，线上医患交流过程并非线下常规医患交流的"线上版本"，而是互联网技术本身及其营造的场景与医患双方行为共同作用、相互影响的结果。互联网技术特性与用户使用行为如何形塑线上医患交流的动态特征，值得深入探究。

研究问题二：互联网技术特性与医患双方行为如何共同形塑线上医患交流的动态特征？

（四）作为互联网人际及群际传播的线上医患交流

线上医患交流是基于互联网开展人际传播的一种特殊形式。关于互联网人际传播的研究主要分为两类。一类认为网络技术的不完备性影响着交流的效果，非语言线索的过滤使线上人际交流的效果远不及线下面对面互动的效果（Short et al., 1976；Daft and Lengel, 1986）。线索过滤理论的支持者认为，线上交流对工具性导向的交流有所帮助，但对关系型导向的交流效果较差。另一类则认为网络技术虽然不完备，但它提供了促成人们之间建立关系的诸多可能性。"超人格传播"理论指出，人们能够通过互联网策略化地呈现自我，有技巧地应对人际沟通中的问题，从而使线上人际交流的效果超越线下面对面沟通的效果（Walther, 1996）。在线上医患交流场景中，基于互联网的人际传播的工具效能和关系效能如何实现，值得探讨（Atanasova et al., 2018）。

此外，在线上医患交流中，医患双方的群体身份得以呈现。去个性化效应的社会认同模型（Social Identity Model of Deindividuation Effect，SIDE）认为，网络去个性化信息会使群体身份在交流过程中得以凸显（Reicher et al.，1995）。医患双方在线上虽不可见，但其医生和患者的群体身份具有显著性。在这样的情境下，医患中的一方如何"知道"和理解与之互动的另一方期待，以及如何回应对方的期待，成为一个重要的问题。线上医患交流行为对于医患双方都是一种新的尝试，理解他们在线上交流中的群体认知差异，对促成更好的线上交流实践具有独特意义。

研究问题三：医患双方在线上交流过程及效果上存在何种群体间的理解差异？

三　研究方法

本文采用深度访谈法，于 2020 年 4~7 月面向有线上和线下问诊经历的医生和患者群体进行调研。访谈对象通过目标人群寻找和滚雪球方式获得。在访谈对象的确定上，本文参照"最大差异的信息饱和法"，在质化研究"求异调查"的思路之下，争取尽可能多地涵盖与研究主题相关的信息（潘绥铭等，2010）。本研究最终访谈了 26 名医患人员，每位访谈历时 30~60 分钟。其中，13 名患者为 18~30 岁教育水平较高人群，13 名医生包含不同科室、不同职称的医务人员（见表 1）。本文所访谈的医生和患者系分开招募，并非一一对应关系。访谈提纲采用半结构式问题设计，问题主要涉及医生与患者的在线问诊经历，对线上和线下医患交流的行为倾向与感知，以及对线上医患交流效果及风险的体验与评估。

表 1　受访在线问诊患者、医生基本信息

患者序号	性别	年龄	文化程度	医生序号	性别	职称	科室	在线问诊预约量
患 1	男	24	本科	医 1	男	主任医师	结核病防治科	1256
患 2	女	36	研究生及以上	医 2	女	主治医师	医疗美容科	6479
患 3	男	35	研究生及以上	医 3	女	副主任医师	呼吸科	不详
患 4	男	29	本科	医 4	女	主任医师	呼吸内科	141889
患 5	男	23	研究生及以上	医 5	男	副主任医师	中医科	24567
患 6	女	21	本科	医 6	男	主治医师	男科	44835
患 7	男	26	本科	医 7	男	主治医师	创伤骨科	6343
患 8	男	22	本科	医 8	男	主任医师	儿科	49806
患 9	男	28	本科	医 9	女	副主任医师	口腔科	12718
患 10	男	30	本科	医 10	男	副主任医师	儿科	47439
患 11	男	23	本科	医 11	女	医师 *	皮肤科	2607
患 12	女	23	研究生及以上	医 12	男	主治医师	中医科	41095
患 13	女	22	研究生及以上	医 13	女	主治医师	妇科	18778

注：* 医 11 的具体职称不详。

访谈转录稿共计 20.4 万字。在对转录文本进行质化分析的过程中，本研究采用主题编码方法进行材料分类、阐释和主题识别（Boyatzis，1998）。具体通过第一轮编码标识出与研究问题密切相关的访谈内容；通过第二轮编码辨识出一些主题，讨论归入相应类目；最终，将所有文本编码分类的主题进行重新组合归类。在编码过程中，将能直接回应本文研究问题的维度作为初始类目，同时注重新主题的生成；最后将非结构化的文本内容以结构化的方式呈现，呈现线上医患交流的动态特征。

四　研究发现

（一）超越工具需求：线上医患交流的多重补充功能

阿瑟（2014）认为，技术是对现象有目的的编程。新技术具有深度挖掘人类新需求的潜能。以往的研究仅将问诊看成一个疾病问询过程，而线上医患交流的补充作用在于它为医生提供了更多触及、沟通和管理患者的工具性渠道，同时释放并满足了患者对疾病信息诠释、心理情感慰藉等的多重需求（Xiao et al., 2014）。

健康医疗服务数字化是互联网医疗的重要指征。从工具层面看，线上医患交流直接便利了常见病及慢性病患者的就医问诊以及医生的患者管理过程。线上医患交流有助于医患资源调配合理化，降低建立关系和沟通的成本，增加患者找到适合自己的医生的机会。在资源紧缺的背景下，患者将线上医患交流作为一种"社交资本"。有些患者在线下问诊前会选择先线上问诊其看中的医生。"那种病情偏重的患者，想找你给他看仔细一点，会先在线上问诊平台上互动，建立初期联系"。（医4）对于患者来说，与医生的关系"一回生，二回熟"，从线上问诊转到线下就诊，增加了自身对医生的信任，也可能提升医生对自己的关注度和重视度，得到更多的诊疗建议和治疗方案。线上医患交流的工具功能体现为线下医疗的延展，其通过医疗服务数字化实现医疗管理的高效性，在资源调配上起到一定的重新分配作用，也搭建起医患交流的"第二平台"。

线上医患交流超越工具需求，释放了患者的医疗健康信息需求。身处信息时代，信息的意义在于"使用它能够消除一个藏在黑盒子里的未知世界的不确定性"（吴军，2020：16）。因为医疗健康信息专业门槛高且具有复杂性，普通民众无法充分获取或有效吸收；线下医疗场景中局促的环境和匆忙的面诊过程，也使医患之间难以实现信息充分沟通。线上医患交流对信息功能的补充，首先表现在信息的可记录性（recordability）上。"我记不起医生给我开的药时，就重新点开对话框看，方便好回顾。"（患7）目前，线上问诊大多以图文交流形式进行，内容能够长期性地记录下来，供患者多次查看。可记录、可复看的文字表述对于患者对疾病的理解具有重要意义。而线上医患交流的更大意义在于让患者有意愿掌握有关自身疾病的更多信息。患者不一定期待通过线上问诊彻底解决自身健康问题，而是可能将其视为精准搜寻和获取健康信息的过程，借此对自身情况进行预判，增强自己对风险的判断能力和自身的医疗行为决策能力。有患者表示，线下就诊前"如果觉得自己的病挺严重的，但又不是很急性的，会先通过线上问诊大致有个了解，这样去医院就可以更快地跟医生接洽，不会浪费时间，因为线下很匆忙"（患9）。也有患者在线下问诊后，对自身疾病病因、治疗疗程和副作用等仍存在诸多困惑。线上医患交流提供了一个"反思空间"（zone of reflection）（Lee and Zuercher，2017），患者可以询问线下问诊时忘记问的问题或希望医生进一步解释的信息等。对于医生而言，线上的健康医疗信息交流也符合他们对线上医患交流进行知识科普或深度解读的定位。"在线上回答问题会更细致和具体，而且回答的维度更宽广一些。"（医

10）这些尝试可在一定程度上满足患者的认知闭合需求（need for cognitive closure），即获得足够多的信息以摆脱不确定性的需求（Kruglanski and Webster，1996）。从"医—患—技术"三元视角来看，患者从互联网问诊平台中获得的"信息满足"，较为明显地影响着医患之间的对话主体和交流重点，逐步缩小了患者与医生的"信息沟"，也增加了患者在医患交流过程中的主导权，从而在一定程度上改变着医患交流的氛围和生态。

此外，在线上医患交流中，医生的身份可以分为工具主导的专家身份和关系主导的朋友、普通人和服务提供者身份。有研究发现，医生在网络情境中的专家身份仍占主导地位，但趋于弱化；其朋友、普通人和服务提供者的身份逐步凸显（蒋筱涵、景晓平，2020）。在线上医患交流过程中，去抑制性的互联网属性为患者提供了更为畅通的表达方式，使他们的自我疾痛表述更为充分；而较弱的社会临场感能让医患脱离严肃的就医场景，形成趋于平等化的交流方式（Greenhalgh et al.，2016）。承受躯体疾病痛苦的患者往往容易产生抑郁、焦虑、绝望和痛苦等情绪，而线上医患交流可以为患者提供一个心理准备（psychological preparedness）过程，在心理层面起到"缓冲"（buffer）的作用。线上医患交流具有"延迟呈现"病情的特征，患者一般不会将线上诊断视为确诊，但医生的基本判断可以在一定程度上缓解患者的焦虑。"医生说我这个病可能不会那么严重，要好好调理，我就对病有了一个准备。"（患5）患者对信息和情感的需求在以往的线下问诊场景中往往被忽略或压制，线上医患交流场景释放了患者的这部分需求，改变着医患交流的生态和整体框架。线上医患交流提供的需求满足也可能进一步激发这些需求的拓展和延续。互联网技术在触发、形塑和满足患者需求和医生服务形态上产生着重要影响。

（二）线上医患交流的动态：技术可供性与医患双方主观能动性博弈

互联网技术与医患双方用户的属性共同形塑着线上医患交流的行为边界和效果逻辑。技术的工具理性，即可用性，与它所服务的用户渐渐培植的技术依赖和惯性思维，再加上社会文化心理等因素，使互联网由技术模式衍生为一种文化表征和行为实践（田智辉、梁丽君，2015）。

网络传播中具身的虚拟化带来了线上医患交流的显著局限性，即患者在进行在线问诊时不能如同线下问诊一样去做实体的检查，医生也无法做到望闻问切。正如有医生形象地比喻说："在线上，我们就是盲人，看不到也摸不着我们的患者。"（医8）互联网在健康医疗领域内的有限适用是一个目前难以突破的瓶颈；但在线上医患交流实践中，参与主体通过发挥主动性，在协同合作上实现了一定的突围。针对线上医患交流描述病情的局限，有医生制定更为量化的标准，使患者能够根据医生的指引，进行有效的病情陈述。例如，有医生表示，"我每次都会问，你孩子在安静状态下，呼吸次数是多少？你可以反复地去数1分钟能呼吸多少次。这样的话，有些孩子的家长就会给我一个相对准确的概念"（医8）。通过制定一些固定的、客观的指标，医生可以帮助患者更准确地描述病情，减少自身的误诊风险。而针对患者所担心的个人或平台带来的隐私泄露风险，有些患者在线上问诊时会选择给照片打码或选择戴上口罩等。

"（我）跟医生在线交流或拍视频给他看时，如果不会影响他判断，我可以选择戴口罩。"（患 11）面对工具理性的技术局限，为了达到诊断疾病的目的，医患双方的主体性在一定程度上被调动起来，他们会以惊人的能力绕过障碍。而由于技术风险和医患不信任的存在，医患双方在开放与封闭之间存在一定的博弈。医患双方既积极开放又规避风险的表现，也让其在发挥主体性过程中呈现互动博弈的状态。

网络技术的另一特性在于大规模复制腾出时间和精力，将人类从一部分简单重复的行为活动桎梏中解放出来（凯利，2016）。在线上医患交流过程中，为了提升效率，医生会设置一些模板，以相对统一的方式回复患者，以解决文字交流中文字输入慢或话语重复的问题。这些模板的设置成为医生信息互动或分享的小"智库"（repository），可加快线上交流节奏，弥补文字输入慢的短板。但在将线上医患交流视为关系型导向的患者看来，这种模板的使用在一定程度上影响了他们的就诊体验和交流效果，会降低他们对线上问诊的满意度。人们在判断交谈内容是否非人性化（impersonal）上具有一定的敏感性。模板的使用痕迹在患者的访谈中被指出，"其实一板一眼的那种交谈，有点像模板套路回应"（患 5）。"……像是复制粘贴了其他人的回复，给我一样的那种感觉。"（患 7）医生在使用新媒体时"效率至上"的原则与患者的交流体验之间存在一定的悖论。技术的赋能可能会提高医患之间的沟通效率，但技术失控或使用不当容易忽视"人"的主观感受与人文价值取向。

此外，网络上可及的海量健康信息为患者获取和搜寻健康信息的行为提供了条件。在充满多样选择的环境中，跨源健康信息搜寻行为日益常见，同一个用户往往采用多个信息来源以满足自己的健康信息需求（李月琳等，2021）。得益于此，患者由以往的"疾病未知状态"转为"疾病知情状态"，这影响着线上医患交流的逻辑（Kivits，2006）。患者通过网络检索信息进行"疾病自我诊断"后，获得更多与医生互动时的"知识资本"。线上医患交流则是一个核实与确认的过程，如"我就是想通过线上问诊验证一下我的判断"（患6）。医生也感觉到线上问诊的患者一般做了一些"诊前功课"，"线上患者会做好准备工作，线下的话有可能准备工作没这么充分"（医8）。其他信源渠道的健康信息可使线上医患交流建立在一定的知识基础上，增进医患双方的理解程度，但也可能在一定程度上消解医生的知识权威。延时的交流模式为患者提供了网上自查信息的"可供性"，患者会将医生的建议与其在其他信源渠道获得的信息进行比对，追问、质疑或挑战医生的诊疗建议（吴洪斌，2017）。互联网呈现的是"有知识库支撑的"和"知情的"（informed）患者（Kivits，2006），他们会跨源寻找信息，甚至多次在线问诊不同医生以听"另一个声音"。这也在一定程度上改变了医患"一对一"封闭沟通的形态。在每一次医患互动的背后，都有一个更为广阔的由互联网提供的信息空间，在无形之中影响着线上问诊的过程和效果。

（三）医—患—技术：线上医患交流双方的理解差异

对于线上医患交流这一新实践，作为用户的医患双方代表着不同的群体身份，他们对这一基于互联网技术的交流过程以及交流中"对方"的认知和行为存在不同的解读和理解上的差异。

凯利（2016：66）在《必然》一书中提到计算时代的第三个阶段，即人们对于通过技术进行交流的期待已经从日清日毕模式转换到实时模式。在线上医患交流过程中，患者期待医生及时回复消息，对医生响应时间的敏感度较高。他们渴求尽快了解病情，以应对不确定性和焦虑，准备下一步的应对方案。"及时性肯定是挺重要的，毕竟是有问题才去问医生，总不能说我生病，医生第三天才回复我，（那时可能）我病都好了。"（患9）在大多数情况下，患者对响应更迅速的医生满意度更高（Yang et al.，2015）。但对于医生而言，第一时间回复患者是不可能且没必要的选择。"一般空闲时才会回复，而且线上急的病例不多。"（医10）相较于线下诊室外"可见的"等候患者，网上"不可见的"患者等待并不会给医生太强烈的紧迫感。同时，医生认为线上问诊患者的疾病严重程度一般较低，重症和急症患者往往会第一时间线下就医，而线上问诊患者既然不是急症，就不具有时间紧迫性，不需要"争分夺秒"地去解决线上患者的问题。患者对医生响应速度的高期待与医生对患者的"有限重视"之间形成了一定的鸿沟，也成为线上医患互动中的一大交流困境。在这样的逻辑下，虽然患者能随时随地地开启一次线上问诊订单，但"时间主权"掌握在医生手中。医生需要在其结构化的时间和生活中嵌入线上患者的需求，与患者的线上期待和等待预期之间可能存在一定的鸿沟。医患双方对于时间敏感度的感知差异，是线上医患交流双方群体间差异的首要来源。

而在线上医患交流的效能上，效果逻辑是实用主义的核心逻辑，感知有用性是技术采纳的关键要素。对于患者而言，他们渴求通过线上医患交流获得确切且具体的诊断和诊疗意见，治疗或治愈他们的疾病。但不少患者表示，线上问诊时医生开药相对保守，"他（医生）给的一些意见或咨询方案是比较笼统的，开的药方也比较宽泛，所以我的症状没有得到缓解"（患5）。而从医生角度，给出一些常规性的判断、模糊的回复或泛化的应对策略，受到线上问诊工具性缺陷以及自身职业操守的双重影响。由于中医无法望闻问切，西医不能采用医疗仪器进行辅助检查，同时为了防止出现误诊的情况，医生一般只能保守地提供诊疗建议，不能提供确切且具体的回复。之前的研究亦发现，医生会通过一些不确定性的表达，弱化自己的权威性，如使用"可能""有时""有些"等词语将责任间接地从自身转移出去，也意在避免产生其他的冲突或矛盾（Mao and Zhao，2020）。医生追求的专业性和自我职业操守，与患者期待的确定性诊疗建议之间存在"交流的无奈"。面对这一困境，有医生表示，"我会在追求专业建议的有效性和追求医疗职业道德之间寻找一个平衡点。若是有相对大的把握，则尽量给具体的建议；如果实在没把握，则建议线下就诊"（医2）。医疗场景下行为决策的容错率低，以及医患之间缺乏群际信任所带来的面对不确定性时的保守心态，都在一定程度上影响着互联网技术发挥线上问诊的感知效能。

对于在线问诊态度的重要性，医患之间亦呈现差异化理解。从整体来说，医疗问诊模式经历了一个由"生物医学模式"（关注生理、结构和疾病问题）转向现代"生物—心理—社会模式"（注重医学科学精神和人文精神的交融）的过程（张艳萍、张宗明，2007）。置身于网络消费和网络文化场域中，线上医患交流过程中的患者对医生沟通态度的关注度和重视度有所提升。患者普遍认为，在良好的线上医患互动中，医生能治愈疾病是第一要义，但良好的态度是一个加分项。"我觉得看诊水平重要一点，但好的态度会让我觉得比较加分"（患8）；"如果你爱理不理的，就算你是个名医，我也不会很满意"（患9）。而在医生端，存在一些分歧：对一些信奉科学主义的医生来说，嘘寒问暖或表达祝福是消耗时间的表现，他们的任务是花时间提出合理的诊疗建议，这才是对其专业性的尊重和体现；也有一些医生深切感受到，尽管线上医疗受限于诸多因素达不到线下问诊的效果，但良好的医生态度能发挥一定作用，产生额外的问诊效果，有助于提升患者的依从性。"其实有时候医生嘘寒问暖一下，这个很重要，病人依从性会高很多。"（医2）"病人注重的是过程体验感好不好；如果他过来不开心，碰了一鼻子灰回去，即使病好了，他也不开心。"（医11）在线上医患交流中，常见病居多，医生的医术区别并不明显，这也使态度变得格外重要。医生在网络上的礼貌、关心和情感实践，包括使用"请"或"不用担心"之类的话语，可以释放和善的信号，提升患者的问诊体验（Mao and Zhao，2020）。从"医—患—技术"三元视角来看，互联网技术形塑了医患之间在态度和礼貌上的行为规范，让医患群体在线上交流过程中态度的重要性上逐步达成共识。这些实践将有助于"医学人文模式"的广泛推广，倒逼线下问诊，实现医疗问诊服务的全面升级和医疗生态系统的优化。

四　讨论与结论

互联网医疗在可期的未来将在人们的健康医疗服务需求中

扮演更为重要的角色。在线上医患交流场景中，影响医疗问诊体验和效果的其他社会环境因素（如停车位的多少、诊室的拥挤程度等）隐退，医患互动过程的重要性凸显。本研究从传播学角度诠释和理解线上医患交流过程，将基于网络空间的人际及群际传播实践潜力和动态充分体现出来。

本研究从"医—患—技术"三元视角理解新兴的线上医患交流行为中的新形态，跳脱了以往简单线性的"技术决定论"和"技术有用性"框架，呈现了互联网技术与社会关系之间的深层次互动。互联网技术的工具优势为医患交流提供了诸多便利，但过度依赖技术提供的便利可能会伤害医患群体之间的人文关系。医患双方对于互联网技术搭建的在线问诊平台在时间主权和效能感上存在差异化认知，但医患双方也能在面对互联网技术的局限性时积极调动主体性以实现疾病咨询的目的。在互联网平台实践中，医患之间"既信任又怀疑"的微妙关系既在多源信息核查中得到呈现，又隐匿在态度友善的交往话语中。

本文从微观互联网生活实践中，呈现了医患之间的具体互动和"鲜活的生活体验"（邱泽奇等，2010）。本文将在线问诊作为一种医患之间的健康沟通实践，勾勒了医患双方如何分别将互联网技术"化为己用"，并在自我的框架下解读互联网医疗的价值和意义。归纳而言，患者期望线上医生及时配合其需求，而医生只能将患者的需求嵌入其板块化的日常生活；医生期望保持自身一贯的权威角色和专业形象，而患者将医生视为更平等的交流对象，希望可以对其提出疑问并期待良好的服务态度。医患双方的行为逻辑和内心期待受到传统医疗行为习惯以及互联网技术和网络环境的交织影响。

本研究的理论意义在于拓展了"技术—用户"二元视角，采用"医—患—技术"三元视角将新媒体技术的影响与人际传播、群体传播要素相勾连，引入人际和群体接触的视角，探索嵌套在社会关系中的互联网实践。该研究视角具有一定的拓展意义，类似"医生—患者"此类知识/信息/角色不对等关系，也体现在"老师—学生""老板—员工"等社会关系中。这种既定的、存在一定程度权力或信息不对等的社会关系与倡导平等和去中心化的互联网技术之间具有天然的张力，并影响着我们的线上线下社会生活。未来的研究可以进一步关注这种基于传统社会结构和特定社会层级关系的互联网交往实践及其动态影响。此外，本研究也具有一定的实践意义。本文的研究发现在一定程度上佐证了互联网能成为发展"以患者为中心"医疗模式的最佳场域，其对于促进医患之间的沟通，增强患者参与感，增加医患之间的反馈渠道，实现更好的医患共同决策有重要意义（曹博林，2021）。线上医患交流的深入，将借助互联网环境中形成的新"互动生态"，倒逼线下医患交流中的理念升级，推动整个医疗问诊环境的改善。

总结而言，本文挖掘了医患交流的新形态以及医患双方对线上医患交流过程及效果的认知差异。网络的话语结构难以本质上削弱现实的等级制度和权力分配模式，但带来了基于虚拟空间的新型交往逻辑和话语权。沿着这一路径，在数字化技术革命大背景下，在专业主义和商业化浪潮之间，如何建立医患合作与信任以完善线上医疗实践，值得更多研究。

在线疾病叙事反馈的影响机制：一项基于需求—威胁时间模型的实证研究

张　幸　赵津津[*]

摘　要： 本文聚焦在社交媒体上疾病叙事分享这一日益常见的健康传播情境，引入社会心理学中的网络排斥概念，并基于需求—威胁时间模型，通过分析 507 份调查问卷数据，探究了这种在线疾病叙事获得的反馈数量及反馈效价对患者社交媒体持续使用意愿、心理健康水平的潜在负向影响及深层影响机制，并重点考察了网络排斥感知和各类基本需求（包括归属感需求、自尊需求、有意义的存在感需求和控制感需求）满足在其中的链式中介效应。研究发现，不论是缺乏反馈还是收到消极反馈，都会显著增强患者的网络排斥感知，进而威胁其各类基本需求的满足，最终降低其社交媒体持续使用意愿并损害其心理健康水平。此外，缺乏反馈会直接负向影响患者的心理健康水平，而

＊　张幸，深圳大学传播学院助理教授；赵津津，深圳大学传播学院硕士研究生。

收到消极反馈会对其社交媒体持续使用意愿和心理健康水平均产生直接负向影响。这些发现凸显了积极且充足的社交反馈在维护患者心理健康水平和促进其持续使用社交媒体方面的双重价值，同时突破了既往研究对疾病叙事积极作用的局限性认识，揭示了互动性社交媒体环境中反馈缺失或消极反馈可能带来的消极影响。

引　言

如今，随着通信媒介的不断变革，社交媒体正在逐渐成为患者创建和分享疾病叙事的公共平台（孙源南、姚琦，2016；Hinson and Sword，2019；Talbot et al.，2020；彭华新、丁香，2024）。长期以来，疾病叙事作为一种在临床环境之外了解和传达疾病体验的动态工具（Hurwitz et al.，2004），因在患者构建自我认同、寻求社会认可和支持以及参与自我康复方面的积极作用而备受关注（杜忆竹、徐开彬，2023；王强，2022；庄永志、侯振海，2018；Hydén，1997）。与传统的疾病叙事相比，社交媒体上的在线疾病叙事呈现更加网络化、个性化和情感更丰富的特点（庄永志、侯振海，2018；Talbot et al.，2020），并且通常会在叙述者与其他用户之间构建更紧密的联系和互动（Hartley et al.，2013；Hussain，2022）。因此，学术界的关注视角逐渐聚焦在社交媒体上进行疾病叙事的积极作用，如产生治疗缓解或获得社会支持（杜忆竹、徐开彬，2023；王强，2022；庄永志、侯振海，2018；Adelina et al.，2023；Hale et al.，

2020；Mattingly，1998）。

然而，值得注意的是，在线疾病叙事可能会在内容（如消极反馈）和数量（如缺乏反馈）方面收到不符合期待的反馈，这可能会给患者带来负面的情绪和体验（Stage，2017；Stage et al.，2021）。为了阐明这种日益普遍但尚未被充分探索的现象，本研究结合社会心理学中的网络排斥概念（Williams et al.，2000），探讨在社交媒体上分享疾病叙事时由于缺乏反馈或收到消极反馈而可能产生的负面影响。借鉴 Williams（2009）的需求—威胁时间模型（Temporal Need-Threat Model，TNTM）和既往关于网络排斥的研究（石常秀等，2023；黄云云、辛素飞，2024；Donate et al.，2017；Reich et al.，2018；Schneider et al.，2017；Smith et al.，2017；Tobin et al.，2015），本研究提出并验证了一系列链式中介模型，探究反馈数量、反馈效价、社交媒体持续使用意愿和心理健康水平之间的关系，其中排斥感知和各类基本需求满足作为潜在的中介变量发挥显著作用。

一　理论框架与研究模型

（一）在线疾病叙事研究

从广义上讲，疾病叙事涉及疾病、疾病事件或疾病经历，甚至包括被认为不健康的经历。这些叙事可以由患者、患者亲属或医疗人员讲述和分享，其共同点是叙事的主题一样，即疾病（Hydén，1997）。疾病叙事已被充分证明在个人健康（Skinner et al.，2003）、疾病过程（Hinson and Sword，2019）和医疗治疗（Lucius‐Hoene，2008；Eggly，2002；Hiles and Čermák，2008）方面发挥重要作用。具体来说，疾病叙事可以帮助患者构建自我认同感（王强，2022；庄永志、侯振海，2018），寻求社会认可和支持（Atkinson，2009；Hiles and Čermák，2008），并参与自我恢复，如重新获得控制感、归属感和自主权，以及减轻痛苦（Banerjee et al.，2018）。此外，疾病叙事为患者及他人提供了一个框架，赋予疾病意义，促进他人对疾病经历的理解（Hydén，1997；Bury，2001）。

如今，社交媒体的盛行正在改变分享疾病叙事的方式（Hinson and Sword，2019；Talbot et al.，2020）。社交媒体的多样化形式和视觉化传播特性（Gonzalez‐Polledo and Tarr，2016）使在线分享的疾病叙事变得更加直观和易于感知，也使叙事风格变得更加生动和个性化（Yeo，2021；Salzmann‐Erikson and Hiçdurmaz，2017）。此外，社交媒体上分享的疾病叙事也在一定程度上融合了网络叙事的特点（陶欣等，2024；阮丹浓等，2024；McNeill，2012；Ressler et al.，2012）。社交媒体作为一个在线沟通平台，不仅促进了用户间的联系和互动（Ressler et al.，2012），还克服了传统自传式叙事的孤立和封闭，呈现用户之间的互动性和相互塑造的特点（Salzmann‐Erikson and Hiçdurmaz，2017；Merolli et al.，2013）。此外，社交媒体的匿名性和去中心化特征减轻个体在面对面交流中的压力，使他们能够更公开、更自由地分享自己的疾病经历和感受（Salzmann‐Erikson and Hiçdurmaz，2017；Gonzalez‐Polledo and Tarr，2016）。

已有许多学者对各种社交媒体平台上的疾病叙事展开研究，如国外社交媒体X（原Twitter）（Koteyko and Atanasova，2018；

Talbot et al., 2020；Vicari，2021）、YouTube（Chou et al.，2011；Groenevelt，2022）、Instagram（Berard and Smith，2019；Groenevelt，2022）和 Facebook（Koteyko and Atanasova，2018；Hinson and Sword，2019）。这些研究指出，社交媒体为个体提供了分享疾病叙事的场所，让个体获得社会支持并增强了其自尊和控制感（Berard and Smith，2019）。此外，社交媒体的互动功能，如 X 上的标签和提及（Koteyko and Atanasova，2018），构建了以疾病叙事为主题的社区，培养了用户之间更强的联系和互动感（Hartley et al.，2013；Hussain，2022）。虽然目前关于中国社交媒体平台上疾病叙事的研究相对较少，但有学者率先关注微信（Cao and Wang，2023）、知乎（Wang et al.，2022）、抖音（Yang et al.，2022）和小红书（陶欣等，2024）等社交媒体平台上的疾病叙事特点和功能。在这些社交媒体平台上，在线疾病叙事以交流倾诉、分享呼吁为主，呈现较强的社区性、互动性和线索丰富性。尽管有限，但这些研究大多证实了在社交媒体上疾病叙事分享的情感支持、信息支持等积极作用。

目前，关于在线疾病叙事的研究主要集中在其积极的治疗性和支持性作用上。然而，人们也越发担心，这种疾病叙事分享可能会引发负面情绪（Stage，2017；Stage et al.，2021）。诚然，多数情况下在社交媒体上分享疾病叙事是有益的，因为患者可以通过适当的反馈，如评论和点赞，接收他人各种形式的支持，从而促进心理调整并促进恢复（Hale et al.，2020）。然而，与此同时，此类疾病叙事分享也可能会接收一些不符合期待的反馈（如缺乏反馈或收到消极反馈），这无疑会违背患者通过社交媒体获得支持的期望，因此可能会引发负面情绪。其中，缺乏反馈反映了反馈的数量问题，而收到消极反馈体现了反馈的效价问题。反馈效价（feedback valence）指反馈信息对个体情感反应的影响程度，主要分为积极和消极两个维度（刘淑伟、肖余春，2023）。当反馈信息是消极的，可能导致个体感到沮丧、挫败时，这种反馈便具有负面效价（邢强等，2018）。例如，研究发现，在社交媒体上分享癌症叙事的患者会经历各种负面情绪，如愤怒、失望和不适，这些情绪是由他们从听众那里收到的不当或不足的反馈引起的（Stage et al.，2021）。从社会心理学的角度来看，这些经历可能会形成社会排斥（social exclusion），这种排斥又被细分为拒绝和排斥两种基本形式（Wesselmann et al.，2016）。拒绝（rejection）包括直接的孤立和明显的歧视信号，而排斥（ostracism）表现为被忽视或没有得到期望的注意。这两者都会导致负面的结果，若患者长期处在这样的情境中，可能会产生疏离感、抑郁和无助感（Wesselmann et al.，2016；Williams，2009）。

在社交媒体上分享疾病叙事，消极的反馈效价或不足的反馈数量都有可能会让个体产生被排斥感或被拒绝感，这两者均会造成个体的排斥感知。这在既往研究中已得到证实。例如，在先前的一系列实验研究中，参与者声称当他们与他人互动交流，没有收到预期的短信（Smith and Williams，2004）或电子邮件（Bargh and McKenna，2004），或当他们在社交媒体（如Facebook）上更新状态，收到其他用户的负面评论和攻击，或没有收到足够评论或点赞作为反馈时，他们会感受到被排斥感（Tobin et al.，2015；Wolf et al.，2015）。因此，针对在社交媒体上分享疾病叙事，我们提出以下研究假设：

H_1：反馈数量负向影响排斥感知。

H_2：反馈效价（消极性）正向影响排斥感知。

（二）需求—威胁时间模型

如今，社会排斥已经转移到在线网络环境中，被称为网络排斥（cyber-ostracism）（Williams，2009）。为了探索网络排斥感知的影响，本研究将 Williams（2009）的需求—威胁时间模型（TNTM）作为理论框架，提出本研究的概念模型（见图1）。TNTM 将社会排斥的影响分为三个阶段：反射阶段、反省阶段和退避阶段。在反射阶段（reflexive stage），即使是微小的社会排斥信号，也会即刻导致痛苦感，威胁个体的各类基本需求，包括归属感（belonging）、自尊（self-esteem）、有意义的存在感（meaningful existence）和控制感（control）这四种基本需求。在反省阶段（reflective stage），个体会认知到社会排斥经历，进而采取一些应对行为，如亲社会行为、反社会行为及撤退行为，以重新恢复他们基本需求的满足。如果长时间处在被排斥的情境中，个体便会进入退避阶段（resignation stage），由于基本需求满足的恢复已经无望，对个体的损害将转移至更深层次的心理健康层面（Williams，2009），如导致个体产生抑郁、无助等负面情绪。在社交媒体上进行疾病叙事分享属于在线社交情境之一，因而在此过程中，患者同样面临受到网络排斥的风险，尤其当患者选择分享其个人化疾病叙事时，除了完成自我表达，他们也在寻求信息、社会认可与支持（陶欣等，2024）。例如，阮丹浓等（2024）研究指出，癌症患者在小红书上进行疾病叙事，主要是为了获得情感支持、信息支持，同时为他人提供相应支持，构建社交网络，完成社会生活融入，获得归属感。因而，当患者进行疾病叙事分享后缺乏反馈或收到消极反馈时，其个体预期被违背，其幸福感会随之减弱。在此背景下，TNTM 理论框架中网络排斥的一连串负面影响同样适用于疾病叙事这一语境，甚至引发的负向影响更大。

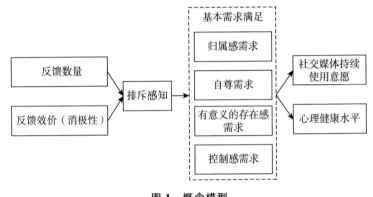

数字健康传播研究与实践

图 1　概念模型

许多使用 Cyberball（一个模拟社会排斥场景的虚拟投球游戏）的实验研究表明，网络排斥可能会威胁归属感、自尊、有意义的存在感和控制感这四种个体基本需求（Hartgerink et al.，2015）。尽管这是一种传统的社会心理学现象，但它如今已被转移到社交媒体沟通的背景中。例如，Donate 等（2017）发现，当参与者从他们的在线聊天伙伴那里收到很少或未收到消息时，他们的基本需求得分较低。实验证据还表明，用户的基本需求可能会因为状态更新时缺少点赞（Reich et al.，2018；Tobin et al.，2015）或在社交媒体上发布的评论没有反应（Smith et al.，2017）而受到威胁。此外，基于焦点小组数据的研究发现，特别是当社交圈中相关个体给予的点赞数量较少时，用户可能会感到他们的自尊和归属感需求未能得到充分满足（Hayes et al., 2018）。

疾病作为个体的外部负面体验之一，会使个体的心理健康水平受到威胁，因此个体会通过在线疾病叙事寻求信息与情感支持。在这种背景下，若个体感知到被排斥，其需求未能获得满足，其心理健康将受到威胁。基于 TNTM 理论框架，基本需求是社会排斥相关情境下预测负面情绪的重要指标，排斥感知会威胁个体的基本需求满足，进而引发抑郁、无助等负面情绪，降低个体的心理健康水平（Lutz, 2023；Schneider et al., 2017；Wolf et al., 2015）。另外，既往的实证研究也间接支持了基本需求对心理健康的影响。例如，有研究表明，基本需求受到威胁能够负向预测个体的幸福感（López-Walle et al., 2012），以及需求满足在网络排斥与幸福感之间的中介作用（Wang et al., 2022）。另有大量研究表明，较强的归属感（冯辉等，2015；庞海波，2009）、自尊（李启明、李琪，2024；杨莎、褚成静，2023）、有意义的存在感（吴艳、方亭亭，2024；朱昊等，2024）和控制感（管晓梅、李成志，2024；吴艳、方亭亭，2024）会对个体心理健康产生积极影响。这些研究解释了基本需求满足对由负性事件或压力性事件引发的与个体心理健康相关的一系列后果的影响。因此，我们提出以下研究假设：

H_3：排斥感知负向影响基本需求满足，包括（a）归属感需求、（b）自尊需求、（c）有意义的存在感需求、（d）控制感需求。

H_4：基本需求满足正向影响心理健康水平，包括（a）归属感需求、（b）自尊需求、（c）有意义的存在感需求、（d）控制感需求。

根据 Williams（2009）的说法，个体在基本需求受到威胁时，会采取一系列应对行为，包括亲社会行为（prosocial behaviors）、反社会行为（antisocial behaviors）和撤退行为（withdrawal behaviors）（Ren et al., 2016）。此外，社交媒体持续使用作为个体应对网络排斥的重要行为反应之一，也受到学者的广泛关注。社交媒体持续使用意愿指用户在未来一段时间内继续使用特定社交媒体平台或服务的倾向（Yang et al., 2022），能够很好地体现个体对社交媒体持续使用的情况。提高用户社交媒体持续使用意愿对于社交媒体平台来说，有助于理解用户行为、预测用户留存率、提高用户忠诚度和提升平台本身的长期商业价值（Yang et al., 2022；吕志军等，2024；王文韬等，2023）。对于用户来说，他们可以继续寻求信息与情感支持，构建社交网络，抵抗需求威胁。尽管已有研究证明个体的基本需求与其社交媒体使用存在显著关联，但是研究内容多聚焦社交媒体使用对基本需求的影响。例如，刘佳静、于游（2023）的研究指出，在残疾群体中，社交媒体使用会增强其自尊，进而正向预测网络社会支持。郭思彤等（2020）的研究表明，社交媒体使用会正向预测老年体育迷的自尊水平。目前，个体的基本需求如何影响其社交媒体持续使用意愿尚不明晰。因此，我们提出以下研究问题：

RQ$_1$：基本需求满足如何影响社交媒体持续使用意愿？

根据 TNTM 理论框架，（网络）排斥首先会导致基本需求受到威胁（反射阶段），然后触发不同的应对行为或行为意图以应对这种需求威胁（反省阶段），如果反复或长时间被排斥，还会经历受损的心理健康（退避阶段）。此外，先前的研究表明，如果个体在社交媒体上发布状态更新或评论时，几乎或根本没有收到其他用户的反馈，那么可能会引发个体的被排斥感（Hayes et al.，2018；Lutz and Schneider，2021；Smith et al.，2017；Tobin et al.，2015；Wolf et al.，2015）。这些研究共同指出了网络排斥感知和各类基本需求满足在反馈数量或反馈效价（消极性）与应对行为（如社交媒体持续使用）或心理健康水平之间的关系中可能存在链式中介作用。基于此，我们提出以下研究假设：

H$_5$：排斥感知和基本需求满足，包括（a）归属感需求、（b）自尊需求、（c）有意义的存在感需求和（d）控制感需求，在反馈数量与社交媒体持续使用意愿之间具有链式中介作用。

H$_6$：排斥感知和基本需求满足，包括（a）归属感需求、（b）自尊需求、（c）有意义的存在感需求和（d）控制感需求，在反馈效价（消极性）与社交媒体持续使用意愿之间具有链式中介作用。

H$_7$：排斥感知和基本需求满足，包括（a）归属感需求、（b）自尊需求、（c）有意义的存在感需求和（d）控制感需求，在反馈数量与心理健康水平之间具有链式中介作用。

H$_8$：排斥感知和基本需求满足，包括（a）归属感需求、（b）自尊需求、（c）有意义的存在感需求和（d）控制感需求，在反馈效价（消极性）与心理健康水平之间具有链式中介作用。

二 研究设计

（一）样本选取与数据收集

本研究采用方便抽样形式，于 2024 年 8 月通过一家专业调研公司招募受访者进行问卷调查。受访者首先会回答一个筛选题，即在过去半年内是否有在社交媒体上分享疾病叙事的经历，只有回答"是"的人才被邀请继续作答。最终获得问卷550份，剔除无效问卷43份，最终样本由507份有效问卷组成，有效率为92.2%。在507份有效问卷中，女性占50.1%（N=254）；受访者平均年龄为32.57岁，范围从18岁到59岁；大多是已获得学士学位或正在攻读学士学位（占58.6%，N=297）；家庭月收入10001~15000元人民币的占43.6%（N=221）。

（二）变量测量

1. 反馈数量

通过请受访者回忆并评估他们在社交媒体上分享疾病叙事后收到的平均反馈数量进行测量，采用7级李克特量表，范围从1（几乎没有）到7（非常多），得分越高表示受访者感知到的反馈数量越多（$M=4.37$，$SD=1.25$）。

2. 反馈效价

通过请受访者回忆并评估他们在社交媒体上分享疾病叙事后收到的反馈内容的总体效价进行测量，采用7级李克特量表，范围从1（非常消极）到7（非常积极），数据经过反向编码，得分越高表示受访者感知到的反馈内容效价越消极（$M=4.37$，$SD=1.25$）。

3. 排斥感知

借鉴以往的网络排斥研究（Jamieson et al., 2010；Lutz and Schneider, 2021），通过2个题项衡量受访者在社交媒体上分享疾病叙事时感到被排斥的程度（如"我感到被忽视"）。采用7

级李克特量表，范围从 1（几乎没有）到 7（非常多），并取这 2 个题项得分的平均值作为排斥感知的测量结果（$M = 2.96$，$SD = 1.53$，$r = 0.80$）。

4. 基本需求满足

借鉴 van Beest 和 Williams（2006）的需求—威胁量表，通过 15 个题项衡量受访者在社交媒体上分享疾病叙事时基本需求满足的程度或基本需求受到威胁的程度。这些基本需求包括归属感需求（4 个题项，如"我感觉自己和社交媒体上的其他成员或好友是一体的"）、自尊需求（4 个题项，如"我会担心社交媒体上的其他成员或好友对我的看法"）、有意义的存在感需求（4 个题项，如"我相信我的分享是有用的"）和控制感需求（3 个题项，如"我感到一切都在我的掌控之中"）。采用 7 级李克特量表，范围从 1（非常不同意）到 7（非常同意），得分越低表示基本需求满足的程度越低或基本需求受到威胁的程度越高（归属感需求：$M = 4.97$，$SD = 1.07$，Cronbach's alpha = 0.75；自尊需求：$M = 4.69$，$SD = 1.20$，Cronbach's alpha = 0.78；有意义的存在感需求：$M = 5.09$，$SD = 1.10$，Cronbach's alpha = 0.77；控制感需求：$M = 4.59$，$SD = 1.31$，Cronbach's alpha = 0.76）。

5. 社交媒体持续使用意愿

借鉴以往的相关研究（Yang et al., 2022；吕志军等, 2024；王文韬等, 2023），通过 4 个题项（如"我今后将继续在社交媒体上分享自身健康状况或疾病治疗经历和感受"）衡量受访者持续使用社交媒体进行疾病叙事分享的意愿。采用 7 级李克特量表，范围从 1（非常不同意）到 7（非常同意），取这 4 个题项得分的平均值作为社交媒体持续使用意愿的测量结果（$M = 5.13$，$SD = 1.21$，Cronbach's alpha $= 0.82$）。

6. 心理健康水平

借鉴 Diener 等（2009）的研究，通过请受访者对他们的整体生活满意度进行主观评估测量，一共8个题项（如"我对自己的未来持乐观态度"）。采用7级李克特量表，范围从1（非常不同意）到7（非常同意），并取这8个题项得分的平均值作为心理健康水平的测量结果（$M = 5.12$，$SD = 0.99$，Cronbach's alpha $= 0.90$）。

7. 控制变量

本研究将人口统计变量（包括年龄、性别、受教育程度和家庭月收入）、日均上网时间、疾病严重程度作为控制变量纳入统计分析。日均上网时间测量的是受访者平均每天使用互联网所花费的小时数（$M = 4.61$，$SD = 2.71$）。疾病严重程度则通过请受访者对其分享在社交媒体上的疾病叙事中所描述的疾病严重程度进行主观评估测量，采用7级李克特量表，范围从1（一点也不严重）到7（非常严重），得分越高表示疾病严重程度越高（$M = 3.87$，$SD = 1.23$）。

三 研究结果

（一）共同方法偏差检验

考虑到问卷调查中自陈量表测量的数据可能存在共同方法偏差，本研究首先在测量程序上采取了匿名填写、将部分题目反向计分等方法，然后在统计控制上进行了 Harman 单因素检验。结果表明，特征根大于 1 的因子共有 4 个，最大因子方差解释率为 37.9%，小于临界值 40.0%，因此不存在严重的共同方法偏差。

（二）描述性统计和相关性分析

本研究变量的描述性统计和相关性分析结果如表 1 所示。其中，反馈数量与排斥感知显著负相关（r = -0.134，$p<0.01$），反馈数量与归属感需求（r = 0.315，$p<0.001$）、自尊需求（r = 0.097，$p<0.05$）、有意义的存在感需求（r = 0.235，$p<0.001$）、控制感需求（r = 0.445，$p<0.001$）、社交媒体持续使用意愿（r = 0.163，$p<0.001$）、心理健康水平（r = 0.464，$p<0.001$）分别显著正相关；反馈效价（消极性）与排斥感知显著正相关（r = 0.429，$p<0.001$），反馈效价（消极性）与归属感需求（r = -0.510，$p<0.001$）、自尊需求（r = -0.376，$p<0.001$）、有意义的存在感需求（r = -0.520，$p<0.001$）、控制感需求（r = -0.218，$p<0.001$）、社交媒体持续使用意愿（r = -0.489，$p<0.001$）、心理健康水平（r = -0.445，$p<0.001$）分别显著负相关。

（三）假设检验

为回答研究问题（RQ_1）并验证假设（H_1-H_7），本研究将反馈数量和反馈效价（消极性）分别作为自变量，社交媒体持续使用意愿和心理健康水平分别作为因变量，排斥感知和基本需求满足（包括归属感需求、自尊需求、有意义的存在感需求和控制感需求）作为中介变量，人口统计变量（包括年龄、性

表 1　描述性统计与相关性分析结果

	M (SD)	1	2	3	4	5	6	7	8
1-反馈数量	4.37 (1.25)								
2-反馈效价（消极性）	3.09 (1.13)	-0.218***							
3-排斥感知	2.96 (1.40)	-0.134**	0.429***						
4-归属感需求	4.97 (1.07)	0.315***	-0.510***	-0.746***					
5-自尊需求	4.69 (1.20)	0.097*	-0.376***	-0.739***	0.715***				
6-有意义的存在感需求	5.09 (1.10)	0.235***	-0.520***	-0.668***	0.740***	0.717***			
7-控制感需求	4.59 (1.13)	0.445***	-0.218***	-0.232***	0.467***	0.187***	0.332***		
8-社交媒体持续使用意愿	5.13 (1.21)	0.163***	-0.489***	-0.735***	0.729***	0.741***	0.708***	0.260***	
9-心理健康水平	5.12 (0.99)	0.464***	-0.445***	-0.429***	0.617***	0.447***	0.598***	0.534***	0.503***

注：N=507，* $p<0.05$，** $p<0.01$，*** $p<0.001$。

别、受教育程度和家庭月收入）、日均上网时间、疾病严重程度作为控制变量，根据 PROCESS 程序中的模型 81 进行一系列多元回归分析。该方法可对链式并行中介模型进行整合性检验（Hayes，2021）。

针对反馈数量、反馈效价（消极性）与排斥感知之间的关系，本研究提出假设 H_1（反馈数量负向影响排斥感知）和 H_2 [反馈效价（消极性）正向影响排斥感知]。回归分析结果显示（见图 2），反馈数量负向影响排斥感知（$\beta = -0.178$，$p < 0.01$），而反馈效价（消极性）正向影响排斥感知（$\beta = 0.534$，$p < 0.001$）。因此，假设 H_1 和 H_2 成立。

针对排斥感知与基本需求满足之间的关系，本研究基于 TNTM 提出假设 H_3，即排斥感知负向影响基本需求满足。回归分析结果显示，在反馈数量作为自变量的模型中，排斥感知负向影响各类基本需求满足，包括归属感需求（$\beta = -0.642$，$p < 0.001$）、自尊需求（$\beta = -0.615$，$p < 0.001$）、有意义的存在感

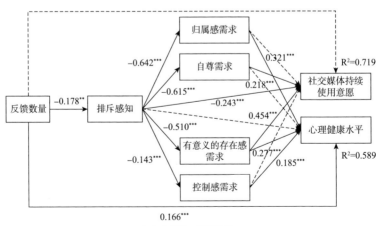

（a）自变量：反馈数量

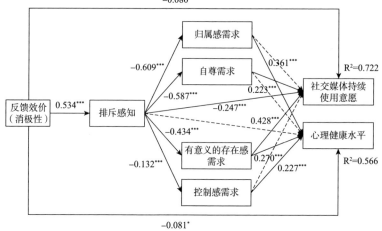

（b）自变量：反馈效价(消极性)

图2　Process 模型检验结果

需求（$\beta = -0.510$，$p < 0.001$）和控制感需求（$\beta = -0.143$，$p <$
0.001）；同样，在反馈效价（消极性）作为自变量的模型中，
排斥感知负向影响各类基本需求满足，包括归属感需求（$\beta =$
-0.609，$p < 0.001$）、自尊需求（$\beta = -0.587$，$p < 0.001$）、有意
义的存在感需求（$\beta = -0.434$，$p < 0.001$）和控制感需求（$\beta =$
-0.132，$p < 0.001$）。因此，假设 H_3 成立。

　　针对基本需求满足与心理健康水平之间的关系，本研究基
于 TNTM 提出假设 H_4，即各类基本需求满足正向影响心理健康
水平。回归分析结果显示，在反馈数量作为自变量的模型中，
除自尊需求，其他三类基本需求满足均能够正向影响心理健康
水平，包括归属感需求（$\beta = 0.321$，$p < 0.001$）、有意义的存在感
需求（$\beta = 0.277$，$p < 0.001$）和控制感需求（$\beta = 0.185$，$p <$
0.001）；同样，在反馈效价（消极性）作为自变量的模型中，归

属感需求（β = 0.361，$p < 0.001$）、有意义的存在感需求（β = 0.270，$p < 0.001$）和控制感需求（β = 0.227，$p < 0.001$）的满足能够正向影响心理健康水平，自尊需求的满足对于心理健康水平则没有显著的影响。因此，假设 H_{4a}、H_{4c}、H_{4d} 成立，而 H_{4b} 不成立。

针对 RQ_1 中的基本需求满足与社交媒体持续使用意愿之间的关系，回归分析结果显示，在反馈数量作为自变量的模型中，在四类基本需求满足中，仅自尊需求（β = 0.218，$p < 0.001$）和有意义的存在感需求（β = 0.454，$p < 0.001$）的满足能够正向影响社交媒体持续使用意愿，其余两类基本需求满足的影响则不显著；同样，在反馈效价（消极性）作为自变量的模型中，仅自尊需求（β = 0.223，$p < 0.001$）和有意义的存在感需求（β = 0.428，$p < 0.001$）的满足能够正向影响社交媒体持续使用意愿，其余两类基本需求满足的影响则不显著。此外，排斥感知对于社交媒体持续使用意愿存在显著的负向影响（反馈数量作为自变量的模型：β = -0.243，$p < 0.001$；反馈效价（消极性）作为自变量的模型：β = -0.247，$p < 0.001$）。

针对关于链式中介效应的假设 H_5—H_8，本研究利用 Bootstrap 自动抽样技术对排斥感知、基本需求满足在反馈数量/反馈效价（消极性）与社交媒体持续使用意愿/心理健康水平之间的链式中介效应进行显著性检验。设置样本量为 5000，置信区间为 95%，Bootstrap 抽样方法为偏差校正非参数百分位法。检验结果如表 2 所示。首先，在反馈数量与社交媒体持续使用意愿的关系中，"反馈数量→排斥感知→有意义的存在需求→社交媒体持续使用意愿"（β = 0.024，SE = 0.009，95% CI = 0.008

至 0.043）和"反馈数量→排斥感知→控制感需求→社交媒体持续使用意愿"（β = 0.041，SE = 0.014，95% CI = 0.014 至 0.071）两条路径的链式中介效应显著。因此，H_{5c} 和 H_{5d} 成立，而 H_{5a} 和 H_{5b} 不成立。此外，"反馈数量→排斥感知→社交媒体持续使用意愿"的中介效应显著（β = 0.043，SE = 0.017，95% CI = 0.013 至 0.081）。换言之，反馈数量既可通过排斥感知对社交媒体持续使用意愿产生正向影响，也可通过排斥感知首先影响有意义的存在感需求或控制感需求的满足，进而对社交媒体持续使用意愿产生正向影响。

表 2　Bootstrap 链式中介效应检验结果

	β	SE	95%CI
因变量：社交媒体持续使用意愿			
反馈数量→排斥感知→社交媒体持续使用意愿	**0.043**	**0.017**	**[0.013，0.081]**
反馈数量→排斥感知→归属感需求→社交媒体持续使用意愿	0.000	0.011	[−0.023，0.021]
反馈数量→排斥感知→自尊需求→社交媒体持续使用意愿	0.001	0.001	[−0.001，0.003]
反馈数量→排斥感知→有意义的存在感需求→社交媒体持续使用意愿	**0.024**	**0.009**	**[0.008，0.043]**
反馈数量→排斥感知→控制感需求→社交媒体持续使用意愿	**0.041**	**0.014**	**[0.014，0.071]**
反馈效价（消极性）→排斥感知→社交媒体持续使用意愿	**−0.132**	**0.032**	**[−0.200，−0.073]**
反馈效价（消极性）→排斥感知→归属感需求→社交媒体持续使用意愿	0.011	0.030	[−0.047，0.072]
反馈效价（消极性）→排斥感知→自尊需求→社交媒体持续使用意愿	−0.002	0.003	[−0.008，0.003]

	β	SE	95%CI
因变量：社交媒体持续使用意愿			
反馈效价（消极性）→排斥感知→有意义的存在感需求→社交媒体持续使用意愿	−0.070	0.016	[−0.104, −0.042]
反馈效价（消极性）→排斥感知→控制感需求→社交媒体持续使用意愿	−0.099	0.017	[−0.135, −0.068]
因变量：心理健康水平			
反馈数量→排斥感知→心理健康水平	0.009	0.014	[−0.006, 0.060]
反馈数量→排斥感知→归属感需求→心理健康水平	**0.037**	**0.015**	**[0.012, 0.070]**
反馈数量→排斥感知→自尊需求→心理健康水平	**0.010**	**0.002**	**[0.001, 0.015]**
反馈数量→排斥感知→有意义的存在感需求→心理健康水平	0.005	0.005	[−0.004, 0.016]
反馈数量→排斥感知→控制感需求→心理健康水平	**0.025**	**0.010**	**[0.008, 0.046]**
反馈效价（消极性）→排斥感知→心理健康水平	−0.005	0.004	[−0.073, 0.040]
反馈效价（消极性）→排斥感知→归属感需求→心理健康水平	**−0.117**	**0.029**	**[−0.178, −0.063]**
反馈效价（消极性）→排斥感知→自尊需求→心理健康水平	**−0.016**	**0.007**	**[−0.031, −0.005]**
反馈效价（消极性）→排斥感知→有意义的存在感需求→心理健康水平	−0.014	0.014	[−0.042, 0.013]
反馈效价（消极性）→排斥感知→控制感需求→心理健康水平	**−0.063**	**0.014**	**[−0.091, −0.036]**

注：95%CI 没有包括 0 说明中介效应显著；加粗标示中介效应显著的路径。

同样，在反馈效价（消极性）与社交媒体持续使用意愿的关系中，"反馈效价（消极性）→排斥感知→有意义的存在感需求→社交媒体持续使用意愿"（β＝−0.070，SE＝0.016，95%

CI = -0.104 至 -0.042）和"反馈效价（消极性）→排斥感知→控制感需求→社交媒体持续使用意愿"（β = -0.099，SE = 0.017，95%CI = -0.135 至 -0.068）两条路径的链式中介效应显著。因此，H_{6c} 和 H_{6d} 成立，而 H_{6a} 和 H_{6b} 不成立。此外，"反馈效价（消极性）→排斥感知→社交媒体持续使用意愿"的中介效应显著（β = -0.132，SE = 0.032，95% CI = -0.200 至 -0.073）。换言之，反馈效价（消极性）既可通过排斥感知对社交媒体持续使用意愿产生负向影响，也可通过排斥感知首先影响有意义的存在感需求或控制感需求的满足，进而对社交媒体持续使用意愿产生负向影响。

其次，在反馈数量与心理健康水平的关系中，"反馈数量→排斥感知→归属感需求→心理健康水平"（β = 0.037，SE = 0.015，95%CI = 0.012 至 0.070）、"反馈数量→排斥感知→自尊需求→心理健康水平"（β = 0.010，SE = 0.002，95% CI = 0.001 至 0.015）和"反馈数量→排斥感知→控制感需求→心理健康水平"（β = 0.025，SE = 0.010，95% CI = 0.008 至 0.046）三条路径的链式中介效应显著。因此，H_{7a}、H_{7b} 和 H_{7d} 成立，而 H_{7c} 不成立。这些结果说明，反馈数量可以通过排斥感知首先影响归属感需求、自尊需求或控制感需求的满足，进而对心理健康水平产生正向影响。

同样，在反馈效价（消极性）与心理健康水平的关系中，"反馈效价（消极性）→排斥感知→归属感需求→心理健康水平"（β = -0.117，SE = 0.029，95% CI = -0.178 至 -0.063）、"反馈效价（消极性）→排斥感知→自尊需求→心理健康水平"（β = -0.016，SE = 0.007，95%CI = -0.031 至 -0.005）和"反馈效价（消极性）→排斥感知→控制感需求→心理健康水平"
（β = -0.063，SE = 0.014，95% CI = -0.091 至 -0.036）三条路
径的链式中介效应显著。因此，H_{8a}、H_{8b} 和 H_{8d} 成立，而 H_{8c}
不成立。这些结果说明，反馈效价（消极性）可以通过排斥感
知首先影响归属感需求、自尊需求或控制感需求的满足，进而
对心理健康水平产生负向影响。

四　结论与讨论

　　随着社交媒体成为患者创建和分享疾病叙事的公共平台，在
线疾病叙事的积极作用获得学界的不少关注和研究（杜忆竹、徐
开彬，2023；王强，2022；庄永志、侯振海，2018；Adelina et
al.，2023；Hale et al.，2020；Mattingly，1998）。然而，在线疾
病叙事分享的潜在负面影响缺乏关注和研究（Stage，2017；
Stage et al.，2021）。鉴于此，本研究引入社会心理学中的网络
排斥概念（Williams et al.，2000），并基于 TNTM 理论框架
（Williams，2009），通过 507 份调查问卷数据分析，探究了在线
疾病叙事获得的反馈数量及反馈效价对于患者（即叙述者）社
交媒体持续使用意愿、心理健康水平的潜在负向影响及深层影
响机制，重点考察了排斥感知和各类基本需求满足（包括归属
感需求、自尊需求、有意义的存在感需求和控制感需求）在其
中的链式中介效应。
　　研究结果表明，TNTM 中有关网络排斥感知与基本需求威
胁的理论假设在社交媒体疾病叙事分享的情境中得到实证支持：
在社交媒体上进行疾病叙事分享时，从其他用户那里接收到的

反馈越少，或接收到的反馈越消极，患者的被排斥感就越强，这种被排斥感又会负向影响患者各类基本需求的满足，包括其归属感的需求、维持高自尊的需求、感到存在意义被认可的需求、感到社交环境可控制的需求。这些发现与以往关于网络排斥感知对个体基本需求满足负面影响的实验证据一致（Donate et al., 2017；Reich et al., 2018；Schneider et al., 2017；Smith et al., 2017；Tobin et al., 2015）。在这些研究关注的各种在线社交情境中，网络排斥往往以缺乏反馈或缺乏与他人的互动形式出现。而本研究同时考察了反馈数量（即缺乏反馈）和反馈效价（即消极反馈）对患者网络排斥感知的影响，进一步验证了TNTM的理论假设：来自他人的反馈可以形成某种社会排斥信号，不管是在数量上还是在内容上，这些信号即使在虚拟的社交媒体环境中也能有效触发患者的被排斥感，进而对其基本需求满足产生威胁。

关于各类基本需求满足与社交媒体持续使用意愿之间的关系，研究结果表明，自尊需求和有意义的存在感需求的满足对社交媒体持续使用意愿存在显著的正向影响，而归属感需求和控制感需求的满足对社交媒体持续使用意愿的正向影响不显著。根据使用与满足理论，人们使用社交媒体的一个重要目的是满足自己的基本需求，在使用过程中获得的需求满足越多，就会越多地使用社交媒体（Whiting and Williams, 2013）。而在各类基本需求中，维持高自尊和感到存在意义被认可的需求满足在患者使用社交媒体进行疾病叙事分享的动机中扮演着更为重要的角色，这两种基本需求满足都与个体寻求社会认同和自我价值实现有关（Campanella, 2023；Holmberg et al., 2018；Williams, 2009)。此外，患者的排斥感知对其社交媒体持续使用意愿具有显著的负向影响。换言之，在社交媒体进行疾病叙事分享时感受到被排斥后，患者倾向于采取撤退行为，即持续使用社交媒体的意愿显著降低。这与 Ren 等（2016）的研究发现相呼应，他们发现在面对社会排斥时，个体可能会做出撤退反应，即寻求独处（seeking solitude），这是一种应对社会疼痛的策略。这种撤退行为可能是个体在社交媒体上感受到被排斥后，为了避免未来再次经历被排斥而采取的一种自我保护机制，这直接影响了他们继续在社交媒体上进行分享或与他人互动的意愿。

关于各类基本需求满足与心理健康水平之间的关系，研究结果表明，除自尊需求，其他三种基本需求的满足均能够正向影响心理健康水平。一方面，这与以往的研究发现一致，即当个体的归属感（冯辉等，2015；庞海波，2009）、有意义的存在感（吴艳、方亭亭，2024；朱昊等，2024）和控制感（管晓梅、李成志，2024；吴艳、方亭亭，2024）需求得到满足时，其心理健康水平会随之提升。另一方面，尽管自尊需求满足对患者的心理健康水平有正向影响，但这种影响并不显著，这与以往研究中自尊对个体心理健康有显著积极作用的发现有所差异（Paradise and Kernis, 2002；Neff, 2011；李启明、李琪，2024；杨莎、褚成静，2023）。这可能是由于，归属感需求、有意义的存在感需求和控制感需求的满足能够为患者提供必要的社会认可与支持、生活目的和价值，并增强其自我效能感，减少不确定性和焦虑，这些都是个体在应对疾病等负性事件或压力性事件时维护心理健康的重要因素（Halding et al., 2010；Guerrero-

Torrelles et al., 2017；Salehi et al., 2016）。而自尊需求的满足对于提升个体心理健康水平虽然重要，但在患者群体中可能受到疾病相关因素的影响，因此它对心理健康的影响可能不如其他需求那么显著。此外，患者的网络排斥感知对其心理健康水平没有直接显著影响，表明排斥感本身并不直接损害心理健康，而是通过威胁基本需求的满足间接起作用。这也在一定程度上与 TNTM 的理论假设相符，即个体在感受到被排斥后，会先经历基本需求的满足受到威胁的反射阶段，只有在基本需求满足恢复无望时，才会进入影响心理健康的退避阶段（Williams，2009）。

通过链式中介效应检验发现，在社交媒体疾病叙事情境中，这些叙事所获得的反馈数量及反馈效价可通过网络排斥感知和特定基本需求满足的链式中介作用，显著影响患者的社交媒体持续使用意愿及心理健康水平。具体而言，反馈数量/反馈效价（消极性）对于社交媒体持续使用意愿的中介效应由三条路径产生的间接效应构成：反馈数量/反馈效价（消极性）→排斥感知→社交媒体持续使用意愿（间接效应 1）；反馈数量/反馈效价（消极性）→排斥感知→有意义的存在感需求→社交媒体持续使用意愿（间接效应 2）；反馈数量/反馈效价（消极性）→排斥感知→控制感需求→社交媒体持续使用意愿（间接效应 3）。而反馈数量/反馈效价（消极性）对于心理健康水平的中介效应亦由三条路径产生的间接效应构成：反馈数量/反馈效价（消极性）→排斥感知→归属感需求→社交媒体持续使用意愿（间接效应 1）；反馈数量/反馈效价（消极性）→排斥感知→自尊需求→社交媒体持续使用意愿（间接效应 2）；反馈数量/反馈效价（消极性）→排斥感知→控制感需求→社交媒体持续使用意愿（间接效应3）。此外，就直接效应而言，反馈数量对社交媒体持续使用意愿没有显著影响，但对心理健康水平有显著的正向影响（$\beta = 0.166$，$p < 0.001$）；而反馈效价（消极性）对社交媒体持续使用意愿（$\beta = -0.080$，$p < 0.05$）和心理健康水平（$\beta = -0.081$，$p < 0.05$）都呈现显著的负向影响。这些结果无不强调了在社交媒体环境中，尤其在疾病叙事分享这一情境中，充足的、积极的反馈对于维护患者心理健康和鼓励他们持续使用社交媒体的重要性。

值得注意的是，本研究具有一定的局限性。首先，本研究通过问卷调查方法，探讨了患者在社交媒体上分享疾病叙事后的经历与感受，尽管受访者通过筛选题确认了他们在过去半年内的相关经历，并且在填写问卷时被提示回忆具体经历以回答问题，但这可能会存在一定的回忆偏差。其次，由于研究采用横断面设计，我们只能确定相关关系而非因果关系，即本研究所讨论的是影响方向的可能性。未来的研究应考虑使用实验或纵向研究设计，以便更准确地检验因果效应。最后，反馈数量和反馈效价都是通过单个题项进行测量，且反馈数量通过主观感知而非客观数字衡量。未来的研究应考虑采用更可靠的量表，并比较各种形式的反馈数量，包括主观感知与客观数量、不同类型反馈数量（如点赞量与评论量）。尽管存在上述局限性，但本研究首次阐明了在线疾病叙事获得的反馈数量及反馈效价对患者社交媒体持续使用意愿、心理健康水平的潜在负向影响及深层影响机制，通过引入网络排斥概念（Williams et al., 2000），以及 TNTM 理论框架（Williams，2009），重点考察了排斥感知和各类基本需求满足在其中的链式中介效应，为社交媒上的疾病叙事分享研究提供了一个新的视角，超越了以往研究对积极的治疗性和支持性作用的关注（Berard and Smith，2019；Gonzalez-Polledo and Tarr，2016；Hussain，2022；Ressler et al.，2012；Talbot et al.，2020），揭示了当此类疾病叙事分享在互动性社交媒体环境中缺乏反馈或收到消极反馈时，对患者心理健康水平及社交媒体持续使用意愿可能产生的负面作用。

数字健康传播研究与实践

实践篇

提升糖尿病风险人群筛查意愿的信息策略[*]

任玉琛　梁　芸　熊静帆　赵志广

吴肖冰　蓝丽娜　刘　鑫^{**}

摘　要： 本研究试图探讨如何通过有效的信息传播策略，增强糖尿病风险人群对疾病的风险感知，提升其筛查意愿。本研究采用被试间实验设计（N＝155），探讨包含何种证据类型的海报在提升糖尿病风险人群感知易感性与筛查意愿上表现最佳，及其可能存在的个体差异。结果显示：混合式证据比信息式证据更能提升人们的感知易感性，而在以信息式证据为参照时，证言式证据对人们筛查意愿的作用受到人们对糖尿病信息关注程度的影响，对于关注

＊　本文为国家社会科学基金青年项目"新媒体对疾病污名的影响机制与干预路径研究"（21CXW606）的阶段性成果。

＊＊　任玉琛，深圳大学传播学院助理教授；梁芸，深圳大学传播学院硕士研究生；熊静帆，深圳市慢性病防治中心主任医师；赵志广，深圳市慢性病防治中心主任医师；吴肖冰，深圳市慢性病防治中心主任医师；蓝丽娜，深圳市慢性病防治中心副主任医师；刘鑫，深圳市慢性病防治中心医师。梁芸、熊静帆为本文通讯作者。

度较低的人而言，信息式证据更能影响其筛查意愿；对于关注度较高的人而言，证言式证据更能影响其筛查意愿。本研究丰富了多个以风险感知为重要前提的健康传播理论，发现了不同人群的信息敏感点，为未来糖尿病健康传播的信息设计提供了参考。

引　言

糖尿病防治是全球面临的公共卫生难题。作为全球糖尿病第一大国，中国糖尿病防治形势尤为严峻（中华医学会糖尿病学分会、国家基层糖尿病防治管理办公室，2018）。糖尿病发展的较长病程决定了其防治关键在于及早干预。因此，深圳市慢性病防治中心基于深圳市高患病率、低知晓率的背景，开展了糖尿病风险评估项目，旨在通过筛查实现糖尿病的早发现和早干预。但部分风险人群的风险感知弱、筛查意愿低，阻碍了项目的开展和干预的实施。

基于此，本研究拟探究何种信息策略能有效增强糖尿病风险人群的风险感知，进而提升其筛查意愿；同时，揭示信息策略传播效果的个体差异，探索针对不同风险人群的说服策略。本研究试图从感知易感性的角度切入，探究信息的证据类型对感知易感性的影响，以确定有效提升风险感知的因素。

综上，本研究旨在从理论与实践两个层面做出贡献。在理论层面，本研究拟探究提升糖尿病风险感知的信息因素，丰富以风险感知为重要前提的健康传播理论；同时，检验这些信息策略在糖尿病宣教中的适用性，为现有信息设计策略的优化提供指导。在实践层面，本研究将进一步明确不同风险人群的信息敏感点，从而有针对性地提升不同风险人群的风险感知和筛查意愿，助力推进深圳市糖尿病风险评估项目。

一　现实背景

（一）糖尿病防治形势严峻

糖尿病可导致糖尿病足、肾病、视网膜病变等并发症，一旦出现并发症，患者及其家人都会遭受巨大痛苦（晶报、央视新闻，2020）。近年来，全球糖尿病患病及死亡人数不断上升。根据国际糖尿病联盟（International Diabetes Federation，IDF）的数据，截至 2021 年，全球糖尿病患者约 5.37 亿人，预计 2021 年，将有约 670 万人死于糖尿病及其并发症，全球用于糖尿病防治的支出约 9660 亿美元（IDF，2021）。由此可见，糖尿病不仅给个人及其家庭带来严重影响，还给各地公共卫生系统带来沉重负担，是亟待解决的公共卫生问题。

目前，中国已成为全球糖尿病患病人数最多的国家。截至 2021 年，中国成年糖尿病患者约达 1.41 亿人（IDF，2021）。流行病学调查显示，2015～2017 年，中国成人糖尿病患病率达 11.2%（中华医学会糖尿病学分会，2021）。据估计，2021 年，中国约 140 万人因糖尿病死亡，糖尿病相关医疗支出高达 1653 美元，并将在 2030 年达到 1850 亿美元（IDF，2021）。中国糖尿病患者呈年轻化趋势。2007～2018 年，北京的糖尿病患者平均患病年龄提前约 6 岁，从 62 岁提前至 56 岁（澎湃新闻，2023）。2019 年，在广东省医疗机构的糖尿病患者中，15～44 岁的患者占比高达 13.7%（搜狐新闻，2020）。可见，中国糖尿病防治形势严峻、任务艰巨。

（二）早期干预对糖尿病防治意义重大

糖尿病发展遵循由糖尿病前期发展为糖尿病，再至出现并发症的过程。若能早发现、早干预，可将病情维持在可控水平，并有效减少并发症的发生，降低并发症死亡率。研究表明，6 年的早期生活方式干预可以使糖尿病前期者的发病时间延迟 3.96 年，糖尿病发生风险降低 39%，心血管并发症发生风险降低约 30%（Gong et al.，2019）。因此，糖尿病防治重点在于早发现、早干预。

（三）糖尿病患病知晓率低，妨碍早期干预

早期干预的前提是患者对自身疾病的知晓。然而，2018 年，中国糖尿病知晓率（检出患者中知晓自己患病的比例）仅为 36.7%（Wang et al.，2021b）。其原因在于糖尿病早期症状较为隐匿（人民网，2019），大量高风险人群甚至早期患者往往不会察觉风险并及时筛查、治疗，当患者意识到自己出现"三多一少"（多饮、多尿、多食和体重减轻）症状和并发症症状时，病情已较为严重。这既阻碍了早诊早治，又损害了患者的身体健康和生活质量。因此，提升糖尿病患病知晓率尤为紧迫。

（四）深圳市的应对之策：开展风险评估项目

鉴于糖尿病严峻的防治形势，深圳市慢性病防治中心开展了糖尿病风险评估项目，旨在通过筛查促使未意识到风险的高风险人群〔指满足任一高风险条件的人群，高风险条件包括：①年龄≥40岁；②超重与肥胖；③高血压；④血脂异常；⑤静坐生活方式；⑥糖尿病家族史；⑦妊娠糖尿病史；⑧巨大儿（出生体重≥4kg）生育史；⑨空腹血糖6.1~7.0mmol/L或餐后2小时血糖7.8~11.1mmol/L，即糖调节受损或糖尿病前期〕早诊早治，以有效延缓疾病进程甚至避免并发症。项目覆盖了25~65岁的人群，其中以40~65岁的高风险人群为目标。

研究者在前期访谈中发现，高风险人群对糖尿病的风险感知普遍不高，筛查意愿也较低。

患者表示自己在确诊前不了解也未意识到糖尿病风险，"得病之前完全不了解糖尿病，也不知道什么是血糖筛查"（a1，女，55岁，病史10年），"完全没听说过糖尿病风险评估和筛查"（a2，男，病史小于5年）。

高风险人群同样不了解甚至低估糖尿病风险，"一般年龄大的才容易得，像我们这种40多岁的不太会"（b6，男，46岁），同时表现出低筛查意愿，"我是从农村来的，在农村很少有科普和关注糖尿病的，不太想筛查，因为我没有体检的习惯"（b2，男，51岁），"我觉得自己可能不会筛查，但是我看到后会让家里老人去。因为对我来说，糖尿病和年龄有很大关系"（b4，女，41岁）。

故本研究将以提升糖尿病风险人群的风险感知为切口，促

进筛查，推动风险评估项目开展。由于项目重点人群为"年龄
≥40 岁"的群体，同时为保证被试者的多样性，本研究将"年
龄≥40 岁"的人群作为招募标准，只要被试的年龄不小于 40
岁且非患者，即满足条件。

（五）问题的提出：如何提升高风险人群的风险感知？

拓展平行过程模型（EPPM）（Witte，1992）、风险感知态
度框架（RPA）（Witte and Allen，2000）和健康信念模型
（HBM）（Rosenstock，1974）等理论认为，风险感知是人们产
生或改变健康行为的重要前提。结核病（Hochbaum，1958）、
艾滋病、乳腺癌（Kline and Mattson，2000）等多种疾病筛查相
关的实证研究也验证了风险感知在促进筛查中的重要作用。

笔者在前期访谈中也发现，人们对糖尿病的风险感知较弱，
缺乏主动筛查的意识。因此，本研究的重点为：如何有效提升
人们对糖尿病的风险感知，从而增强其筛查意愿。

二　文献综述

（一）影响疾病筛查行为的传播学因素

在传播学领域，与疾病筛查行为相关的研究主要探究筛查
行为的影响因素。以往关于结直肠癌、艾滋病、乳腺癌等疾病
筛查的研究验证了风险感知（Hochbaum，1958）、感知收益或
感知障碍（Kalichman and Coley，1995；Gimeno Garcia et al.，
2014）、恐惧（Jones and Owen，2006）等是影响人们筛查行为

的重要因素。糖尿病筛查行为相关的研究表明，糖尿病的风险感知（Orbell and Hagger，2006；Rains et al.，2018）、对疾病的认识（Gallagher et al.，2015）以及对筛查行为的态度（Cooke and French，2008）等是有效推动人们筛查的因素。其中，对糖尿病的风险感知被认为是促进筛查的关键决定因素。

风险感知是指个体或群体对于某个健康问题给自己带来威胁的主观判断，包括感知易感性与感知严重性两个维度。感知易感性是指个人对经历威胁的可能性的认知（如"我可能有患糖尿病的风险"）。感知严重性是指对威胁的重要性或程度的认知（如"糖尿病会导致死亡"）（Maloney et al.，2015）。已有研究表明，感知易感性和感知严重性能产生不同效果（El-Toukhy，2015），其中，只描述高易感性的信息比只描述高严重性的信息能对行为产生更积极的影响（Tannenbaum et al.，2015）。因此，本研究着眼于提升目标人群的感知易感性，进而影响其筛查意愿。

（二）感知易感性对疾病筛查行为的影响机制

根据 EPPM 和 RPA 框架，感知易感性能否激发健康行为还受到感知效能的影响。具体而言，个体在感知到足够高的风险（威胁）后，会进一步从自我效能（"我有能力消除这个威胁吗"）和反应效能（"我采取推荐的行为能有效消除这个威胁吗"）两个方面评估自己实施行为的可能性。若只考虑威胁信息而忽视效能，可能会引起受众的过度恐惧，使其产生防御性回避（Witte，1992）。只有处于高感知威胁与高感知效能状态下，个体才更容易激活保护动机，进而接受信息并实施健康行为（Rimal and Real，2003）。因此，在增强感知易感性的同时，还需加入效能信息。

（三）信息策略、感知易感性与糖尿病筛查行为

过往研究表明，信息使用的证据类型是一个重要因素（de Wit et al.，2008）。证据类型可大致分为两类：证言式（testimo-nial）证据是指以第一人称视角提供个人经验的描述；信息式（informational）证据是指为受众展示事实性信息，如专业意见或抽象的数据式证据。

有研究表明，证言式证据比信息式证据更具体且富有情感，可以生动地呈现风险信息，进而引发读者强烈的情绪反应（如对未来的担忧），增强读者的风险感知（de Wit et al.，2008）。然而，另一项研究发现，混合证据中的证言式证据能让读者理解和接受风险信息，信息式证据则能提供可信度，因此，兼具信息式与证言式的混合证据可比单独的证言式证据或信息式证据引起更强的风险感知（Nan et al.，2015）。由于既有结论未在糖尿病筛查领域得到验证，因此本研究提出以下问题。

RQ_1：信息式证据、证言式证据与混合式证据，哪个更能有效地（a）提升人们对糖尿病的感知易感性、（b）增强人们的筛查意愿？

此外，性别、年龄等特征不同的群体对疾病风险的理解可能不同。有研究表明，强调缺乏身体活动非健康类的疾病后果（如社会后果、经济负担类后果）能使女性及受教育程度低的人群产生更强的风险感知（Wagner and Sukalla，2021）。一项关于美黑的研究表明，年轻女性可能更关注与外貌相关的健康后

果，如眼部永久性损伤、皮肤老化和黑色素瘤等（Sontag and Noar，2017）。针对老年人就医用药行为的研究表明，信教的老年人对疾病的态度更消极，更容易出现忌医避药行为（宋月萍、张宪，2019）。在糖尿病筛查的情境中，不同的感知易感性信息也可能对不同年龄、学历水平的群体有不同的效果。例如，学历较高的人可能更相信呈现数据的易感性信息，较年轻的中年群体可能更易被强调患病低年龄风险的信息打动。因此，本研究提出以下问题。

RQ$_2$：各人口统计学信息是否能够调节证据类型对（a）感知易感性、（b）筛查意愿的作用？

本文的研究问题如图 1 所示。

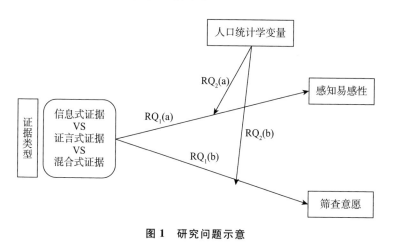

图 1　研究问题示意

本研究采用质化和量化相结合的方法，研究分为焦点小组访谈和实验两个阶段（见图 2）。

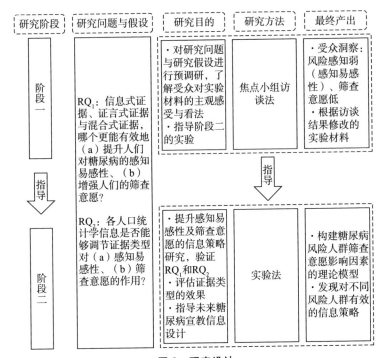

研究阶段	研究问题与假设	研究目的	研究方法	最终产出
阶段一	RQ_1：信息式证据、证言式证据与混合式证据，哪个更能有效地（a）提升人们对糖尿病的感知易感性、（b）增强人们的筛查意愿？	·对研究问题与研究假设进行预调研，了解受众对实验材料的主观感受与看法 ·指导阶段二的实验	焦点小组访谈法	·受众洞察：风险感知弱（感知易感性）、筛查意愿低 ·根据访谈结果修改的实验材料
阶段二	RQ_2：各人口统计学信息是否能够调节证据类型对（a）感知易感性、（b）筛查意愿的作用？	·提升感知易感性及筛查意愿的信息策略研究，验证RQ_1和RQ_2 ·评估证据类型的效果 ·指导未来糖尿病宣教信息设计	实验法	·构建糖尿病风险人群筛查意愿影响因素的理论模型 ·发现对不同风险人群有效的信息策略

图 2　研究设计

三　阶段一

（一）研究方法：三组焦点小组访谈

焦点小组访谈的目的是通过访谈对 RQ_1、RQ_2 进行预调研，收集受众对于研究问题中所提到的影响因素的评价，以及受众偏好的表现形式、排版及表达等，以指导第二阶段的实验设计。本阶段的产出为对受众的洞察和最终实验材料。

1. 抽样

参与者抽样遵循目的性和异质性原则，通过深圳市慢性病防治中心的"社工参与糖尿病防控试点项目",分别在南山区、福田区和盐田区的三个试点社区,抽取 17 名年龄不小于 40 岁的居民,并按照所在社区分成三个焦点小组,分别编码为 A1、A2、A3。其中,女性 11 人,男性 6 人;年龄为 40~50 岁的 4 人,51~60 岁的 5 人,61~70 岁的 4 人,71 岁及以上的 4 人。

2. 设计与程序

研究者担任主持人,于 2021 年 11 月分别在南山区、福田区和盐田区的试点街道进行访谈,每场时间约为 1 小时。访谈在实验材料(海报)的辅助下展开,分为两个环节:第一环节请被访者观看一组海报(海报内容为三种证据类型),并在看完后填写问卷(问卷内容为对海报的评价及个人基本信息),以了解其对海报的第一印象;第二环节依照提纲进行访谈,内容是询问被访者对海报的评价及看法。

3. 实验材料

访谈使用的海报类型分为信息式证据、证言式证据和混合式证据,共 6 张海报(本文中每类海报展示 1 张作为示意,见图 3)。

本研究的信息式证据海报中只呈现关于患病率或发病人数的数据,或只呈现糖尿病高风险人群的公卫标准,以突出糖尿病的易感性(如"在深圳平均每 10 个成年人中就有 1 个糖尿病患者""40 岁或以上的人更容易得糖尿病")。证言式证据海报中只呈现以第一人称视角描述的关于糖尿病易感性的生活经历。混合式证据海报中既有易感性的事实性说明,也有第一人称视角的简短描述。

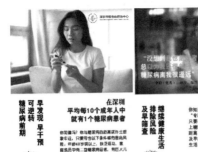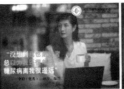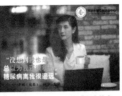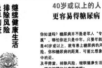

（a）信息式证据　　　　（b）证言式证据　　　　（c）混合式证据

图3　信息式证据、证言式证据和混合式证据海报示意

资料来源：笔者自制。

（二）结果

本研究借助 NVivo 11 分析访谈文稿，并使用问卷星分析问卷。根据访谈提纲，访谈内容可大致分为"糖尿病的感知易感性""对糖尿病筛查的看法""看完海报的感受""海报修改建议"四部分，将访谈发现归纳为以下几点。

1. 海报提供的知识性信息对提升感知易感性很重要

不少人认为只有老年人才易患糖尿病，"糖尿病是老年人的常见病、多发病"（A2，男，60岁）。大部分被访者主动筛查的意愿不强，主要是通过单位定期体检或深圳市社区健康服务中心（以下简称"社康"）为老年人提供的免费体检"被动"完成筛查，"就是老高糖①可以去免费体检，只要有高血压和糖尿病的慢性病，都可以"（A1，男，60岁）。不少被访者表示

---

① 老高糖，指老年人、高血压患者、糖尿病患者。——笔者注

海报内容改变了他们原有的感知易感性，"今天这个就触动到我了，我原本想说 40 岁还年轻，但我现在就有些担心了"（A3，女，40 岁），"我觉得这些海报作用很大"（A1，男，60岁）。因此，海报中关于易感性和筛查好处的知识性信息有助于提升受众的风险感知。

2. 信息策略对风险人群有一定影响

被访者认为，研究问题中提到的影响因素能够引起人们关注糖尿病及筛查。

其中，被访者更偏好信息式证据（N = 8）和混合式证据（N = 6），偏好信息式证据的认为"数字比较简单直观，大家一看可能就会被吸引"（A2，男，73 岁），偏好混合式证据的则认为"最好是既有数据、标准，也有案例"（A3，女，56 岁）。

3. 海报内容及排版建议

（1）海报内容。为避免糖尿病风险人群因过度恐惧而产生防御性回避，本研究在海报中除展现易感性信息（如"平均每 10 个成年人中就有 1 个糖尿病患者"），还增加了效能信息（说明早筛查的好处及前往社康即可筛查）。在访谈中，被访者提到可以展现更多糖尿病风险知识，据此修改海报，例如，详细罗列糖尿病的风险条件，尤其是展现公众不熟悉的条件，以达到科普效果（见图 4 中的①）。此外，为强化海报的感知易感性效果，可以在海报中呈现"你与糖尿病的距离，比想象中更近"，再次强调糖尿病风险；且本研究重点为增强风险人群的筛查意愿，因此还增加"现在就联系社康预约血糖筛查吧！"作为行动呼吁（见图 4 中的②）。

（2）海报排版。被访者提到放大图片和凸显重点文字。据此，将图片放大，使面积占比由一半变为 2/3，并将文字加粗放大、颜色标亮、排版居中等，以凸显风险和行动呼吁信息（见图4）。

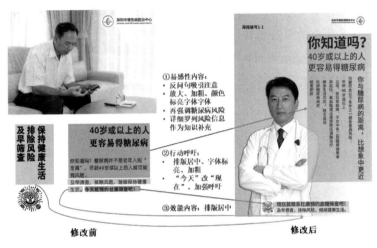

图 4　海报修改前后对比示例

资料来源：笔者自制。

四　阶段二

（一）研究方法：实验法

实验采取单因素被试间设计，即一个被试者只受一个自变量水平的处理，并进行前后测。实验目的是回答 RQ_1 和 RQ_2，并指导海报设计。实验阶段的产出为构建糖尿病风险人群筛查意愿影响因素的理论模型和发现对不同风险人群有效的信息策略。

1. 被试者

依托深圳市慢性病防治中心的"社工参与糖尿病防控试点

项目"，由盐田区与宝安区的社工招募被试者，各区有 100 人参与实验，回收问卷 200 份。剔除不符合条件的问卷后，最终得到 155 份问卷。

被试者年龄为 40~85 岁（$M = 57.59$，$SD = 9.78$），其中女性占 56.1%，男性占 43.9%。从整体来看，被试者对糖尿病信息有一定的关注（$M = 3.90$，$SD = 0.93$），其完整信息如表 1 所示。

表 1　实验被试者的人口统计学信息

单位：人，%

要素		频率	百分比
性别	1. 男	68	43.9
	2. 女	87	56.1
户口类型	1. 深圳户口	72	46.5
	2. 非深圳户口	83	53.5
年龄	1. 40~50 岁	48	31.0
	2. 51~60 岁	38	24.5
	3. 61~70 岁	59	38.1
	4. 71 岁及以上	10	6.5
月可支配收入	1. 3000 元及以下	71	45.8
	2. 3001~6000 元	55	35.5
	3. 6001~9000 元	17	11.0
	4. 9001~12000 元	7	4.5
	5. 12001~30000 元	5	3.2
文化程度	1. 未上学	2	1.3
	2. 小学	26	16.8
	3. 初中	31	20.0
	4. 高中/中专	55	35.5
	5. 本科/大专	41	26.5

	要素	频率	百分比
职业	1. 离退休人员	85	54.8
	2. 党的机关、国家机关、群众团体和社会组织、企事业单位负责人	4	2.6
	3. 专业技术人员	5	3.2
	4. 一般办事人员和有关人员	15	9.7
	5. 商业、服务业人员	27	17.4
	6. 农、林、牧、渔、水利生产人员	1	0.6
	7. 生产制造、运输设备操作人员及有关人员	8	5.2
	8. 其他	10	6.5
医保待遇	1. 城镇职工医保	87	56.1
	2. 城乡居民医保	62	40.0
	3. 未购买医保	6	3.9

2. 实施程序

为保证被试者阅读海报的随机性，笔者事先将海报与问卷装订成册，随机打乱册子顺序并编好码后，邮寄给社工。社工需将当天回收的纸质问卷录入成电子问卷，并于每周五寄回纸质问卷。

实施时，社工按顺序发放册子，并辅助被试者完成问卷。被试者首先需完成前测，前测主要询问被试者对糖尿病的感知易感性和筛查意愿。之后，被试者被随机分配阅读一种海报（每种类型有 6 张），在仔细阅读后完成后测。

3. 实验材料

根据 RQ_1，实验材料为信息式证据、证言式证据和混合式证据三种类型的海报（本文中每类仅展示 1 张海报示意，见图 5）。三种海报排版相同，且使用了相同的文字——"你知道吗?""你与糖尿病的距离，比想象中更近"，以强调糖尿病的风险。虽有相同的效能与行动呼吁文字，但易感性文字与背景图片有所差异：信息式证据采用权威数据和公共卫生标准作为易感性内容，并辅以医生图片；证言式证据的易感性内容为以个人口吻讲述糖尿病，并辅以讲述者个人信息和相应人物图片；混合式证据的易感性内容在文字上结合了前两种，背景图片则使用证言式证据中的人物图片。

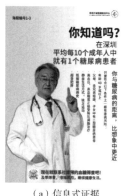 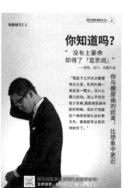 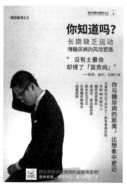

（a）信息式证据　　　（b）证言式证据　　　（c）混合式证据

图 5　实验海报示意

资料来源：笔者绘制。

4. 测量

根据被试者年龄和理解能力，采用以下题项测量。题项参考了风险行为诊断量表及现有研究（Ferrer et al., 2012；Chen and Yang, 2018；Meadows, 2020）。

（1）因变量。采用李克特量表，以三个题项测量感知易感性（Cronbach's α = 0.87 & 0.91，M = 2.49 & 2.62，SD = 0.94 & 1.01）：①"您感觉自己是否有可能患上糖尿病？"；②"您觉得自己是否很容易患上糖尿病？"；③"您觉得自己患糖尿病的风险有多高？"（1 = 完全不可能/一点也不容易/一点也不高，5 = 非常有可能/容易/高）。采用李克特量表，以三个题项测量筛查意愿（Cronbach's α = 0.88 & 0.89，M = 3.67 & 3.81，SD = 0.96 & 0.87）：①"在时间允许的情况下，您去社康做血糖筛查的意愿有多强烈？"；②"您会打算去社康做血糖筛查吗？"；③"您在六个月内去社康做血糖筛查的可能性有多大？"（1 = 一点也不强/肯定不会/完全不可能，5 = 非常强/肯定会/非常有可能）。

（2）调节变量。调节变量包括对糖尿病信息的关注度、性别、年龄、职业、户口类型、享受的医保待遇、月可支配收入、文化程度。

（二）结果

使用 IBM SPSS 24.0 分析，具体而言，使用配对样本 t 检验比较因变量的前后测数据，使用单变量方差分析测量三种证据类型对各因变量的影响，利用插件 process v 3.4 检验各调节变量。

根据学者 O'Keefe（2010）的研究，当使用信息的内在属性描述信息，并研究不同信息的说服结果差异时，此时信息是制造心理状态差异的一种手段，可以不对信息做操纵检验。而且，笔者发现，既有研究也没有操纵检验，故本实验没有设置操纵检验。

1. **海报的前后对比与评估**

前后测因变量之间的零阶相关性如表 2 所示，因变量均值、标准差与信度的前后测数据如表 3 所示。

表 2 前后测因变量之间的零阶相关性

变量	1	2	3	4
1. 前测感知易感性	1			
2. 前测筛查意愿	0.045	1		
3. 后测感知易感性	0.687 **	0.143	1	
4. 后测筛查意愿	0.044	0.709 **	0.194 *	1

注: $* p<0.05$, $** p<0.01$。

使用配对样本 t 检验, 对比感知易感性和筛查意愿的前后测数据可得, 感知易感性 [$M = 2.49$ VS 2.62, $t = 2.13$, $p = 0.035$] 和筛查意愿 [$M = 3.67$ VS 3.81, $t = 2.58$, $p = 0.011$] 的前后差异有统计学意义, 且均为正向, 可以认为海报内容显著提升被试者对糖尿病的感知易感性和筛查意愿。

表 3 因变量的前后测数据对比

变量	M (SD)		N	MD	t	Cronbach's α	
	前测	后测				前测	后测
感知易感性	2.49 (0.94)	2.62 (1.01)	152	0.13	2.13 *	0.87	0.91
筛查意愿	3.67 (0.96)	3.81 (0.87)	144	0.14	2.58 *	0.88	0.89

注: $* p<0.05$, $** p<0.01$。

此外, 问卷从海报内容的易理解度 ($M = 4.00$, $SD = 0.85$)、可信度 ($M = 4.12$, $SD = 0.72$)、与自己的相关度 ($M = 3.68$, $SD = 1.09$) 及是否提供新知识 ($M = 4.21$, $SD = 0.62$) 四个维度询问被试者的评价。从总体上看, 被试者的评价较高, 海报内容在一定程度上有利于增进被试者对糖尿病的了解。

2. 证据类型的影响

分别对感知易感性和筛查意愿的前后测差值做单变量方差

分析，如表 4 所示。总体而言，混合式证据在提升感知易感性和筛查意愿方面好于信息式证据和证言式证据，但在统计学意义上，证据类型仅对感知易感性有近乎显著的影响（$M = -0.03$ VS 0.12 VS 0.29，$F = 2.39$，$p = 0.095$），通过进一步最小显著性差异法（LSD）分析发现，混合式证据比信息式证据更能提高被试者的感知易感性（$p = 0.031$）。

表 4 不同证据类型的影响

自变量	信息式证据		证言式证据		混合式证据		
因变量	M (SD)	N	M (SD)	N	M (SD)	N	F
感知易感性 d	-0.03 (0.78)	48	0.12 (0.65)	52	0.29 (0.81)	52	2.39*
筛查意愿 d	0.10 (0.64)	48	0.07 (0.61)	50	0.23 (0.64)	46	0.91

注：* $p < 0.10$，d 代表该因变量前后测的差值。

3. 调节分析

虽然证据类型对因变量的影响不明显，但这可能是受到性别、年龄等个体特征的影响。RQ_2 探究各调节变量是否影响了证据类型的作用，使用 PROCESS 模型 1 进行调节效应分析。结果显示，以信息式证据为参照时，对糖尿病信息的关注程度显著调节了证言式证据对筛查意愿的影响（$b = 0.31$，$SE = 0.14$，$p = 0.03$，95% CI = [0.0325，0.5847]），这意味着对于糖尿病信息关注度较低的人来说，信息式证据比证言式证据更有效；而对于糖尿病信息关注度较高的人来说，证言式证据比信息式证据更有效（见图 6）。除此以外，对其他因变量的调节效应检验均不显著。

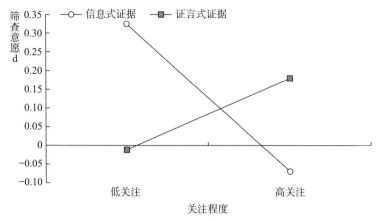

图 6 证据类型与关注程度的交互效应

五 结论与反思

（一）结论

1. 信息策略对感知易感性和筛查意愿的影响

从整体来看，阅读海报后，被试者的感知易感性和筛查意愿均有所提升，这意味着健康宣教海报能有效提升糖尿病风险人群的感知易感性，增强其筛查意愿。从信息策略来看，不同证据类型的信息在宣教效果上表现出一定差异。

首先，证据类型对风险人群的感知易感性有一定效果。其中，混合式证据比信息式证据更能增强感知易感性，这一结果与前人的研究发现（Nan et al., 2015）一致。然而，在本研究中，信息式证据反而使人们的感知易感性下降。这可能与人们阅读海报后产生的情感反应有关，即人们理解风险的方式可分成分析体系和经验体系：前者以理性为主导；后者则依靠情感、直觉，并在判断风险时最先被启动，此时，人们通过"情感"感知和评估风险（Slovic et al., 2004）。因此，本研究认为，可能是信息式证据用词相对简洁抽象，内容情感较为平静，使被试者产生了较低的恐惧感（$M = 2.59$），甚至降低了原有的恐惧感，削弱了原有的感知易感性。

其次，关于证据类型对筛查意愿的提升没有显著影响这一结果，本研究认为有两种可能。一是有研究表明，信息内容的时间框架会影响人们的态度和行为，相比远端事件，人们可能会更关注近端事件，因而对于强调当前健康后果的信息反应会更积极（Orbell and Hagger, 2006）。实验期间，深圳新冠疫情形势严峻，相比之下糖尿病可能属于远端事件，因而削弱了海报内容对人们筛查意愿的影响。二是基于深圳市当时已有的政策，65岁及以上的老年人每年可享受一次免费体检，因此，部分被试者已经培养了一定的筛查意识和行为。而本实验只是评估被试者在阅读海报后短时间内的筛查意愿，他们可能不会在阅读后立即产生强烈的筛查意愿，还需进一步跟踪长期影响。

2. 信息策略的作用存在个体差异

研究显示，信息策略对筛查意愿的影响存在个体差异。对于对糖尿病信息关注度低的人，信息式证据比证言式证据更能有效影响其筛查意愿；而对于对糖尿病信息关注度高的人，证言式证据更有效。这可能是因为关注度低的人对糖尿病风险和筛查存在空缺认知，此时可信度高的权威数据和标准可使其快速接受海报内容及推荐的筛查行为，而关注度高的人对糖尿病风险和筛查可能已有认知基础，生动的风险描述可促使他们深入思考，并唤起其原有的认知记忆（Lustria et al., 2016），进而引起他们对筛查的重视。

3. 实践启示

（1）重视信息策略的应用。既往研究表明，在信息设计中适当地采用信息策略，能有效增强信息的传播效果（Lee-Won et al.，2017），这一结果在本研究中也得到验证。因此，健康干预相关的政府部门或机构，应就不同的糖尿病宣教内容、目标人群（风险人群、患者、护理者等）加强与学界合作，借此探究更多有效改变人们态度与行为的信息策略，甚至建立信息策略库，以推动其他疾病、其他地区的健康干预。

（2）改进现有糖尿病宣教材料。现有的糖尿病易感性宣传海报多以信息式证据为主（见图7），然而本研究发现，信息式证据可能会使风险人群产生较弱的恐惧感和感知易感性，而混合式证据对于增强感知易感性更有效。因此在信息设计中，可以将权威数据与生动案例相结合，以推动风险人群接受传播内容，使其产生恐惧感，增强其信任感。

（3）关注信息策略的个性与共性。有研究表明，量身定制的信息优于"一刀切"的通用信息（Leone et al.，2012；Rains et al.，2018），而在实际的糖尿病宣教中，以通用信息为主。本研究发现，信息策略的传播效果在糖尿病信息关注度不同的人群中存在差异，这表明未来可以有针对性地为不同人群设计相应的传播内容，如基于风险人群对糖尿病信息关注度的不同，采用不同证据类型，以有效推动目标群体接受信息，增强其筛查意愿。此外，本研究未在不同性别、年龄等群体中发现信息策略效果的个体差异，这表明糖尿病风险人群在具备个性的同时也存在共性，这在实际宣教中同样不可忽视。

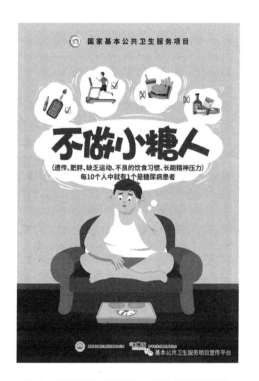

图 7　现有强调糖尿病易感性的海报示例

资料来源：国家基层糖尿病防治管理指南培训系统，https：//www.
jctnb. org. cn/home/Poster/index。

（二）反思

从健康传播与促进的角度看，一方面，本研究检验了不
同证据类型提升糖尿病风险人群感知易感性和筛查意愿的效
果，丰富了影响风险人群对糖尿病风险感知和筛查意愿的信
息因素；另一方面，作为一次小范围的干预尝试，本研究检
验了不同证据类型在糖尿病海报制作中的适用性，这些均为
增强糖尿病风险人群风险感知和筛查意愿的健康信息设计

数字健康传播研究与实践

（包括海报、推文、视频等）提供了参考，但同时存在以下不足与遗憾。

在样本选取方面，受限于现实因素，本研究未能接触更多对糖尿病风险知晓率低的高风险人群。一方面，实验选取了两个糖尿病防控的试点社区，未将非试点社区纳入实验；另一方面，实验被试者以已经离退休的老年人为主，未触达更多同样是糖尿病高风险人群的中年人群。

在海报的制作方面，尽管研究者在海报设计时反复修改调整，试图让文字在视觉上和数量上相差不大，但由于海报内容不同及版面有限，每类海报的内容丰富度难以达到完全一致，这可能无法排除内容丰富度对海报效果的干扰，如混合式证据比信息式证据更有效可能是由于前者文字更多。此外，受时间限制，海报制作较为粗糙，若应用于实际仍有较大改进空间。

综上所述，证据类型这一信息策略，能有效增强糖尿病风险人群的风险感知，增强其筛查意愿。因此，在设计风险信息时，可以关注目标群体的个性与共性，有针对性地采用对应的证据类型，从而更充分地发挥信息的传播效果，增强风险人群的筛查意愿。未来研究可寻找非试点地区和中年群体，进一步探究不同性别、年龄等的糖尿病人群面对风险信息的个性与共性。

基于健康信念的媒介形态干预效果：
以儿童口腔健康绘本为例

李梦瑶　曹博林　蓝丽娜[*]

数字健康传播研究与实践

摘　要：在全民"三减三健"的背景下，健康口腔议题备受关注，但目前儿童口腔健康干预仍有许多新的媒介形式值得探讨。本研究采用准实验法，对深圳市 X 小学二年级 150 名学生进行口腔健康干预实验，并对 2 名绘本编委会成员和 6 对亲子进行了访谈。研究发现，采用绘本这一媒介形式进行儿童口腔健康干预，可以有效提升儿童的知识水平、感知易感性、感知行为收益、自我效能和行为意向；采用绘本剧视频这一干预形式，可以有效提升儿童的知识水平和感知严重性；而同时利用绘本和绘本剧视频的混合干预形式，只能提升儿童的知识水平。此外，通过对三种干预形式进行对比分析发现，采用绘本的干预形式在儿童知识水平提升、感知易感性、感知行为收益这三个维度

* 李梦瑶，深圳大学传播学院硕士研究生；曹博林，深圳大学传播学院副教授；蓝丽娜，深圳市慢性病防治中心副主任医师。深圳市慢性病防治中心蓝丽娜为本文通讯作者。

上的差异远高于其他两种媒介形态，并且具有统计学意义。

一　研究背景

随着生活条件和生活方式的改变，慢性病成为人类健康的首要威胁因素。糖分摄入过多可能会导致能量堆积，从而导致糖尿病或心脑血管病等疾病。儿童摄入糖分频率较高时，罹患龋齿的风险也较高（Moorthy et al.，2022）。2019年，国务院印发《健康中国行动（2019—2030年）》，提出鼓励全社会共同参与全民营养周、"三减三健"等宣教活动，到2030年基本实现以县（市、区）为单位全覆盖。"三减"是指减油、减盐、减糖，"三健"是指健康骨骼、健康体重和健康口腔。其中，健康口腔提倡刷牙习惯从儿童养成（0~3岁儿童的口腔护理由家长帮助完成；3~6岁儿童由家长和幼儿园老师教授简单的画圈刷牙法，早上独立刷牙，晚上由家长协助刷牙；6岁以上儿童，家长仍然需要做好监督，确保儿童刷牙效果）（中国政府网，2019）。

1997年，深圳市针对儿童口腔疾病进行了第一次流行病学调查。该调查研究发现，1997年，7岁、9岁年龄组儿童乳牙患龋率为83.81%，其中7岁组为85.80%，9岁组为81.67%；7岁组乳牙龋均为5.11，9岁组乳牙龋均为3.80。7岁患龋率和龋均高于9岁组。2003年，同年龄组学生乳牙患龋率和龋均也呈现7岁组患龋情况较9岁组更严重（阮世红等，2005）。2001年，深圳市慢性病防治中心和深圳市卫生局联合调查了解到深圳特区 5 岁、7 岁、9 岁儿童乳牙患龋率为 82.38%，龋均为 4.22；7 岁年龄组最高，患龋率为 85.80%，龋均为 5.11（彭绩 等，2001）。从整体来看，7 岁儿童的口腔健康状况有待提升。

在中国，儿童口腔健康干预的主要传统手段是向儿童发放口腔保健手册，向儿童播放真人刷牙视频，建立微信群并在微信群中发送图片、文字和视频等。目前，中国学龄儿童口腔健康状况并不理想（杨占龙，2022），并且大多缺乏科学的测量结果。绘本作为儿童文学阅读载体中的一种，被广泛应用于儿童教育中。绘本在国内最开始被广泛应用于心理教育和语言教育，而后随着健康理念的兴起，向学龄儿童传播健康知识的必要性日渐突出，越来越多的绘本开始关注儿童的健康习惯和健康教育。国外健康绘本的发展不仅种类丰富，而且被广泛应用于儿童健康教育中，而国内健康教育采用的绘本往往是国外绘本翻译本。国内原创的以绘本为素材的健康教育较少，以绘本为媒介形式的小学生健康教育有一定的推广价值，值得探索。

二　文献综述及研究问题的提出

（一）文献背景

1. 国内外儿童口腔健康干预研究

西方对儿童口腔问题的关注比中国早许多年。在 20 世纪初，牙齿健康教育在西方就被认为是一件很重要的事情，当时的干预方式主要是在学校或职业场所对年龄稍大的成年人进行口腔健康教育。到 21 世纪，逐渐有学者对儿童健康口腔干预材

200
数字健康传播研究与实践

料进行研究。Stein 等（2018）对 1995～2015 年发表的有关 5～18 岁人群口腔健康教育的 4000 多篇文章进行分析，结果表明，传统的口腔健康干预材料主要包括演讲、相册、幻灯片、小册子、游戏、画画、戏剧、饮食指引、口腔健康指导、刷牙展示和监督牙刷等，这些策略可以有效减少牙菌斑的形成，但是并不能有效减少牙龈炎。

为保证学龄儿童口腔健康，国内陆续有学者开展了不同层面的健康教育活动。以学校为干预场景的研究，通常采用口腔健康知识讲解、宣传手册、宣传画（郭敏，2015）、宣传海报（兰春等，2021）、多媒体、视频（杨占龙，2022）等手段对学龄儿童进行健康教育。国内开展的一系列校园口腔健康干预活动，提高了学龄儿童和家长对儿童口腔健康的关注度。第 12 届爱牙日调查结果表明，中国含氟牙膏使用率从 13.7% 上升到 54.7%，刷牙率从 50.0% 上升到 74.2%，口腔保健的需求人数占比从 42.7% 上升到 78.8%（蔡楠等，2016），校园环境中的口腔健康教育取得一定进展。但 6～9 岁学龄儿童对于一些具体的口腔健康知识的知晓率不高，仍需要加强。此外，儿童口腔行为的养成在很大程度上依赖父母，如何培养学龄儿童独立的口腔卫生行为习惯值得进一步探索，健康干预材料也有待创新。

2. 绘本和绘本剧视频的定义与媒介特征

在众多针对儿童的口腔健康教育中，绘本是具有较高受众匹配度的媒介形态。曹芳婷（2021）以科教版四年级上册"我们的身体"单元《食物在口腔里的变化》（改编自德国绘本《牙齿大街的新鲜事》）一课为例，从新的视角构建了基于科普绘本的课堂教学脉络和教学内容，逐步引导学生形成科学观念。

绘本在英文中叫"picture book"，因此绘本又叫作"图画书"。郝广才（2009）在《好绘本如何好》一书中，将绘本定义为"是一本书，运用一组图画，去表达一个故事，或一个主题"。从媒介视角来看，绘本是由图画和文字紧密结合而成的多媒体，是图、文两种媒介形式的融合。松居直（2017）指出，"文＋画＝有插图的书"，"文×画＝图画书"。由此可见，绘本中的信息既可以通过图画的形式传达给读者，又可以通过图画加文字的形式传达给读者（Kiefer，1982）。

　　绘本剧视频是指以视频形式呈现的绘本剧，可以广泛应用于绘本传播和知识科普。绘本剧是舞台剧的呈现方式，是国内新兴的儿童动态阅读形式，是一种将绘本与戏剧融合的立体化阅读。绘本剧是以绘本为基础，通过戏剧场景再建构完成的艺术表演形式（曹桂平，2014）。绘本剧视频的本质是视频，是动态图画与声音结合的媒介形式。目前，越来越多的健康知识采用短视频的形式进行推广教育，因为视频具有传播快速、普及率高、受众易认可等效果（张曦，2022）。目前，卫生健康类视频中的宣传内容呈现多元性，视频教育多用于特殊儿童人群，如孤独症儿童。在对孤独症儿童的行为干预中，Allen等（2010）研究人员发现，利用视频示范，可以有效干预孤独症儿童的行为变化。绘本剧视频兼具绘本剧和视频的传播特征，其有效性可以进一步在绘本剧和健康视频干预的基础上进行探究。

3. 多媒体环境下的媒介形态原则

　　在媒介丰富的社会环境中，人们往往会接触到多种媒介形态。媒介形态原则（Modality Principle）首先是被 Moreno 引入，后来被 Mayer 和 Moreno 逐步完善（Oberfoell and Correia，2016）。媒介形态原则是多媒体信息设计的主要原则之一，主要从媒介信息和人们学习认知之间的关系层面进行探究。媒介形态原则认为，"学习者在包含图片（图片、图标、动画等）的语音叙述环境中比在包含图片和书面文本的环境中学习效果更好"（Moreno，2010；Mayer，2009）。媒介形态原则认为，当内容全部以书面形式呈现时，学习者在接收文字信号的同时进行文字信号转换的处理，此时他们的注意力会被分散，而语音叙述可以减轻由文字引起的认知负荷（Cognitive Load）（Gemino，2004）。使用"图片×声音叙述"和"图片×书面文本"这两种不同的媒介形式，可能会产生不同的作用效果。比如，Mousavi 等人对 78 名大学生进行实验，向大学生展示有关闪电形成的电脑动画。其中，40 名大学生观看呈现在电脑屏幕上的"动画图片×文本"解释，其他 38 名学生观看动画图片并收听同样文本的音频。实验结果显示，"动画×音频"组的学生在因变量各维度的表现上显著优于"动画×文本"组的学生。因此，为了提升学习效果，多媒体组合应该尽可能将图片与叙述语言（音频）结合起来（Izmirli and Kurt，2016）。但当以音频形式呈现的文本较为冗长时，可能会削弱学习者的认知能力，此时以文本呈现的媒介形式反而更能让学习者自主把握学习节奏。因此，可能在有些情况下使用"图片×书面文本"的效果比使用"图片×声音叙述"的效果好（Zolna，2007）。媒介形态原则指出，"图片×声音叙述"的作用效果大于"图片×书面文本"的作用效果。综上，媒介形态的不同可能会产生不同的学习效果。因此，本研究将探究绘本（静态图画×文字）和绘本剧视频（动态图画×音频）这两种媒介形态健康干预效果的不同。

4. 健康信念模型

健康信念模型主要强调人们对于风险的感知在决策中的重要性。该理论认为，信念是人们采取有利于健康的行为的基础，人们如果具有与疾病、健康相关的理念，就会采纳健康行为，改变危险行为（郭荣芬、韩斌如，2020）。在健康信念模型中，影响人们采取健康行为的主要因素有：感知易感性（perceived susceptibility），即个体感知到的患某种疾病的可能性；感知严重性（perceived severity），即个体感知到的患某种疾病对健康影响的严重程度；感知收益（perceived benefits），即个体感知到的采取某些健康行为后，获得收益的认识；感知障碍（perceived barriers），即个体对健康管理过程中感受到的障碍的认知（Garcia and Mann，2003）；自我效能（self-efficacy）（Bandura，1977），即个体对自己是否有能力完成某一行为的推测与判断。

国外学者关于健康信念对儿童口腔行为习惯的影响的研究，进一步佐证了健康信念对行为习惯的影响。Walker 和 Jackson（2015）指出，因为儿童具有美学倾向（拥有整齐美观的牙齿）和取悦别人的意愿，所以他们可能会更加积极主动地对待刷牙这件事。对于罹患龋齿的感知严重性可能会受到儿童美学倾向和人际交往意愿的影响。由此可知，不同的健康信念会不同程度地影响儿童口腔健康行为。

在健康传播领域，健康信念往往对行为变化起到中介作用。在健康信念与健康行为的影响关系研究中，张远星等（2002）发现自我效能在脑卒中患者运动锻炼中发挥中介作用。在健康信息利用与健康行为采纳的关系研究中，有学者发现九价疫苗接种信息接触引起行为转变时，健康信念模型中的感知威胁和感知收益都在其中发挥中介作用（李方，2022）；而在口腔健康领域，健康信念在行为意向改变中的中介作用并未得到充分证明，因此，本研究将探究健康信念在不同的媒介形态对行为意向的影响中是否发挥中介效应。

（二）研究问题

本研究绘本和绘本剧视频干预材料均体现了健康信念模型中的关键元素：感知严重性、感知易感性、感知行为收益和自我效能。希望通过干预活动，影响儿童的口腔健康信念，推动儿童采取口腔健康行为。基于健康信念在健康传播行为采纳中发挥的中介效应实证研究，本研究拟探讨不同媒介形态对儿童刷牙意向的影响过程中，儿童的口腔健康信念是否发挥中介效应。

此外，基于形态原则中图片与语音相结合比图片与文本相结合效果更好这一研究，本研究将绘本剧视频（图片+语音）与绘本（图片+文本）做对比，同时依据该理论中的有限容量假设，添加绘本和绘本剧视频混合干预方式，探讨在儿童健康教育中是否会出现过载效应。综上，结合绘本、绘本剧视频的媒介特点和健康信念模型（见图1），本研究提出以下研究问题。

RQ_1：何种媒介形态对儿童知识水平的提升起到最大作用？

RQ_2：不同媒介形态的传播效果在儿童刷牙行为意向上有何差异？

RQ_3：不同媒介形态在健康信念中起到的作用有何差异？

RQ_4：不同媒介形态对儿童刷牙行为意向起作用的过程中，

健康信念是否发挥中介效应？

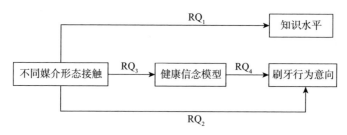

图 1 研究假设模型

三 研究设计与数据分析

（一）研究方法

本研究的主要研究方法为准实验法。本研究采用准实验法对深圳市 X 小学二年级四个班级的小学生进行干预实验，采用问卷调查法对儿童接受干预前后的各项指标进行测量。

1. 准实验法

本研究以 X 小学二年级小学生为调查对象（二年级学生平均年龄为 7 岁，7 岁是儿童患龋率高发时期）。X 小学二年级共有四个班级，每班人数在 40 人左右。

干预阶段分别对四个班级进行不同的干预。四个班级分别为绘本干预组、绘本剧视频干预组、绘本+绘本剧视频干预组（混合干预组）以及空白对照组。

本研究选取的干预材料为：绘本《口腔大作战》和绘本剧视频《口腔大作战》。绘本《口腔大作战》于 2022 年 1 月出版印刷，开本小于 16 开，方便儿童翻阅，同时考虑到中国儿童的口腔情况进行编制。绘本中的故事线简单清晰，具有科学性、准确性和简练性。《口腔大作战》设定唾液为口腔工程师，负责维护口腔卫生健康，食物残渣导致细菌滋生，唾液工程师与细菌兵团作战，战败之后请出牙刷大将军横扫口腔中的细菌兵团。另一干预材料为《口腔大作战》绘本的衍生品《口腔大作战》绘本剧视频。干预材料的主要内容依托健康信念模型中的感知严重性、感知易感性和自我效能等元素进行设计，绘本剧视频的内容与绘本保持一致。绘本和绘本剧视频的主要内容（部分节选）如下。绘本第 4~7 页（对应绘本剧视频时间轨道 00：21）讲述唾液工程师无能为力，细菌侵蚀牙齿形成龋齿，体现感知严重性。绘本第 8~9 页（对应绘本剧视频时间轨道 01：25）讲述细菌侵蚀牙釉质和牙本质，伤到牙髓，导致钻心的牙痛，同时介绍牙齿的结构，体现感知严重性。绘本第 12~13 页（对应绘本剧视频时间轨道 03：35），讲述唾液工程师与细菌兵团大作战。细菌喜欢吃糖，食物残渣为细菌提供大量食物，培育出更多细菌，体现感知易感性。绘本第 16~19 页（对应绘本剧视频时间轨道 04：47），讲述牙刷大将军出现，开始刷牙，体现自我效能。绘本第 22~23 页（对应绘本剧视频时间轨道 05：56），展现牙齿洁白又强壮，体现感知行为收益。

2. 问卷调查法

本研究在实验干预前和干预后均采用问卷调查法，对受访者的口腔健康知识、健康信念和行为意向做出衡量。在文献阅读基础上，本研究调查问卷主要分为两个部分，具体包含 38 个题项。第一部分为儿童刷牙实际情况和日常零食摄入，主要参照《儿童口腔健康状况及危险因素调查》（冯文成等，2023）；

第二部分为干预材料相关的知识调查和基于健康信念模型的各维度调查，主要包括儿童口腔健康基本知识，儿童对于口腔问题的感知严重性、感知易感性、感知行为收益、自我效能和行为意向。健康信念中主要变量的问卷题目主要参照 Maria E. Buglar 编制的健康信念模型李克特五点量表，根据二年级学生预实验反馈对题项和答案做出相应调整，并且通过信效度检验。

问卷由班级负责老师组织儿童进行统一发放、填写和回收。问卷为纸质版问卷，在儿童填写完问卷后，由学校老师统一收回，交给研究人员。前后测共收回纸质版问卷 175 份，剔除前后无法对应和存在大量缺失值的无效问卷，最终得到 150 份有效样本，问卷有效回收率为 85.71%。

（二）数据分析与效果评估

1. 基本情况及儿童口腔健康行为调查结果

对受访者的基本情况进行分析，由表 1 可知，在本次参与健康干预的有效样本中，男女比例较为均衡，男生相对较多，所占比例为 53.3%；年龄方面，8 岁儿童最多，所占比例为 50.7%；有近一半的儿童没有龋齿，所占比例为 40.7%，其余绝大多数受访者龋齿数为 2 颗，龋齿数为 2 颗的儿童所占比例为 19.3%，龋齿数在 10 颗及以上的受访者占比为 3.3%。

表 1　深圳市 X 小学二年级学生基本调查情况

单位：人，%

项目	分类	人数	比例
性别	男	80	53.3
	女	70	46.7

项目	分类	人数	比例
	7 岁	69	46.0
年龄	8 岁	76	50.7
	9 岁	5	3.3
	0 颗	61	40.7
龋齿数	1~4 颗	70	46.7
	5~9 颗	14	9.3
	10~12 颗	5	3.3

2. 各维度前测组间差异性分析

利用单因素方差分析，探索四个组别前测在知识、感知严重性、感知易感性、感知行为收益、自我效能和行为意向维度的差异；在感知严重性、感知易感性、自我效能和行为意向维度，前测四个组间没有显著性差异；而在知识维度和感知行为收益维度，前测四个组间具有统计学差异（见表 2）。因此，为排除前测因素差异，采用协方差分析后测差异。

表 2 深圳市 X 小学二年级学生刷牙知识、感知严重性、感知易感性、感知行为收益、自我效能和行为意向前测比较

组别	知识	感知严重性	感知易感性	感知行为收益	自我效能	行为意向
绘本干预组	4.550± 0.904	3.915± 1.004	3.817± 1.089	4.085± 0.621	3.623± 0.893	3.901± 1.054
绘本剧视频干预组	4.286± 1.545	4.190± 0.849	4.191± 0.951	4.421± 0.555	4.17± 0.974	4.143± 1.079
混合干预组	4.325± 2.188	3.875± 0.807	3.775± 1.0763	4.20± 0.906	3.943± 1.0032	3.775± 1.092

组别	知识	感知严重性	感知易感性	感知行为收益	自我效能	行为意向
空白对照组	5.286±1.564	4.074±0.862	3.914±1.049	4.554±0.638	4.105±0.956	4.124±1.103
F 值	2.928	1.004	1.175	3.414	2.440	1.012
p 值	0.036*	0.393	0.321	0.019*	0.067	0.389

注：* $p<0.05$，** $p<0.01$，*** $p<0.001$。

3. 各变量前后测配对样本 t 检验

在健康干预后，每组的知识得分均有所提高，绘本干预组后测的知识得分最高，平均得分为 7.775 分，混合干预组的知识得分最低，为 5.775 分，三组实验组后测知识维度得分均显著高于前测，且具有统计学意义，空白对照组在知识维度没有显著提升（见表 3）。

在健康干预后，每组的感知严重性得分均有所提高，绘本干预组、绘本剧视频干预组、混合干预组和空白对照组分别提升到 4.195 分、4.497 分、3.899 分、4.248 分，但只有绘本剧视频干预组感知严重性得分的提升具有统计学差异。

在健康干预后，绘本干预组、混合干预组和空白对照组的感知易感性得分均有所上升，分别为 4.509 分、3.939 分、4.057 分，其中绘本干预组在感知易感性维度的得分前后测具有统计学差异。

在健康干预后，绘本干预组的感知行为收益得分为 4.569 分，与前测相比，得到显著提升。空白对照组的感知行为收益得分显著下降，变为 4.221 分。其余两组在感知行为收益维度的后测与前测相比，均无显著变化。

基于健康信念的媒介形态干预效果

表3 深圳市X小学二年级学生健康教育前后刷牙知识、感知严重性、感知易感性、感知行为收益、自我效能和行为意向比较

组别	例数	知识		感知严重性		感知易感性		感知行为收益		自我效能		行为意向	
		干预前	干预后	干预前	干预后	干预前	干预后	干预前	干预后	干预前	干预后	干预前	干预后
绘本干预组	40	4.550± 0.904	7.775± 0.698	3.915± 1.004	4.195± 0.906	3.817± 1.089	4.509± 0.575	4.085± 0.621	4.569± 0.560	3.623± 0.893	3.975± 1.039	3.906± 1.054	4.141± 1.064
t 值		-18.585		-1.906		-3.863		-5.328		-2.446		-2.143	
p 值		0.000***		0.064		0.000***		0.019*		0.019*		0.038*	
绘本剧视频干预组	35	4.286± 1.545	6.257± 1.651	4.190± 0.849	4.497± 0.733	4.191± 0.951	4.057± 1.089	4.421± 0.555	4.308± 0.923	4.170± 0.974	4.041± 1.082	4.143± 1.079	4.171± 1.001
t 值		-6.515		-2.775		0.690		0.755		0.850		-0.216	
p 值		0.000***		0.009**		0.495		0.455		0.401		0.830	
混合干预组	40	4.325± 2.188	5.775± 2.824	3.875± 0.807	3.899± 1.032	3.775± 1.063	3.939± 1.032	4.200± 0.906	4.188± 0.872	3.943± 1.032	3.950± 0.957	3.775± 1.092	3.917± 1.212
t 值		-4.178		-0.204		-0.893		0.100		-0.043		-0.857	
p 值		0.000***		0.840		0.378		0.921		0.966		0.397	
空白对照组	35	5.286± 1.564	5.829± 2.162	4.074± 0.862	4.248± 0.870	3.914± 1.049	4.057± 1.122	4.554± 0.638	4.221± 0.990	4.105± 0.956	3.791± 1.268	4.124± 1.103	3.819± 1.356
t 值		-1.176		-1.483		-0.762		2.152		2.049		2.414	
p 值		0.087		0.147		0.451		0.039*		0.048*		0.021*	

注：* $p<0.05$，** $p<0.01$，*** $p<0.001$。

在健康干预后，绘本干预组的自我效能得到显著提升，得分为 3.975 分。绘本剧视频干预组、混合干预组均有所波动，但不具有统计学意义。空白对照组的自我效能得分显著下降为 3.791 分。

在健康干预后，绘本干预组的行为意向得分为 4.141 分，与前测相比，得到显著提升。空白对照组的行为意向得分下降，变为 3.819 分，具有统计学差异。其余两组在行为意向维度的后测与前测相比，均无显著变化。

综上，本研究采用配对样本 t 检验，对每个组实验前后测的数据进行分析，结果显示，在知识维度，绘本干预组、绘本剧视频干预组、混合干预组知识得分均有所提高，并且具有统计学意义（$p<0.001$），空白对照组并没有显著提升。在感知严重性维度，绘本剧视频干预组得分在干预后有显著提升（$p<0.01$），其他组感知严重性得分均没有显著提升（$p>0.05$）。在感知易感性维度，绘本干预组的后测感知易感性得分与前测相比有所升高，并且具有统计学意义（$p<0.001$）。在感知行为收益、自我效能和行为意向这三个维度，绘本干预组和空白对照组的后测与前测得分相比均有显著变化（$p<0.05$），绘本干预组显著提高，空白对照组显著降低。

4. 利用协方差分析组间后测差异

单因素方差分析的结果表明，四个组别在知识维度和感知行为收益维度具有显著差异，因此在干预后差异性分析中，需要排除前测水平的影响。

将前测的各维度结果作为协变量纳入模型中，进行平行性检验。平行性检验结果显示，交叉项"组别×感知严重性前测"

（$p = 0.112$）、"组别×感知易感性前测"（$p = 0.171$）、"组别×感
知行为收益前测"（$p = 0.895$）、"组别×自我效能前测"（$p =
0.112$）、"组别×行为意向前测"（$p = 0.122$）均未呈现显著性，
说明通过平行性检验，可以进行协方差分析。而"组别×知识
前测"（$p = 0.040$，$p < 0.05$），不满足平行性检验，同时知识维
度前测组间有差异，故对知识维度采用单因素方差分析对前后
测的差值进行分析（见表4）。

表4　平行性检验

交互项	df	F	p
组别×知识前测	3	2.851	0.040
组别×感知严重性前测	3	2.034	0.112
组别×感知易感性前测	3	1.695	0.171
组别×感知行为收益前测	3	0.202	0.895
组别×自我效能前测	3	2.035	0.112
组别×行为意向前测	3	1.966	0.122

协方差分析结果如表5所示。在感知易感性和感知行为收
益这两个维度，受访者的组间差异达到显著水平，p 值分别为
0.017和0.003，均小于0.05；而在感知严重性、自我效能和行
为意向这三个维度，四组别之间并不存在显著差异（$p > 0.05$）。

表5　四组干预后的对比（协方差分析）

维度	组别	校正后估算值		主体间效应检验		
		平均值	标准误差	df	F	p
感知严重性	绘本干预组	4.253	0.111	3	2.118	0.101
	绘本剧视频干预组	4.379	0.119			

维度	组别	校正后估算值		主体间效应检验		
		平均值	标准误差	df	F	p
感知严重性	混合干预组	3.982	0.111			
	空白对照组	4.204	0.118			
感知易感性	绘本干预组	4.542	0.144	3	3.51	0.017
	绘本剧视频干预组	3.965	0.155			
	混合干预组	3.987	0.144			
	空白对照组	4.058	0.153			
感知行为收益	绘本干预组	4.701	0.118	3	4.949	0.003
	绘本剧视频干预组	4.237	0.124			
	混合干预组	4.251	0.116			
	空白对照组	4.070	0.126			
自我效能	绘本干预组	4.188	0.142	3	1.945	0.125
	绘本剧视频干预组	3.896	0.151			
	混合干预组	3.953	0.14			
	空白对照组	3.688	0.15			
行为意向	绘本干预组	4.197	0.127	3	2.511	0.061
	绘本剧视频干预组	4.042	0.136			
	混合干预组	4.075	0.127			
	空白对照组	3.704	0.136			

感知易感性和感知行为收益的组间多重比较分析如表6和表7所示。在感知易感性维度，排除前测差异校正后的绘本干预组平均值为4.542，绘本剧视频干预组平均值为3.965，混合干预组平均值为3.987，空白对照组平均值为4.058；由成对比较可知，绘本干预组与绘本剧视频干预组，绘本干预组与混合干预组感知易感性的后测具有显著差异。在感知行为收益维度，排除前测差异校正后的绘本干预组平均值为4.701，绘本剧视

频干预组平均值为 4.237，混合干预组平均值为 4.251，空白对
照组平均值为 4.070；由成对比较可知，绘本干预组与绘本剧
视频干预组、混合干预组、空白对照组感知行为收益的后测均
具有显著差异。

表 6　深圳市 X 小学二年级学生对龋齿感知易感性多重比较

组别	感知易感性后测平均值		成对比较		
	校正前	校正后	Mi-M4（p 值）	Mi-M3（p 值）	Mi-M2（p 值）
绘本干预组（$i=1$）	4.509	4.542	0.484 （0.136）	0.555 （0.042）	0.577 （0.043）
绘本剧视频干预组（$i=2$）	4.057	3.965	-0.093 （1.000）	-0.022 （1.000）	
混合干预组（$i=3$）	3.939	3.987	-0.071 （1.000）		
空白对照组（$i=4$）	4.057	4.058			

表 7　深圳市 X 小学二年级学生对刷牙感知行为收益多重比较

组别	感知行为收益后测平均值		成对比较		
	校正前	校正后	Mi-M4（p 值）	Mi-M3（p 值）	Mi-M2（p 值）
绘本干预组（$i=1$）	4.569	4.701	0.630 （0.003）	0.450 （0.042）	0.464 （0.048）
绘本剧视频干预组（$i=2$）	4.308	4.237	0.167 （1.000）	-0.014 （1.000）	
混合干预组（$i=3$）	4.188	4.251	0.181 （1.000）		
空白对照组（$i=4$）	4.221	4.070			

5. 知识维度后测组间差异性分析

受访者在接受健康干预后，绘本干预组的知识平均得分为

7.775 分，绘本剧视频干预组的知识平均得分为 6.257 分，混合干预组的知识平均得分为 5.775 分，空白对照组的知识平均得分为 5.829 分，具体结果如表 8 所示。

表 8　深圳市 X 小学二年级学生健康教育前后口腔健康知识得分

组别	例数	知识	
		干预前	干预后
绘本干预组	40	4.55±0.904	7.775±0.698
t 值		-18.585	
p 值		0.000	
绘本剧视频干预组	35	4.2857±1.545	6.257±1.651
t 值		-6.515	
p 值		0.000	
混合干预组	40	4.325±2.188	5.775±2.824
t 值		-4.178	
p 值		0.000	
空白对照组	35	5.286±1.564	5.829±2.162
t 值		-1.176	
p 值		0.087	

因知识维度前测有差异，并且数据未通过平行性检验，故对四组知识水平前后测差值进行单因素方差分析。结果显示，绘本干预组知识前后测差值平均水平为 3.225，绘本剧视频干预组知识前后测差值平均水平为 1.971，混合干预组知识前后测差值平均水平为 1.450，空白对照组知识前后测差值平均水平为 0.543，四组之间具有显著差异（见表 9）。

表 9　深圳市 X 小学二年级学生口腔知识后测差值单因素方差分析

组别	平均值±标准差
绘本干预组	3.225±1.097
绘本剧视频干预组	1.971±1.790
混合干预组	1.450±2.195
空白对照组	0.543±1.821
F 值	15.169
p 值	0.000

采用多重比较进一步检验组间差异大小。在知识后测维度，绘本干预组与绘本剧视频干预组平均值差值为 1.254，具有统计学意义（$p<0.01$）；与混合干预组平均值差值为 1.775，具有统计学意义（$p<0.001$）；与空白对照组平均值差值为 2.682，具有统计学意义（$p<0.001$）。因此，绘本干预组的知识得分差值与其余三组的知识得分差值相比，均具有显著差异。绘本剧视频干预组与空白对照组的平均值差值为 1.429，也具有统计学意义（$p<0.01$）（见表 10）。结果表明，在知识维度，绘本干预带来的效果最好，其次是绘本剧视频干预。

表 10　知识维度组间多重比较

（I）组别	（J）组别	平均值差值（I-J）	p
绘本干预组（1）	2	1.254	0.004
	3	1.775	0.000
	4	2.682	0.000
绘本剧视频干预组（2）	1	-1.254	0.004
	3	0.521	0.837
	4	1.429	0.009

（I）组别	（J）组别	平均值差值（I-J）	p
混合干预组（3）	1	-1.775	0.000
	2	-0.521	0.837
	4	0.907	0.285
空白对照组（4）	1	-2.682	0.000
	2	-1.429	0.009
	3	-0.907	0.285

6. 中介效应检验

为进一步阐释不同干预组别中健康信念模型影响行为意向的机制，本研究采用 SPSS 进行中介效应分析，考察健康信念模型中不同维度对行为意向的中介效应。在本研究中，不同组别（绘本干预组、绘本剧视频干预组、混合干预组、空白对照组）被编码为虚拟变量，中介变量（健康信念模型中的各个维度）和因变量（行为意向）均为连续变量。中介效应的分析结果如表 11 所示。

表 11 健康信念模型各维度对行为意向的中介效应分析结果

分组	中介效应路径	效应值	标准误	BootCI 下限	BootCI 上限
绘本干预组	绘本媒介形态→感知严重性→行为意向	-0.032	0.125	-0.290	0.202
	绘本媒介形态→行为意向	0.354	0.240	-0.120	0.828
	绘本媒介形态→感知易感性→行为意向	0.230[a]	0.118	0.022	0.492
	绘本媒介形态→行为意向	0.092	0.248	-0.399	0.582
	绘本媒介形态→感知行为收益→行为意向	0.228[a]	0.128	0.003	0.494
	绘本媒介形态→行为意向	0.094	0.240	-0.381	0.569

分组	中介效应路径	效应值	标准误	BootCI 下限	BootCI 上限
绘本干预组	绘本媒介形态→自我效能→行为意向	0.141	0.211	-0.260	0.578
	绘本媒介形态→行为意向	0.181	0.190	-0.195	0.557
绘本剧视频干预组	绘本剧视频媒介形态→感知严重性→行为意向	0.150	0.120	-0.074	0.402
	绘本剧视频媒介形态→行为意向	0.202	0.249	-0.289	0.694
	绘本剧视频媒介形态→感知易感性→行为意向	0.000	0.139	-0.260	0.293
	绘本剧视频媒介形态→行为意向	0.352	0.253	-0.147	0.852
	绘本剧视频媒介形态→感知行为收益→行为意向	0.057	0.153	-0.214	0.377
	绘本剧视频媒介形态→行为意向	0.295	0.246	-0.190	0.781
	绘本剧视频媒介形态→自我效能→行为意向	0.192	0.221	-0.221	0.646
	绘本剧视频媒介形态→行为意向	0.161	0.197	-0.228	0.549
混合干预组	混合形态→感知严重性→行为意向	-0.210	0.140	-0.499	0.051
	混合形态→行为意向	0.307	0.242	-0.171	0.786
	混合形态→感知易感性→行为意向	-0.060	0.136	-0.351	0.198
	混合形态→行为意向	0.158	0.245	-0.327	0.642
	混合形态→感知行为收益→行为意向	-0.022	0.144	-0.313	0.254
	混合形态→行为意向	0.119	0.238	-0.351	0.590
	混合形态→自我效能→行为意向	0.122	0.200	-0.257	0.528
	混合形态→行为意向	-0.024	0.190	-0.400	0.352

注：以空白对照组为参照。a 表示中介效应显著。

由表 11 可知，在以空白对照组为参照时，绘本干预组通过感知易感性对行为意向的中介效应值为 0.230，95% 的 Bootstrap置信区间为［0.022，0.492］，不包含 0，表明中介效应显著；此外，绘本干预组对行为意向的直接效应值为 0.092，95% 的Bootstrap 置信区间为［-0.399，0.582］，包含 0，说明其直接效应不再显著，绘本干预组通过感知易感性对行为意向起到完全中介作用。绘本干预组通过感知行为收益对行为意向的中介效应值为 0.228，95% 的 Bootstrap 置信区间为［0.003，0.494］，不包含 0，表明中介效应显著；此外，绘本干预组对行为意向的直接效应值为 0.094，95% 的 Bootstrap 置信区间为［-0.381，0.569］，包含 0，说明其直接效应不显著，绘本干预组通过感知行为收益对行为意向起到完全中介作用。在以空白对照组为参照时，绘本剧视频干预组和混合干预组的各个中介路径均不显著。

综上，在以空白对照组为参照时，绘本干预组通过感知易感性和感知行为收益对行为意向起到完全中介作用，感知易感性和感知行为收益对行为意向有正向影响；绘本干预组、绘本剧视频干预组和混合干预组的感知严重性、感知易感性、感知行为收益和自我效能均不对行为意向起中介作用。

四　结论与启示

（一）研究结论

深圳市 X 小学儿童在专业口腔知识以及对口腔健康的健康

信念程度上仍有较大的提升空间。在采用不同的媒介形态进行健康干预后，儿童的知识水平显著提升，证明本次干预在一定程度上取得成效。主要研究结论如下。

第一，不同的媒介形态均可以在一定程度上提升儿童的口腔健康知识水平，其中绘本这种形态对儿童的口腔健康知识水平提升起到的作用最大，其次为绘本剧视频和混合形式。

第二，媒介形态的不同，并不显著改变儿童的行为意向，不同媒介形态的干预对儿童刷牙行为意向的影响没有显著差异。

第三，通过绘本这种媒介形态对儿童进行健康教育，可以显著影响儿童对于罹患龋齿的感知易感性和感知行为收益。通过绘本剧视频这一媒介形态，可以显著影响儿童对于罹患龋齿的感知严重性。两种不同的媒介形态均显著影响儿童自我效能的改变。

第四，健康信念模型对行为意向具有中介效应。中介效应结果表明，绘本的干预形式可以分别通过感知易感性和感知行为收益影响儿童的行为意向。这在一定程度上说明，在不同的媒介形态对儿童刷牙行为意向起作用的过程中，健康信念模型在感知易感性和感知行为收益层面起到中介作用，并且健康信念对行为意向的改变产生正向影响。

（二）媒介选择启示

在本研究中，不同的媒介形态对于儿童知识维度的改变、健康信念的改变和行为意向的改变均有所差异。

绘本这一"图片×文本"的媒介形态对儿童口腔健康知识、感知易感性和感知行为收益的影响均较为显著。将绘本用于儿童健康教育，可以充分将儿童的发展特点与绘本的优势结合起来，从而把健康教育效果最大化。在幼儿时期（3 岁到 6 岁或 7 岁），幼儿对周围的世界充满好奇和探索的欲望，同时其认知具有具体形象性和不随意性。绘本图文并茂的呈现形式将具体知识形象化，从而可充分发挥儿童思维的具体形象性。在阅读绘本的过程中，儿童的想象力和语言能力得到充分激发，其审美意识和逻辑思维得到增强（毕凌霄，2013）。基于绘本的艺术特征和儿童的想象力，将绘本应用于健康干预中，会相应提升儿童对健康行为采纳的感知收益。在感知行为收益维度，绘本产生的效果远大于绘本剧视频。

　　绘本剧视频这种"动态图画×音频"的形式对儿童在罹患龋齿的感知严重性上具有显著影响。视频用于儿童教育，内容上都是选择较为简单的或者切分细碎的专业知识，不需要观看者具备很强的逻辑思维能力和较大的知识储备（郑桂梅，2022）。而儿童在进行具有专业科学知识的科普学习过程中，没有一定的知识基础和逻辑思维能力，他们对新概念和新知识的整体建构可能会稍显困难。袁英（2022）将视频用于孤独症儿童的行为干预中，发现将视频用于儿童教育需要考虑较多因素，如时长、画面、背景音乐等诸多影响因素，同时需要保证儿童在视频观看过程中注意力集中。在儿童健康干预中，要从儿童的学习认知过程出发，充分利用多媒体的优势，促进儿童多方面的学习和进步。在本研究中，绘本剧视频的干预形式有效提升了儿童对于罹患龋齿的感知严重性，生动形象的语音叙述视频更能让儿童直观地感受罹患龋齿的严重程度，这也与视频干预中倾向于突出感知严重性的既往研究相一致（王宇涵、张静，2022）。

绘本和绘本剧视频的混合干预模式作用效果最小。可能是因为儿童同时接收了绘本和绘本剧视频两种媒介，即在接收"图片×文本×音频"的过程中出现了认知负荷。Sweller 认为，如果学习资料的复杂程度很高，且学习者缺乏这一领域的知识铺垫，那么在信息加工过程中，工作记忆通道要编码更多的信息，会导致工作记忆负担变重，从而导致认知负荷（转引自王建中等，2013）。在儿童口腔健康知识欠缺的情况下，提供大量的媒介信息会加深儿童工作记忆，难以达到较好效果。

综上，不同媒介形式会带来不同的健康干预效果。相较而言，绘本的干预效果较好。这一研究结果也与 Mayer（2009）早期提出的基于先进技术的多媒体呈现（基于计算机的动态媒体呈现）在促进学习上并没有表现出优于传统技术的多媒体呈现（基于书本的静态媒体呈现）（王英豪，2009）这一结论相吻合。今后，在将多媒体学习的认知理论应用于儿童口腔健康干预时，要注意选择合适的媒介，并根据认知目的，做好相应的多媒体设计。

（三）儿童健康科普绘本编创建议

本研究通过类实验法对儿童口腔健康进行干预，发现了绘本用于儿童口腔健康干预的有效性，同时通过深度访谈方法，进一步挖掘了绘本应用于儿童健康教育的创新点，并据此为未来绘本创作提出参考建议。访谈对象为利用绘本进行互动式阅读的六对亲子和两位编委会成员，其中编号 a1 和 b1、a2 和 b2、a3 和 b3、a4 和 b4、a5 和 b5、a6 和 b6 为六对亲子，编委会成员对应的访谈编号为 a7 和 a8。依据访谈得出的绘本编创建议如下。

1. 绘本要注重趣味性、画面感与科学性

首先，绘本创作需要具有一定的趣味性。通过儿童喜欢的角色设定进入故事，并且通过故事撬动科学知识，使儿童更适应绘本内容。比如，有访谈对象表示，"孩子更喜欢人物的描写，拟人的手法"（编号 a6），"对于这个绘本，他就特别有代入感，尤其是牙刷大将军，他就会特别有共鸣、特别喜欢。这个年龄段的孩子对卡通片里面的英雄人物、超级英雄什么的都特别感兴趣。对英雄特别有代入感"（编号 a4）。

其次，生动形象的画面和趣味横生的色彩搭配不仅能"使孩子独立完成绘本阅读"（编号 a4），还可以充分唤起儿童的想象力和兴趣。关于画面感，有家长表示"图片对于小孩子很有吸引力，这是卡通的，一看到细菌，小朋友就知道'哇，这个是细菌，他已经爬到我的牙齿上边去了'，他们喜欢插图，细菌、牙齿的区分度很高，小朋友可以一眼辨识，这点很好"（编号 a3）。

最后，科学性与故事线并重，更能促进儿童的知识学习，并增强绘本的可信性。由问卷分析数据可知，绘本的科学性在促进儿童了解和学习口腔健康知识方面具有更显著的效果，同时在家长眼中，科学性会提高绘本可信度，如"她（孩子）比较喜欢故事线，科学性会让我比较相信它"（编号 a2）。

2. 绘本中的科普内容要有年龄针对性

绘本中的科普内容应该更具年龄针对性。在亲子阅读中，可以对儿童和家长应该掌握的科学知识进行一定的细分处理，这样既有利于家长的基础背景知识的增加，又能促进儿童对科学知识的掌握。比如，一位家长表示，"很多文字是通过对话

框表现出来的，很多字是描述出来的，这样的话可以分页，文字描述和图片描述的分页，稍微分一下。这样感觉一页一页翻起来没那么累，没那么多。最后把刷牙的方法总结给爸爸妈妈看，哪些是给爸爸妈妈看的，哪些是给孩子读的，我觉得可能就会好很多"（编号a2）。在儿童可接受的范围内，也需要对科普内容进行进一步的划分，如有受访者指出，对于绘本里的很多科学知识，三年级学生已经铭记于心，但幼儿园小班儿童对科学知识的接受度相对较低，还需要花费更多的时间、精力和篇幅去讲解科学知识（编号a4）。

（四）局限性与研究方向

本研究主要通过不同的媒介形式对学龄儿童进行口腔健康干预，研究结果具有一定成效，提升了受访者的口腔健康知识水平和健康信念相关维度的水平。同时，本研究通过不同组间的比较，探讨了更加适合儿童的健康教育模式，为未来儿童健康教育提供新的思路，并为中国本土的儿童健康教育绘本提供相关建议。但同时，本研究也存在以下不足。

从干预材料方面来看，本研究选取的绘本仅是中国本土儿童健康教育绘本中的一个类别，并未涉及全部儿童健康教育类绘本。此外，本研究选取的绘本剧视频为依据绘本自制改编的绘本剧，此绘本剧视频虽然在内容上与绘本保持一致，并经过专业绘本作家的改编，但将其用于健康干预时，视频质量还有待进一步提高。在干预过程中，因为儿童需要一定的引导，所以本研究各实验组并未精确排除绘本老师对儿童学习效果的影响，此为研究局限性。除此之外，本研究的干预时长较短，频次较少，如果提高干预频率，干预效果可能会更加显著。

在衡量儿童口腔健康干预效果的过程中，本研究主要采用问卷调查的手段，如果可以采用临床上的口腔龋齿判定标准或较为先进的器械反映儿童实际的口腔健康状况，实验结果会更加客观。

综上，本研究通过准实验法，比较了不同媒介形式的作用和效果，考量了受试者在不同媒介形式干预下的口腔健康知识水平、健康信念水平和行为意向，也验证了不同媒介形式的健康干预可以通过健康信念提升受试者的行为意向。绘本这种"图片×文本"的媒介形式更能通过感知易感性和感知行为收益影响受试者的行为意向；而绘本剧视频能以更直观的形式向受试者展示龋齿的严重性，通过感知严重性影响受试者的行为意向。未来，相关研究可以有针对性地设计干预材料，以期通过增强健康信念，在更大程度上促进儿童刷牙行为的改变。

青少年身体活动行为健康干预：基于计划行为理论拓展模型的分析 *

姚　遥　马起山　武　南　张　燕 **

　　摘　要：规律的身体活动对个体的身心健康大有裨益，但全球 80% 的青少年缺乏足够的身体活动量。本研究以深圳市某公立学校初中生为对象，在计划行为理论的基础上纳入原型感知，进行为期一个月的准实验干预，以提升学生身体活动水平。首先，研究检验了拓展后的计划行为理论模型的适用性。随后，研究围绕工具性态度、情感性态度、主观规范、感知行为控制和原型评估等变量，设计了课堂科普、微信社群和智能手环等综合干预措施。结果显示，在高感知气候影响的学生中，实验组的身体活动水平在气温骤降后较对照组下降幅度更小；在低感知气候影响

---

　*　本文内容部分参见作者于 2024 年发表在英文期刊 *Current Psychology* 的文章 "Exercising Like My Sporty Idol"：Sporty Prototype Perceptions Associated with Adolescents' Physical Activity in an Integrative Behavioral Prediction Model。收入本书时，略有删改。

**　姚遥，华南理工大学新闻与传播学院博士生；马起山，深圳市疾病预防控制中心副主任医师；武南，深圳市疾病预防控制中心主任医师；张燕，深圳大学传播学院副教授。本文通讯作者为深圳大学传播学院副教授张燕。

的学生中，实验组的部分室内活动略有增加。总体而言，本研究证实了原型感知可以有效拓展计划行为理论，并为应用该理论指导青少年身体活动干预提供了有益的实践经验。

一　研究背景

规律的身体活动（Physical Activity，PA）对个体的身心健康大有裨益（Hallal et al.，2006）。然而，相关研究一致发现，在青少年时期，个体的身体活动水平有明显下降（Ahmad et al.，2021）。一项调查显示，全球80%的青少年缺乏足够的身体活动量（World Health Organization，2021）。由于工业化、城市化和久坐的生活方式，中国青少年面临同样的健康威胁（Menhas et al.，2021）。一项对中国986所公立学校131859名7~19岁学生的调查表明，中国青少年学生身体活动水平呈下降趋势，而超重和肥胖流行率保持稳定（Zhu et al.，2019）。

青春期是一个人高度在意个人形象的发展阶段。在此时期，青少年往往会在意别人如何看待他们，并对自身行为对其社会形象的影响很敏感（Gerrard et al.，2005）。既有研究表明，社会形象会激励青少年的健康行为（Amos et al.，1997；de Jonge and Gormley，2005）。这种形象代表经常从事某种行为的典型人物，也被称为原型（Gerrard et al.，2008）。例如，一个吸烟者原型是指一个经常吸烟的典型人物，人们对其可能有不同的形象认知（例如，"酷"或"不健康"）。同样，一个运动原型指的是一个身体活动活跃的社会形象。青少年倾向于接近他们积极评价或认同的原型（Rivis et al.，2006）。原型意愿模型（the Prototype/Willingness Model，PWM）（Gerrard et al.，2008）很好地支持了这一观点。该理论指出，原型感知（个体对原型的好感度与认同感）对个体的健康行为起着重要作用（Rivis et al.，2006）。因此，对运动原型的好感度和认同感可能会促进青少年的身体活动行为。

鉴于此，本研究将原型感知整合进经典的计划行为理论中，在对理论予以拓展的基础上，采用准实验设计的方法，对深圳市某公立学校初中生进行为期一个月的健康干预，以期提升其身体活动水平。

二 文献综述

（一）计划行为理论及其在身体活动领域的运用

计划行为理论（Theory of Planned Behavior，TPB）由 Ajzen（1991）在理性行为理论的基础上发展而来，现已成为理解和预测人类行为最受欢迎的理论模型之一。该理论指出，行为意向是个体行为最直接的影响因素，它是"个人对于采取某项特定行为的主观概率的判定，反映了个人对于某一项特定行为的采纳意愿"（王静等，2011）。而行为意向反过来又取决于个体行为态度（个体对于实施某种特定行为喜爱程度的评估）、主观规范（个体在进行行为决策时所感知到的社会压力）以及感知行为控制（个体对于实施某种特定行为所感知到的难易程度）。元分析表明，相较于感知行为控制与行为态度，主观规范对行为意向的预测力往往是最弱的（Armitage and Conner，2001）。而后续大量研究表明，纳入描述性规范（个体对某种行为流行度的感知）能够增强计划行为理论预测行为意向的能力（Conner and Mcmillan，1999；Sheeran and Orbell，1999）。因此，本研究将描述性规范一并纳入，从而扩展计划行为理论中的规范信念，以弥补主观规范预测力的不足。

身体活动是一种与健康息息相关的行为，诸多研究者运用计划行为理论对该行为进行了预测与干预。例如，一项研究表明，计划行为理论变量可以解释大学生37%的身体活动意向变化差异，但这些变量未能成功预测身体活动行为（Kwan et al.，2009）。而围绕青少年群体的身体活动行为，相关研究也展现了计划行为理论的适用性。例如，针对加拿大儿童和青少年的研究显示，计划行为理论可以解释47%的身体活动意向的方差（Mummery et al.，2000）。中国学者利用该理论针对农村青少年的研究也表明，计划行为理论在该群体中具备较高的适用性，且主观规范是促进农村青少年形成锻炼意图的主要因素（张强等，2021）。

在干预研究方面，Hagger等（2002）对身体活动研究中的理性行为理论和计划行为理论进行元分析后发现，当计划行为理论作为干预的基础时，是一个很有用的模型，在运动与身体活动领域被广泛应用。例如，Tsorbatzoudis（2005）基于计划行为理论，将366名高中生分为干预组和对照组，在为期12周的干预后发现，这一干预措施有效改善了干预组学生对身体活动的态度、感知行为控制和行为意向。相应的，相关研究基于计划行为理论，采用电子邮件、海报等形式，针对久坐大学生（Parrott et al.，2008）、年轻人（Chatzisarantis and Hagger，2005）、患有 2 型糖尿病和心血管疾病的老年人（White et al.，2012）等目标人群进行干预，亦在不同程度上验证了该模型用于干预指导的有效性。

（二）原型评估与原型相似性

原型感知是原型意愿模型中的一个重要概念。原型意愿模型是一个双过程模型，描述了个体风险行为决策过程中的理性路径和自发的社会反应路径。前者是深思熟虑的，由理性思维驱动，而后者是更直接的。社会反应路径假定由原型感知驱动的行为意愿（behavioral willingness）而非行为意向（behavioral intention）是青少年非预期行为的关键近端前因（Gerrard et al.，2008）。

根据原型意愿模型和以往的研究，原型感知包括两个方面：原型评估和原型相似性。原型评估指原型被个体正面或负面评价的程度，原型相似性指个体认为自我形象与原型相似的程度（van Lettow et al.，2016）。原型评估主要通过青少年对原型的好感起作用，而原型相似性的影响主要通过青少年对原型的认同而发生（van Lettow et al.，2016）。尽管在原型意愿模型中，原型感知作用于行为意愿而非行为意向，但后续研究表明，健康风险形象（如典型的吸烟者）和健康促进形象（如典型的爱锻炼者）均可能成为青少年的目标状态（Rivis et al.，2006）。换言之，如果个体希望人们以积极的方式认识和对待他们，他们就很有可能让自己与健康促进原型的积极形象更接近，也就有可能有计划、有目的地做出这类健康促进行为，以维持正面形象（Swann et al.，1987）。事实上，原型感知与行为意向的关系已在运动（Rivis and Sheeran，2003）、酗酒（Rivis et al.，2006）等健康相关行为中得到验证。

综合上述讨论，本研究初步建立起一个拓展的计划行为理论作为理论框架（见图1）。具体而言，本研究假设行为态度、描述性规范、主观规范、感知行为控制、原型评估和原型相似性会对青少年的身体活动行为产生直接或间接作用。

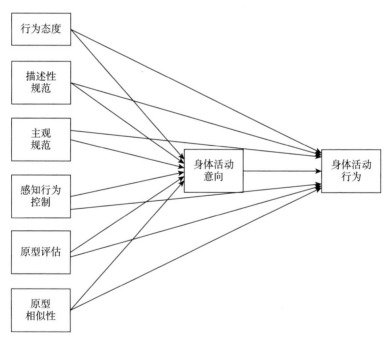

图1　拓展的计划行为理论框架

三　研究方法

（一）研究程序与被试

本研究选取深圳市某公立学校初一、初二年级学生为实验对象，共招募 300 名学生为实验组被试予以干预，剩余学生自动成为对照组，不进行任何干预。前后测间隔时间约为一个月，均采用相同问卷进行调研。在剔除问卷填写不完整、态度前后矛盾等无效问卷以及有特殊情况（如生病、生理期等）影响实际身体活动水平的被试之后，前测共获得 630 份样本，其中实验组 208 人，对照组 422 人；后测共获得 632 份样本，其中实验组 215 人，对照组 417 人（后测样本量之所以大于前测样本量，主要受到筛查题的影响，例如，近七天内有生病或生理期等特殊情况的被试均会被剔除）。最后，以姓名、班级等人口统计学信息为准，将前后测样本进行匹配，最终获得 387 份有效样本，其中实验组匹配样本为 135 人（$M_{age} = 12.94$，$SD = 0.61$），对照组为 252 人（$M_{age} = 12.93$，$SD = 0.71$）。

本研究采用前后测准实验设计（组别因素为被试间因素：对照组 VS 实验组；时间因素为被试内因素：前测 VS 后测），分别对实验组和对照组采取不同的干预方式，即实验组接受综合干预，对照组无任何干预。在干预后，通过问卷调查的方式，对不同组之间的差异（组间差异）、同组内干预前后的差异（组内差异）进行干预效果评估。

（二）研究工具

计划行为理论各关键变量的测量主要援引 Ajzen（1991）、Wang 和 Zhang（2016）等人的量表进行编制，所有反向题均转为正向计分，具体变量测量题项如下。

行为态度：包含 3 个题项，1 个工具性态度条目（1 = 完全没必要的，5 = 非常有必要的），2 个情感性态度条目（无聊的—令人兴奋的、无趣的—有趣的），通过询问被试"我认为'在下周至少锻炼三次'这件事是……"进行测量，均采用 5 点计分。有关情感性态度的 2 个题项之间为强相关（$r = 0.85$，$p < 0.001$），整体行为态度的 Cronbach's α 系数为 0.84，信度较好。

主观规范：主观规范采用单一题项予以测量，即询问被试"在我身边重要的人（如父母、老师或朋友）当中，绝大多数认为我应该在下周至少锻炼三次"，采用 5 点计分，得分越高，表明个体感知到的主观规范水平越高。

感知行为控制：共包含 3 个题项，如"我自己可以完全决定是否在下周至少锻炼三次"。采用 5 点计分，得分越高，表明感知行为控制水平越高。Cronbach's α 系数为 0.71，信度良好。

身体活动意向：由 3 个题项构成，如"我打算在下周至少锻炼三次"，采用 5 点计分（1 = 完全可能，5 = 完全不可能）。3 个题的平均分即身体活动意向的最终得分，得分越高，表明其身体活动意向越高。Cronbach's α 系数为 0.86，信度较好。

身体活动行为：本研究采用 Kowalski 等（2004）编制的儿童和青少年身体活动问卷，测量该校初一、初二年级学生的身体活动水平。经前人检验，该问卷具有较好的信效度（Crocker et al., 1997；Kowalski et al., 1997；李新等，2015）。该问卷主要包含以下 10 个条目：条目 1 测量 22 项常规活动（如跳绳、跑步、跳舞等），平均分即该条目得分；条目 2~8 分别调查被试在体育课、课间休息、午休、放学后、晚上、周末以及一周内活动情况总体评价等不同层面的身体活动情况，每个条目从"1"到"5"为从低身体活动水平递增到高身体活动水平；条目 9 共包含 7 个子题项，测量被试在过去的一周时间里每天的活动频率，依次从"没有"到"很频繁"进行 5 级评分，最终 7 天平均得分即"整周身体活动"得分；条目 10 为筛查题，目的在于排除那些因为特殊情况（如生病、生理期等）身体活动水平无法得到准确测量的被试。

原型评估：参考 Lazuras 等（2011）的研究，采用 6 点李克特量表（1 = 非常符合，6 = 非常不符合）测量被试对于经常运动锻炼的同龄人的形象认知，包含 4 个正面词语（酷的、受欢迎的、有趣的、有吸引力的）和 2 个负面词语（固执的、愚钝的），后两题后续进行正向转换。6 个题项的平均分即最终得分，分数越高，代表个体对运动原型的好感度越高。经检验，其 Cronbach's α 系数为 0.72，信度良好。

原型相似性：采用单一题项测量，即"你认为你与经常进行体育锻炼的同龄人之间有多大的相似之处"，采用 5 点计分（1 = 一点也不相似，5 = 非常相似），分数越高，表明被试感知原型相似性越高。

描述性规范：采用单一题项测量，即"我认为我身边的大多数人下周的活动（如跳舞、打球、跑步）水平将是_____？"，采用 5 点计分（1 = 很低的，5 = 很高的），得分越高，表明被试感知到的身边人的身体活动水平越高。

（三）健康干预流程

本次健康干预始于 2020 年 12 月 11 日，持续时间为一个月，干预信息大致涵盖图文、短视频、微信公众号推文等类型。线下身体活动科普课堂为主要干预方式，辅以智能运动手环（仅实验组佩戴）和微信社群干预。在健康干预开始前，本研究首先基于前测数据，运用结构方程模型，对假设模型进行了检验，最终检验结果如图 2 所示。

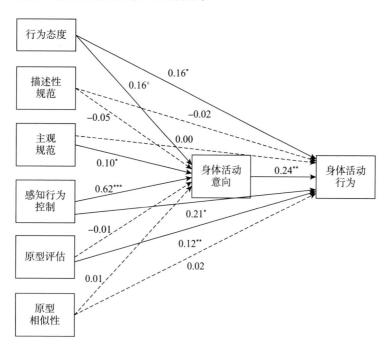

图 2 身体活动行为预测模型检验结果

注：$^{+}p<0.07$，$^{*}p<0.05$，$^{**}p<0.01$，$^{***}p<0.001$。

由此，本次健康干预的理论指导框架正式生成，科普课堂课件主要围绕工具性态度、情感性态度与感知行为控制、原型评估、主观规范进行设计。

1. 工具性态度

围绕工具性态度，本次干预旨在帮助被试认识到身体活动对自己是有用的、有价值的，反之，缺乏身体活动可能会带来包括健康损失在内的一系列负面结果。具体而言，相应干预信息包含三条短视频，其中两条源自 TED① 的科普短片——《久坐的危害居然这么大》《参加体育运动对身体和大脑的好处》，分别以动画的形式生动形象地讲述了缺乏身体活动的危害和积极参与身体活动的益处。此外，笔者还推送了几条微信公众号推文，如源自世界卫生组织的《关于身体活动和久坐行为指南》，从科学的角度说明了身体活动的健康效益。

2. 情感性态度与感知行为控制

干预信息设计主要着力于提升被试对身体活动行为的积极情感（如认为运动是有趣的），以及增强其执行该行为的信心。本次干预采用同一视频内容对这两个心理因素进行干预。该视频名为《10min 体能运动》（腾讯视频，2020），专门为儿童定制，总时长为 10 分钟，包含下蹲、原地跑动等多种动作。该视频中的带教人物为卡通形象，相较于真实的指导老师，显得更为生动有趣，且不会造成压迫感或严肃感。同时，这一视频全程采取游戏闯关式的设计，每组动作均在屏幕上显示目标数量，

---

① TED 是美国一家非营利机构，TED 指 Technology、Entertainment、Design 的缩写，即技术、娱乐、设计。该机构每年举行一次大会，召集众多科学、设计、文学、音乐等领域的杰出人物，分享他们关于技术、社会、人的思考和探索。TED 大会会将演讲做成视频放在互联网上，供全球观众免费分享。

且完成部分动作后设置了一定时长的休息时间，这可视为一种奖励。在运动目标和"休息奖励"的双重激励下，学生能够在有趣而不枯燥的过程中完成相应的动作。此外，该视频所有动作均可在室内进行，且简单易学、灵活有趣，减少了被试在冬天时外出运动的不方便，以及不会运动技巧等不利因素的影响。

主讲人在活动现场提问学生每天的身体活动量是否达到建议标准，让其思考身体活动不足的原因。不少学生指出，作业多、空闲时间少、天气冷、不喜欢运动等主客观因素是阻碍他们进行身体活动的主要原因。由此，在提问完成后，现场播放励志短片《NO EXCUSE》，该视频主要内容为各类运动画面的剪辑，更重要的是，该视频全程传达了一个理念，即不要给自己的怠惰找太多理由，放下借口，努力去做，希望借此调动学生参与身体活动的积极性和增强学生坚持身体活动的意志力。

3. 原型评估

围绕原型评估这一心理变量，干预信息设计主要聚焦宣传爱锻炼者的正面形象，提高学生对运动原型的好感度。为此，本次干预主要采用了两类信息。一是世界卫生组织微信公众号发布的短视频《与易烊千玺一起运动随时随地》。该视频主要由易烊千玺和穿着校服的多位中学生参演，围绕"只要你想，运动随时随地"这一主题，展现了几个不同场景（如上学路上、教室、楼梯间等）"随时随地"运动的画面。一方面，作为诸多"00后"偶像的易烊千玺，以中国健康特使的身份，发挥其偶像的示范和引领作用；另一方面，这可以使学生对偶像的好感转移到其代言的事物（运动）之上，从而发挥"偶像原型"的促进作用。二是系列纪录片《运动员是这样练成的》

（Bilibili，2019）。该纪录片共包含 15 集，每集时长约为 25 分钟，主要讲述了各类运动项目中知名运动员的成长经历。通过该系列纪录片，希望加深运动形象在学生心中的积极印象，从而提升其对运动的好感度。

4. 主观规范

主观规范主要通过现场互动的方式进行干预。例如，我们向学生提问"你觉得你身边有哪位同学是爱运动的好榜样呢?"，并让其夸赞其优点。互动目的是提升学生对身边爱运动同伴正面形象（如坚持不懈、健康向上、受欢迎等）的认知。同时，通过这一互动环节，让学生感受到大家对身体活动这一行为的认可和支持。

四　数据分析结果

考虑到在本次干预活动中后期，深圳市经历了两次较大规模的寒潮，气温降幅最大达 10℃ 左右，本研究在后测时纳入了两个与气候影响相关的题项。两个题项通过询问被试"请问最近两次寒潮，对你的运动情况影响程度是?"以及"你觉得冬天在户外运动时，气温对你的影响程度是?"，分别测试被试感知到的寒潮和冬季气温对自身身体活动行为的影响程度，采用 5 点计分（1 ＝完全没有影响，5 ＝非常有影响），分数越高，代表气候对被试身体活动行为的影响程度越高。因两个变量之间的相关系数较高（$r = 0.61$，$p < 0.001$），故将二者合并为一个新的变量，即感知气候影响。

相关分析表明，感知气候影响与被试的身体活动行为（$r = 0.30$，$p < 0.001$）以及干预前后的身体活动水平变化（$r = 0.11$，

$p<0.001$）密切相关。因此，本研究进一步以感知气候影响（$M=2.65$，$SD=0.98$）为调节变量进行高低分组，以探讨感知气候影响不同水平下的健康干预效果。具体而言，本研究将感知气候影响低于平均值的被试划分为低感知气候影响组（N=199），而将感知气候影响高于平均值的被试划分为高感知气候影响组（N=188）。由此，本研究进一步将被试划分为4组：高感知实验组、高感知对照组、低感知实验组、低感知对照组。最后，以时间为被试内因素，以组别和气候为被试间因素，进行2（气候：高感知气候影响 VS 低感知气候影响）×2（组别：实验组 VS 对照组）×2（时间：前测 VS 后测）的重复测量方差分析。限于篇幅，本文省略了重复测量方差分析的具体结果，同时为便于查看，本文将结果显著（包含部分边缘显著的结果）的所有变量进行汇总（见表1）。

表 1　干预前后评分显著变化汇总

	高感知气候影响组			低感知气候影响组		
	组内差异		组间差异	组内差异		组间差异
	对照组	实验组		对照组	实验组	
心理认知及行为意向	SN↓、IA†↓、AA†↓、PBC†↓	IA↓ BI↓	—	BI↑	—	—
身体活动行为	放学后 PA↓ 晚上 PA↓ 整周 PA↓ PA 总分↓ 总体评价†↓	晚上 PA↓ 整周 PA†↓	—	整周 PA†↓	课间 PA↑ 午休 PA↑ 晚上 PA↓	实验组>对照组：午休 PA、整周 PA、PE

注：SN=主观规范，IA=工具性态度，AA=情感性态度，PBC=感知行为控制，BI=行为意向，PE=原型评估，PA=身体活动，†表示边缘显著（p 值介于 0.5 和 0.08 之间），↑表示后测较前测有显著上升，↓表示后测较前测有所下降。

五 总结与讨论

本研究在计划行为理论的基础上，纳入原型感知这一概念对其进行拓展，并在实证检验的基础上确定了健康干预的理论指导框架。基于此，本次健康干预围绕工具性态度、情感性态度、主观规范、感知行为控制和原型评估等变量进行信息设计，采用科普课堂，辅以运动手环与微信社群等综合干预方式，最终取得一定的干预效果。总体而言，本次健康干预效果呈现以下两个特点。

（一）维持：以不变应万变

对于高感知气候影响组（认为自己的身体活动行为受寒潮和气温骤降影响较大的学生）而言，在心理认知及行为意向层面，实验组对身体活动行为的工具性态度（认为体育锻炼是不是有必要的）和行为意向有所下降，而对照组的主观规范水平下降，且工具性态度、情感性态度和感知行为控制均呈现显著下降趋势；在身体活动行为层面，实验组与对照组在晚上身体活动维度上皆显著下降，且对照组在放学后身体活动、整周身体活动、身体活动总分等维度上也显著下降。实验组和对照组的工具性态度并未受到干预信息的影响，都较一个月前有所下降，这或许与测量时间点有关。后测时间恰好为期末考试前一周，在这样的背景下，或许下一周的主要任务是备考和参加期末考试，再加上对气温骤降的高感知水平，锻炼这一行为很可能被学生认为并非很有必要。

总体而言，在面临同样高水平的感知气候因素影响条件下，对照组比实验组呈现更多维度的下降趋势，且总体身体活动水平显著下降。而对于接受综合干预的被试而言，尽管也有个别维度有所下降，但总体身体活动水平仍保持原有水平，在气温骤变的情况下，维持更多的心理认知及实际身体活动行为层面的"不变"。这一结果在一定程度上表明，对于身体活动行为受气候变化影响较大的学生而言，本次健康干预的意义在于帮助他们维持既有的身体活动信心和行为。

（二）提升：室内活动略有成效

对于低感知气候影响组而言，经健康干预之后，相较于对照组而言，实验组在午休身体活动、课间身体活动，以及对运动原型的好感度上提升更为明显；实验组的课间身体活动和午休身体活动在干预后均有显著上升，但晚上身体活动有所下降，而对照组的身体活动行为意向显著上升，但总体的身体活动水平无明显变化，甚至在整周身体活动维度上有显著下降趋势。这一结果表明，在评估自身身体活动行为受气候因素影响较小的共同前提下，实验组经健康干预之后在偏室内的身体活动水平上（如课间、午休时段通常在教室内活动较多）有所提升，而对照组尽管身体活动行为意向显著上升，却并未落实到实际行为上。因此，本次健康干预在一定程度上提升了学生在室内的身体活动量，这也是一个有益的尝试。但未来还需更多的探索和干预，以产生更显著、更深远的干预效果。

总的来说，对于低感知气候影响组而言，本次健康干预行动实践围绕拓展的计划行为理论中的各前置变量，进行了相应的干预信息设计，但最终对于各变量本身收效甚微，而主要效果体现在实际行为上。这一结果与预期效果有所差距，即心理认知层面并未显著对学生产生影响，但行为层面取得一定的效果。一个可能的解释是，从实验组前测时的心理认知水平来看，他们原本对身体活动行为的工具性态度（$M = 4.58$，$SD = 0.67$）、情感性态度（$M = 4.16$，$SD = 0.80$）、主观规范（$M = 4.52$，$SD = 0.72$）、感知行为控制（$M = 4.28$，$SD = 0.73$）、原型评估（$M = 4.35$，$SD = 1.07$）均已经达到较高的水平，同时行为意向（$M = 4.47$，$SD = 0.69$）也较高，主要的障碍存在于行为的执行上。换言之，被试对身体活动行为已经有充分的认识，但尚未转化为实际行为，而本次健康干预在一定程度上直接促进了行为的执行。

除上述讨论，这或许还与心理学实验中常见的"霍桑效应"有一定关系。所谓的霍桑效应，也称为被试效应，"指由于实验对象对其被试身份的认知及态度而产生的有意识的变化"（范选伟，2006）。换言之，实验组由于接受了三种渠道的干预，意识到自身受到较多的、特别的注意，从而体现了更高的身体活动行为水平。

（三）总结与反思

综合上述讨论结果不难看出，由于本次健康干预中后期气候环境发生较大的变化，对青少年的身体活动行为产生不同程度的影响，故而本次健康干预的效果也大打折扣。但总的来说，本次健康干预仍取得一定的效果，尤其是对于偏室内的身体活动而言，并且本次干预有助于维持学生的行为控制感，这在寒冷气候环境下有重要价值。正因如此，为期一个月的综合健康干预得以促进实验组在部分时间段内身体活动水平的上升或维持既有的身体活动水平，不至于受限于寒冷天气而减少身体活动行为。

尽管本次健康干预实践项目取得一定的成效，但与最初预期仍有一定的距离，尤其是对心理认知及行为意向层面的提升作用不足。故笔者对本次健康干预行动实践进行如下反思，以探索干预效果欠佳的原因，为今后的干预项目提供参考。

从客观因素来讲，健康干预的时间安排处于该校某学期的最后一个月，一方面，干预时间较短，短期干预的效果比较有限；另一方面，干预后期面临期末考试，学生参与身体活动的时间必然受到一定的压缩。同时，伴随两次寒潮的到来，深圳市气温迅速下降，导致学生参与身体活动的热情消退。

从健康干预的流程及方法来看，尽管本次行动实践采取了三种不同的干预方式，但均存在不足。首先，智能运动手环作为本次健康干预中的技术手段，在干预过程中的佩戴频率难以得到保证。其次，微信社群的主要成员是学生家长，其配合度直接影响了干预信息的触达率。最后，由于临近期末，只分别对初一、初二年级的被试进行了一次线下科普，干预次数有限。

此外，由于对照组和实验组处在同一学校同一班级内，两组之间可能会相互交流，因此对实验组发布的干预信息很可能也被对照组了解。这种干预设计本身带来的信息互通或许也在一定程度上影响了干预效果。

最后，从干预信息及形式本身来看，尽管主要内容是围绕理论框架设计的，但由于未进行任何形式的访谈，缺乏来自被试的适用性确认，因而传播效果具有一定的局限性。同时，本次健康干预主要采用短视频、微信公众号推文等形式，在一定程度上能够契合被试的媒介内容偏好，但仍然远远不够。例如，青少年对于游戏、动漫等内容形式有着很大的好感度和兴趣，若能在本次健康干预中引入更有趣味性的机制，或许能够进一步提升干预效果。

基于风险信息寻求与加工模型的医美决策干预

沈意颖　张　燕　蓝丽娜　郑锦芬[*]

摘　要： 中国医美市场增速居全球首位，且长期呈现快速增长的态势，但医美市场日益庞大与其暗藏的健康风险之间的矛盾亟待解决。本次健康干预运用了风险信息寻求与加工模型，并基于研究需要对模型进行了调整和实证检验。在理论模型的指引下，本研究进行了为期1个月的微信平台健康干预，并对干预效果进行了全面评估。结果表明，实验组在健康风险认知、信息主观规范、电子媒介健康素养和信息寻求与加工行为上均显著提升，证明了本次干预的有效性。此外，尽管没有接受任何健康干预，对照组的健康风险认知和电子媒介健康素养水平在1个月后也获得显著提升。总体而言，本次健康干预取得较为理想的效

---

* 沈意颖，深圳大学传播学院硕士研究生；张燕，深圳大学传播学院副教授；蓝丽娜，深圳市慢性病防治中心副主任医师；郑锦芬，深圳市慢性病防治中心主任医师。在本文作者中，张燕和沈意颖具有同等贡献，为共同第一作者。本文通讯作者为蓝丽娜和郑锦芬。

果，有助于医美意向者在进行医美项目前做出理性决策。

一 研究背景

爱美之心，人皆有之。人们对"美"的追求，推动医疗美容（以下简称"医美"）朝大众化的方向发展。有关数据显示，截至 2021 年 4 月，中国医美用户规模达到 1807.3 万人（Mob 研究院，2021）。医美源于临床医学，但又有别于临床医学，因为医美基本以满足审美需求为目的，而非以治疗为目的，其消费属性远大于诊疗属性。中航证券有限公司在 2021 年发布的《医美行业深度报告：寻"医"问药，向"美"而生》中表示，中国医美市场居全球首位，且长期呈现快速增长的态势，预计 2023 年医美行业市场规模或将达到 3000 亿元（中航证券，2021）。

但与此同时，日益庞大的医美市场存在诸多漏洞，对大众的财产安全和身心健康均造成了巨大威胁。调研显示，不合规的医美机构是中国医疗美容行业事故高发地，平均每年致残致死人数多达 10 万人，且出于政策未完善等原因，多数消费者投诉、报案无门，维权十分艰难（艾瑞咨询，2020）。除了机构不合规可能导致的医疗事故，还产生了医美贷款等黑色产业链。截至 2019 年，中国 25 岁以下的医美消费者占比超过 50%（新氧，2019），这一群体相对缺乏自制力和经济实力，往往容易落入医美贷款中的骗贷套贷陷阱。此外，对容貌的过度关注也严重影响了大众的心理健康。调研数据显示，对容貌不自信已成为当代人的"心病"，近八成人表示自身有容貌焦虑（Mob 研究院，2021）。

医美市场日益庞大与其暗藏的健康风险之间的矛盾亟待解决。为此，中国政府接连出台了一系列行业政策，力图减少医美行业乱象（洞见研报，2021）。诚然，法律法规的出台与完善是保障公众权利和维护其身心健康的重要举措。但面对层出不穷的医美乱象，法律法规不免具有一定的滞后性。因此，对公众进行医美相关的健康科普，助力其充分认识医美行为，理性做出医美决策，是保障其身心健康的关键。数据显示，现有医美用户对医美合法性的认知明显不足，对医美项目认知范畴正确的用户仅占 39.1%，另有 46.3% 的医美用户注射过非法针剂（艾瑞咨询，2020）。换言之，不理性的医美决策行为会提高个体遭遇医美风险的概率，导致其身心健康受到威胁和伤害。因此，本研究拟基于风险信息寻求与加工（Risk Information Seeking and Processing，RISP）模型，厘清影响医美意向者理性决策的因素，进而通过健康干预，探究如何在健康科普中使用合适的信息策略，以有效提升医美意向者的理性决策能力。

二 文献综述

（一）医美意向者与医美信息获取

现阶段，因创伤小、康复时间短、价格相对较低且安全性高等特点而备受用户青睐的是"轻医美"，即指通过非手术医学手段达到改变容貌和形体的美容项目，如激光、射频、注射填充、生物技术和化学剥脱等。本次研究中的"医美"即指轻医美，其市场规模在医美行业中占比为 49.2% （洞见研报，2022）。尽管相较于手术类项目，轻医美安全性较高，但市场乱象层出不穷，潜在危害不容忽视。本研究中涉及的医美意向者，既指未有过医美行为但有医美意向的人，也指有过医美行为且仍有医美意向的人。

随着医美市场的火热，各类医美信息蜂拥而至，医美广告泛滥于线上线下平台（雷馥榕，2021）。而互联网提供的便捷渠道和海量信息，也吸引着越来越多的医美意向者就医美问题在社交媒体上寻求建议，并依赖于容易获得的在线医美信息（Hashmi et al.，2017）。研究表明，超过70%的互联网用户认为在线信息会影响他们对潜在医美项目的决策行为（Jejurikar et al.，2002）。但面对数量庞大且质量参差不齐的医美信息，受众如何搜寻及加工相关信息成为其能否理性进行医美决策的关键。因此，本研究拟基于 RISP 模型，探究影响医美意向者理性决策的因素，从而为后续的健康干预提供理论支撑。

（二）风险信息寻求与加工模型

Griffin 等（1999）在启发式—系统化双加工模型（Heuristic-Systematic Model，HSM）和计划行为理论（Theory of Planned Behavior，TPB）的基础上，提出 RISP 模型。作为风险信息寻求行为中最主流、最成熟的理论模型之一，RISP 模型提供了一个描述个体在寻求和处理相关风险信息方面系统而全面的框架，它有效地回答了两个问题：人们从哪里寻求信息，以及人们如何处理这些信息。RISP 模型将风险信息搜寻与加工方式的影响因素归纳为以下 7 个：①个体特征；②知觉风险特征；③情感响应；④信息主观规范；⑤信息充足性；⑥知觉信息收集能力；⑦对相关渠道的信念和态度。一项元分析表明，RISP 模型是预测信息寻求与系统化加工的有效理论模型（Yang et al., 2014）。

该模型一方面揭示了影响个体风险信息寻求与加工模式的各种因素以及它们之间的关联；另一方面给出了风险信息寻求与加工的行为类型，包括常规渠道性寻求和非常规渠道性寻求、启发式加工和系统化加工。常规渠道性寻求是指通过习惯性使用的某些媒体偶然接收风险相关的信息，如通过观看电视；非常规渠道性寻求是指个体积极地从其他渠道寻求风险信息，如通过网络收集信息（Griffin et al., 1999）。Kahlor 等（2006）根据常规渠道性寻求和非常规渠道性寻求的内涵，将其概括为"被动寻求"和"主动寻求"。启发式加工是一种运用较少认知努力和较少认知资源的有限信息处理模式，是一种初步的信息处理方式；系统化加工则是一种相对综合性地分析和处理相关信息的模式，需要个体付出更多的认知努力和认知资源，在发现和评判不同信息后做出结论。一般而言，大多数个体在信息处理时倾向于启发式加工。要想促使个体进行系统化信息处理，需要有额外动机（Griffin et al., 1999）。

本研究中的医美理性决策行为指非常规的、系统化的信息寻求与加工行为。同时，本研究通过文献梳理，对 RISP 模型中的变量进行了调整，使其对医美这一健康主题更具针对性。本文研究框架包含的重要变量如下。

1. 信息充分性

信息充分性反映了人们当前已掌握的知识与进行理性决策需要掌握的知识之间的差距。RISP 模型表明，主动寻求和系统化处理信息的动机主要是个体对信息充分性的心理需求。当信息不充足时，个体有更强的动机进行信息系统化加工。实证研究表明，信息充分性是个体了解风险、进行信息搜寻的决定性因素（Yang and Kahlor，2013；Hwang and Jeong，2016）。

2. 健康风险认知

本研究将 RISP 模型中的"知觉风险特征"这一概念替换为"健康风险认知"，指个体对自身承受医美风险的可能性和严重性的感知。根据 RISP 模型，人们对特定风险的感知较高时，会产生相应的恐慌、焦虑情绪，从而影响其对信息充分性的判断（Li et al.，2022）。换言之，当人们的健康风险认知水平较高时，其可能产生一种"信息匮乏感"（丁依霞，2019）。因此，对医美风险的认知程度会影响个体对其掌握的医美信息是否充分的判断，从而产生寻求信息的动机。

3. 信息主观规范

信息主观规范这一概念源于计划行为理论，指个体在寻求和处理相关信息时感受到的社会压力或社会期望。其假设是，在对个体很重要的人的规范影响下，其将更有可能参与信息的寻求和处理。实证研究表明，风险感知会影响个体的信息主观规范水平，进而影响其感知到的信息充分性（丁依霞，2019）。尤其在集体主义文化下，信息主观规范在激发人们的信息需求，引导其采取积极的信息处理方式等方面发挥着重要作用（Hwang and Jeong，2020）。

此外，RISP 模型及相关研究表明，信息主观规范不仅会引发个体对风险信息不足的判断，还会对其信息寻求和处理行为产生直接和间接影响（Kahlor，2010；Griffin et al.，2008；

Hwang and Jeong，2020）。元分析也表明，当个体感知到的信息主观规范水平较高时，他们更有可能采取系统化的信息处理方式（Yang et al.，2014）。

4. 电子媒介健康素养

受 RISP 模型中知觉信息收集能力这一因素的启发，本文用电子媒介健康素养描述个体的健康信息获取、评估及实践能力。RISP 模型指出，当个体感知到自己收集信息的能力较强时，他们就更有可能主动寻求相关信息，并采取系统化的信息加工方式（Griffin et al.，2013）。同样，当个体电子媒介健康素养较高时，也意味着他们有更强的信息搜寻与处理能力。健康领域的研究亦表明，电子媒介健康素养高的糖尿病患者会有更高的自我效能，并积极做出对身体利好的决策行为（袁凤娟，2016）。

基于 RISP 模型及上述讨论，本研究构建了医美理性决策行为假设理论模型（见图1）。

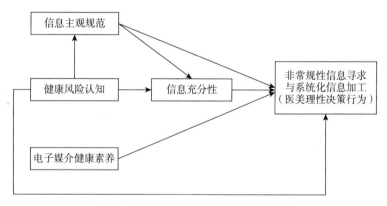

图1　医美理性决策行为假设理论模型

三 研究方法

（一）研究程序与被试

本研究以深圳市的医美意向者为干预对象，将实验招募海报发布在线上（微信平台为主）、线下（深圳市某公立医院门诊部），并将被试随机分配进实验组和对照组社群。最终，共招募实验组180人，对照组440人（对照组社群为深圳市某公立医院的线上皮肤病科普群，在干预前已经建立并拥有群员，但在干预前，该群暂无任何有关医美内容的科普）。

前测与后测均采用同一调查问卷，两次调查间隔时间为一个月。在剔除问卷填写不认真、态度前后矛盾等无效问卷之后，前测共获得298份样本：其中实验组167人，对照组131人；后测共获得258份样本，其中实验组121人，对照组137人。最后，以联系方式、账号ID为参考，将前后测样本进行匹配，最终获得221份有效样本，其中，实验组成功匹配样本为109人（女性占89.9%，年龄为17~50岁，其中17~30岁的占77.1%，31~50岁的占22.9%），对照组为112人（女性占94.6%，年龄为17~50岁，其中17~30岁的占60.7%，31~50岁的占39.3%）。

（二）研究工具

本研究前后测调研均采用成熟量表，并根据研究需要予以修订。RISP模型中的各变量量表（含健康风险认知、信息充分性、信息主观规范、非常规性信息寻求与系统化信息加工）主要参考兰雪（2019）、Lu（2015）、Griffin 等（2013）的研究进行编制。具体如下。

健康风险认知：该量表由 8 个题项构成，如"医美失败会给我的身体和心理健康带来危害""我做医美失败的可能性很大"，采用 5 点计分（1 = 完全不符合，5 = 完全符合），8 题平均分即健康风险认知的最终得分，得分越高表明健康风险认知水平越高。该量表 Cronbach's α 系数为 0.77，信度较好。

信息充分性：通过 2 个题项测量，即"请评估您目前对医美知识的了解程度""请评估您对医美知识的需求程度"（"0"表示对这个话题一无所知，"10"表示了解这个话题的一切）。用需求程度减去了解程度即最终得分，得分越高表明信息充分性越低。

信息主观规范：包含 3 个题项，如"我的家人、朋友等希望我进行医美之前了解医美知识"，采用 5 点计分（1 = 完全不符合，5 = 完全符合），3 题平均分即信息主观规范的最终得分，得分越高表明对信息主观规范的感知越强烈。该量表 Cronbach's α 系数为 0.70，信度较好。

非常规性信息寻求与系统化信息加工：该量表具体分为信息寻求与信息加工两个部分，根据成熟量表，结合医美具体行为改编，一共设置了 10 个题项。前 6 题为信息寻求题项，包括 3 个常规性信息寻求条目与 3 个非常规性信息寻求条目，如"每次看见医美信息，我会看看但不会了解更多"和"看到有关医美的内容，我就会想方设法去获取更多的信息"。后 4 题为 4 个系统化信息加工条目，如"接触到医美信息，我会对内容进一步思考"。均采用 5 点计分（1 = 完全不符合，5 = 完全符合）。最后 10 题平均分即非常规性信息寻求与系统化信息加工的最终得分，得分越高表明非常规性信息寻求与系统化信息加工程度越深。该量表 Cronbach's α 系数为 0.73，信度较好。

电子媒介健康素养：该量表参考 Norman 和 Skinner （2006）、郭帅军等（2013）的研究进行编制，共有 4 个题项，如"我能够区分网络上高质量和低质量的医美信息"。采用 5 点计分（1＝完全不符合，5＝完全符合），4 题平均分即电子媒介健康素养的最终得分，得分越高表明电子媒介健康素养越高。该量表 Cronbach's α 系数为 0.81，信度较好。

（三）干预实施过程

在健康干预前，本研究首先结合深度访谈和问卷调查验证假设模型。通过对 10 位医美意向者（M_{age} = 25.4，80% 为女性）的半结构式访谈，研究者提取出信息主观规范、电子媒介健康素养、健康风险认知等变量，初步验证了理论模型的合理性。其次，本研究选取深圳市医美意向者为调研对象，利用改编后的问卷予以调查，共收回问卷 395 份。剔除填写不认真、不符合调研要求等无效问卷后，共获得 349 份（M_{age} = 29.56，90% 为女性）。通过数据分析，本研究对假设模型予以检验，最终医美理性决策行为验证理论模型如图 2 所示（因篇幅所限，深度访谈与问卷调查的数据分析过程未予以呈现）。

基于上述理论模型，主要围绕健康风险认知、信息主观规范和电子媒介健康素养这三个变量对医美意向者的理性决策行为展开后续干预。本次干预依托微信这一社交媒体平台，分别组建了针对实验组和对照组的微信社群，干预内容包含海报、

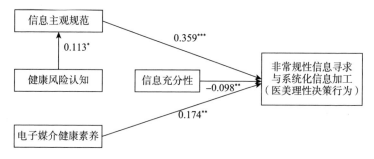

图 2　医美理性决策行为验证理论模型

注：图中数值为标准化系数。

图文、视频等多种表现形式。

1. 健康风险认知

围绕健康风险认知，干预信息旨在提升被试对不当医美行为可能导致的健康风险的感知易感性和感知严重性，帮助其认识到在做医美前要对相关信息进行思考和筛选，不要冲动消费，否则将可能承担身心健康损失等负面后果。为此，本研究设计了以下三类信息形式。

（1）"医美日历一句话"海报（见图3）。该海报以日历形式每日推送，涵盖 3 个干预变量，涉及健康风险认知的共计 5 张。海报由研究者创作，文案内容经医学专家进行审核。例如，1 月 24 日的日历海报文案是"2021 年 11 月 28 日，女子美容院刷酸后流脓烂脸"，用一句话呈现真实新闻事件，以事实告知被试不谨慎医美行为可能会导致的不良后果，希望提升医美意向者对不当医美行为的风险认知。

（2）《无效医美＝有效毁容 千万不要跟风做医美！》视频。本视频源于 Bilibili 视频网站中名为"MAMMON 玛门"的博主，她以第一视角讲述了自己做医美失败的亲身经历，画面直观、

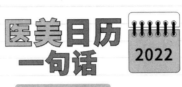

图3　"医美日历一句话"海报（一）

资料来源：笔者根据中国数据研究中心、中国整形美容协会 2018 年 5 月联合发布的《中国医美"地下黑针"白皮书》中的数据制作。

富有冲击力，附加视频下方评论区其他用户的医美失败经历及其带来的不良后果分享，以期让被试感受到医美不当会给自身带来的严重危害，促进其健康风险认知的提升。

（3）《年终总结之变美篇——医美踩雷榜单》图文（见图4）。研究者收集了 3 位医美经历者的医美失败故事，以榜单形式制作长图。长图中，以短句形式讲述了 3 位医美经历者的医美失败体验以及给他们带来的严重后果。在长图最后，以一系列医美数据表明中国目前医美市场不容乐观的真实情况，比如"不具备医疗美容资质的黑机构超过 8 万家""正规医美针剂仅占 33%"等医美数据信息，希望被试结合真实案例和真实数据意识到不当医美行为将后患无穷，进而提升其对医美风险的感知。

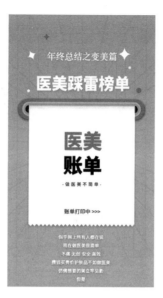

图4　《年终总结之变美篇——医美踩雷榜单》图文部分截图
资料来源：笔者自制。

2. 信息主观规范

（1）"医美日历一句话"海报（见图5）。日历海报与信息主观规范相关的共有13张，旨在让被试感知到他人希望自己做医美前有足够的医美知识。比如，"医疗在前，美学在后，事关身体健康，做前谨慎考虑"，"医美熟人推荐不等于靠谱，还需谨慎注意，多方考证"。

（2）图文口号（见图6）。在医美知识科普等图文后，着重提出与信息主观规范相关的内容口号，比如"医美机构千千万，这间不行咱就换，科普多看官方号，夸张广告多质疑""羊毛出自羊身上，天上不会掉馅饼，一定要理智消费""医美坑深眼睛花，审美经常会变卦，请勿相信门面话，盲目跟风是傻瓜"等口号，希望提升被试对他人期望自己做医美前，多看医美信息，不要冲动消费的感知。

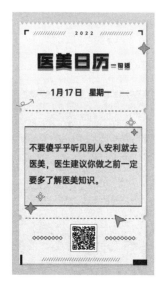

图5 "医美日历一句话"海报（二）

资料来源：笔者自制。

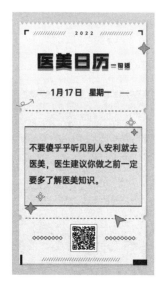

图6 图文口号截图

资料来源：笔者自制。

（3）皮肤科医生在线答疑（见图7）。本次干预还邀请皮肤科专业医师进入社群，进行在线医美问题答疑。在答疑期间，医生也反复提醒被试在做医美项目前，应了解清楚项目的优缺点及注意事项，以期提升被试的信息主观规范。

数字健康传播研究与实践

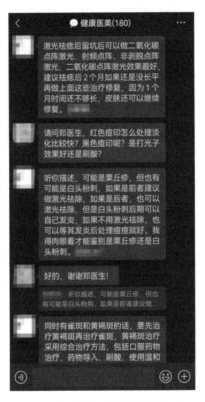

图7 皮肤科医生在线答疑截图

资料来源：微信截屏。

3. 电子媒介健康素养

（1）"医美一句话日历"海报（见图8）。日历海报中与电子媒介健康素养相关的共有12张。海报内容多为一些具体的医美知识，比如"点阵项目后不要敷面膜""医美破皮项目不碰水，医美光电项目不暴晒"等，聚焦一句话的医美科普内容，希望提升被试的医美知识素养。

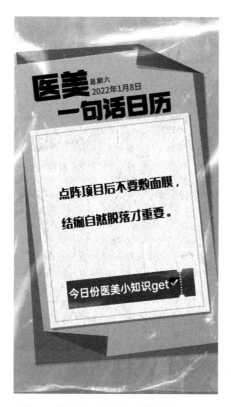

图 8 "医美一句话日历"海报（三）
资料来源：笔者自制。

（2）医美知识科普图文。关于电子媒介健康素养的干预信息材料共有 4 张长图，均为图文结合的方式，分别是《医美面膜你用对了吗?》《靠谱医美机构怎么找?》《一图看不完的医美知识》《医美之外之护肤、祛痘、抗蓝光》。4 张长图内容均由研究者根据被试的医美需求调查撰写制作，由医美专家审核。

四 数据分析

（一）干预前后测组内差异比较

本研究采用配对样本 t 检验，分别对实验组与对照组干预前后的差异进行组内比较。由表1可知，对照组的健康风险认知与电子媒介健康素养后测得分显著高于前测（$p<0.01$）。换言之，在无干预的状态下，对照组被试的健康风险认知和电子媒介健康素养仍得到提升，但信息主观规范和信息寻求与加工无显著变化。

表1 对照组前后测得分比较

	前测		后测		t	p
	M	SD	M	SD		
健康风险认知	3.00	0.77	3.13	0.68	-2.75	0.007
信息主观规范	3.70	0.85	3.73	0.84	-0.73	0.466
电子媒介健康素养	3.06	0.82	3.25	0.77	-2.99	0.003
信息寻求与加工	2.85	0.50	2.86	0.50	-0.41	0.684

由表2可知，实验组的健康风险认知、信息主观规范、电子媒介健康素养、信息寻求与加工后测得分均显著高于前测得分（$p<0.001$），初步验证了本次健康干预的有效性。

表2 实验组前后测得分比较

	前测		后测		t	p
	M	SD	M	SD		
健康风险认知	2.71	0.59	3.28	0.72	-8.61	<0.001

	前测		后测		t	p
	M	SD	M	SD		
信息主观规范	2.95	0.75	4.20	0.70	-13.72	<0.001
电子媒介健康素养	2.81	0.61	3.55	0.80	-9.32	<0.001
信息寻求与加工	2.54	0.36	3.27	0.57	-15.01	<0.001

（二）组间比较

本研究分别计算了实验组与对照组前后测的差值，并采用独立样本 t 检验予以分析。结果如表 3 所示，实验组的前后测差值均显著大于对照组（$p < 0.001$），表明相较于对照组，实验组在经干预后在相关变量上均得到更大的提升，再次验证了本次健康干预的有效性。

表 3　实验组与对照组前后测得分差值比较

	实验组（N=109）		对照组（N=112）		t	p
	M	SD	M	SD		
健康风险认知	0.57	0.69	0.13	0.50	5.40	<0.001
信息主观规范	1.25	0.95	0.03	0.47	11.99	<0.001
电子媒介健康素养	0.75	0.83	0.19	0.69	5.35	<0.001
信息寻求与加工	0.73	0.51	0.01	0.34	12.30	<0.001

五　健康效果全面评估

为了更全面客观地评估本次健康干预的效果，笔者在健康干预结束后，随机邀请了 10 名实验组被试进行访谈，以了解其对本次干预的评价。总体而言，干预内容优质、对受众有效以及与被试互动性强是本次健康干预的主要优点，而干预形式单一、内容杂乱、频率较低是部分被访者提到的不足之处。

此外，研究者在干预结束两个月后，对实验组被试进行了一次实际医美决策行为调查。本次调查共回收 31 份问卷，剔除无效答卷后获得 27 份有效样本。其中，共有 24 人在这期间做过 1~3 次医美项目。在干预内容触达程度上，27 位被试查阅了至少 60% 的干预内容，其中 17 人表示对干预内容的接受度达到 100%。在医美信息寻求方式上，26 位被试表示会通过多个渠道主动搜索医美信息。在医美信息处理加工方式上，大部分人（N＝23）会在看完医美信息后截图保存有用的信息，近六成的人（N＝16）会在看完医美信息后记住有用的内容，8 人还会在看完医美信息后做相关笔记。

六　总结与讨论

本次健康干预运用了 RISP 模型，并基于研究需要对模型进行了调整和实证检验。在理论模型的指引下，本研究进行了为期一个月的健康干预，并对干预效果进行了全面评估。总体而言，本次健康干预取得了较为理想的效果，有助于医美意向者在进行医美项目前做出理性决策。

具体而言，经过一个月的医美决策行为干预之后，实验组的健康风险认知、信息主观规范、电子媒介健康素养以及医美非常规性信息寻求与系统化信息加工行为均显著高于干预前。同时，相较于对照组，实验组在干预后在前述变量上均有更明显的提升。组间与组内差异的对比均验证了本次健康干预的有效性。换言之，本次健康干预的三个主要变量——信息主观规范、电子媒介健康素养、健康风险认知都得到不同程度的提升，促使被试做出医美理性决策行为，即医美意向者对医美信息的非常规性寻求与系统化信息加工行为也得到提升。结合笔者在干预结束两个月后对实验组被试进行的实际医美理性决策行为调查，结果显示被试在后续的医美决策行为中更为理性，意味着本次研究的干预内容对其医美决策行为产生了实际影响。

此外，尽管没有接受任何健康干预，对照组在一个月后的健康风险认知和电子媒介健康素养水平也获得了显著提升。一个可能的解释是：本次的研究对象均为医美意向者，都是准备做医美项目或正处于医美项目疗程中的人。因此，即使没有接受任何健康干预，在医美行为开始前，他们也有可能主动寻求相关信息，从而充分认识到医美行为可能存在的健康风险，自身的健康素养水平也得以提升。但尽管如此，对照组的实际理性决策行为较一个月前没有显著变化，且提升水平弱于实验组。因此，这也说明对于医美意向者而言，只有当健康风险认知、信息主观规范以及电子媒介健康素养水平均达到一定程度时，其理性决策水平才能得以提高。

不可否认，本次健康干预也存在诸多局限。首先，本研究在进行被试分配时，没有严格遵循随机分配原则，导致实验组和对照组的样本特征存在部分差异；其次，本次干预材料将三个干预变量的要素混合在同一干预内容中，导致难以确定哪个变量的干预效果最佳以及是否独立产生了效果；再次，并未对干预材料进行预调查，以确保材料的有效性，且干预形式较为单一；最后，从干预形式来看，虽然通过微信社群进行干预在本次研究中产生了积极影响，但是只采取微信社群这一线上方式过于单一，在一定程度上收窄了传播范围，产生的传播效果也较为有限。

数字健康传播研究与实践

孕期和产后女性心理求助意愿与线上服务需求

李 莹 李慧欣*

摘 要：近年来，孕期和产后女性的精神心理问题吸引了较大社会关注，但当前医疗机构和互联网公司为孕期和产后女性及其家属提供的线上服务实际帮助效果不足。因此，本次调研选择深圳市处于孕期和产后两年内时段的女性作为研究对象。调研包含两个阶段的内容，第一阶段为深圳市医生和心理咨询师深度访谈，发现孕期和产后女性的专业求助面临知识障碍、态度障碍、家庭支持障碍等多方面困难；第二阶段为以深圳市孕期和产后女性为对象的线上问卷调查，结果显示样本人群知识素养中等偏上，病耻感较低，主要通过新媒体平台获取相关信息。本研究认为，应加强公众对孕期和产后女性心理问题的关注，完善线上线下的专业资源，并开发针对性强、操作简便的线上产品，以满足孕期和产后女性的心理健康需求。

---

* 李莹，深圳大学传播学院副教授；李慧欣，深圳大学传播学院硕士研究生。

引　言

　　近年来，孕期和产后女性的精神心理问题吸引了较大社会关注。母亲的精神心理障碍与儿童心理和发育障碍的风险关系密切（Roubinov et al., 2022），产后抑郁是女性生育期常见的心理健康问题之一，对母婴身心健康及家庭具有不良影响，而产前抑郁是预测产后抑郁的关键因素。2020 年 8 月 31 日，国家卫生健康委办公厅发布了《探索抑郁症防治特色服务工作方案》，将孕产妇列为心理健康工作重点关注的四大人群之一，孕期和产后抑郁筛查有望被正式纳入常规孕检和产后访视流程中。尽管心理健康促进政策力度加大，但现有医疗环境能够提供的资源依然较为有限，女性实际获得的支持和其需求之间存在较大差距。

　　随着"互联网+健康医疗"的发展，线上医疗凭借灵活的服务方式、较高的就诊效率与便利的线上预约和支付等优势吸引了众多用户，有望为患者获取心理健康支持资源提供更加多样化的选择。然而，当前医疗机构和互联网公司为孕期和产后女性及其家属提供的线上服务数量较少、类型有限，所产生的实际帮助效果不足。鉴于上述现实背景，本研究试图探析孕期和产后女性的心理健康专业求助意愿，并了解她们对线上服务的需求。专业求助意愿指向精神心理科医生或专业心理咨询师寻求帮助的意愿，不同于以家人朋友为对象的非专业求助。专业求助是治疗精神心理问题和改善心理健康的科学化手段。实施专业求助常需克服诸多障碍，付出一定的行动成本。洞察女性的求助心态、求助障碍感知以及她们对心理健康服务产品的需求，有助于理解女性的实际处境和需要，进而为改进线上心理健康诊疗咨询服务提供现实依据。

本研究借助医生及心理咨询师深度访谈结果形成问卷框架，在此基础上对深圳市处于孕期和产后两年内时段的女性开展了线上问卷调查。众多前人研究发现，产前抑郁与产后抑郁密切相关，而产后抑郁在产后数年内均有可能存在（Rosander et al.，2021；Campbell et al.，2007；Matijasevich et al.，2015），本研究因而将调研对象选定为处于孕期和产后两年内时段的女性。本文将在总结线上心理健康服务现有状况的基础上，汇报访谈和问卷调研结果，试图呈现孕期和产后女性的专业求助心态与专业求助意愿影响因素，并对改进互联网孕期和产后女性心理健康服务和相关产品提出建议。

一 孕期和产后女性线上心理健康服务现状

在国家出台的"互联网医疗"相关政策影响下，中国线上医疗服务在近年来取得了较大的进展，患者用户的接受度也极大提高。目前，与心理健康有关的线上服务主要包括挂号、测评与筛查、科普、心理咨询等。种种初具规模的线上心理服务，为网络心理干预奠定了重要基础。互联网具有随时随地可访问性、匿名性等特点。与线下求助相比，线上求助方式成本较低，灵活性较高，可以帮助患者克服部分求助阻碍。前人调查显示，在中国，孕期和产后女性主要通过社交媒体公众平台（如微信公众号）获取心理健康知识信息，也有较多孕期和产后女性会使用线上心理咨询服务（Schwank et al., 2020）。线上渠道为孕期和产后女性提供了便捷的帮助，但精神心理问题的解决通常有赖于专科医生的诊疗和专业咨询师的帮助。众多女性在线下和线上专业求助过程中面临各类障碍，线上服务及相关产品的功能设计缺陷也影响帮助效果的发挥。

心理问题的干预和治疗需要在严格的时间范围内进行，孕期和产后女性处于不同身心阶段时，需匹配差异化的干预目标和方法，这对干预主体的资质和干预措施的专业程度提出较高要求。在中国，由医院或与医院合作的组织主导的干预通常基于微信平台进行，主要遵循社会支持和延续性护理的理念，以网络形式对孕期和产后女性进行健康教育及出院后的指导，其长处是能够打通干预数据与医院系统中的数据，及时监测干预情况，并对具有不同程度心理问题的患者采取针对性较强的措施（周华等，2018）。目前，心理健康服务除了有举办在线课堂等知识科普方式，还包括社群干预这类更便于提供信息支持和情感支持的形式，如资深医务人员在线值班交流、心理疏导、专家在线解答疑难问题、孕期和产后女性之间的交流等（刘惠莲等，2014）。不过，这种远程式服务和帮助高度依赖孕期和产后女性的主动性，常需要通过个人自主上传记录反馈干预效果。

在企业开发的互联网健康服务产品中，针对孕期和产后女性心理健康的服务产品数量不足且类型不够丰富。母婴类互联网应用产品以孕期和产后女性为主要目标用户群，在该类应用产品的孕期与产后服务类别导航栏中，所列出的项目多为生理问题服务，关注心理问题的内容十分有限。心理健康服务类应用则主要包括以下两种类型：第一类是以综合科的轻问诊、挂号服务、就医指导及患者教育为主的互联网医疗平台，如"健康160"App、"平安好医生"App等，该类平台中针对精神心理需求的专项医疗服务较少；第二类是以提供心理健康服务为主要业务的平台，服务对象为存在各类心理问诊及咨询需求的用户，难以见到面向孕期和产后女性的专门产品。母婴类和心理健康类互联网应用产品以提升用户数量为目标，孕期和产后女性规模有限，个性化需求强，难以使企业有动力开发独立的服务产品。

孕期和产后女性精神心理问题的诊疗与缓解，需考虑其生理特征和身心阶段的特殊性。为改进移动互联网心理健康服务产品设计、提升移动互联网心理健康服务效能，有必要了解影响和阻碍孕期和产后女性求助的因素，并洞察孕期和产后女性对线上心理健康服务的需求。

二　调研对象

本次调研选择深圳市处于孕期和产后两年内时段的女性作为研究对象。深圳市人口的平均年龄较低，生育率在国内主要城市中位于前列。搜狐网曾根据各城市统计年鉴计算得出，2009～2018年深圳市平均生育率为19.07‰，在全国一线、二线城市中位列第一（搜狐城市，2021）。对深圳市妇幼保健院和区级综合医院孕期和产后女性的调查发现，深圳市孕期和产后女性的抑郁症患病率超过11%（Peng et al.，2021；王月云等，2017），孕期和产后抑郁已成为深圳市孕期和产后女性人群中比较突出的问题。不仅如此，深圳市非户籍人口数量庞大，外来迁移人口拥有的社会支持水平尤其是家庭支持水平较低，而较低的社会支持与抑郁的发展密切相关（Liabsuetrakul et al.，2007）。在线下支持资源有限的背景下，孕期和产后女性人群具有较强的动机获取线上支持资源。深圳市的互联网产业发达，拥有如"健康160"App这类知名的线上医疗健康平台，本地居民拥有一定的线上问诊经验，这为线上问诊的发展提供了较好的民间基础。

综合上述原因，本研究选取深圳市孕期和产后两年内时段的女性作为研究对象展开调研。调研包含两阶段内容：第一阶段为深圳市医生和心理咨询师深度访谈；第二阶段为以深圳市孕期和产后女性为对象的线上问卷调查。深度访谈的目的在于发掘和梳理孕期和产后女性专业求助的影响因素尤其是障碍因素，访谈结论将用于完善后续问卷调查的模型框架。问卷调查的目标在于分析各影响因素对孕期和产后女性求助意愿的预测效应，并了解孕期和产后女性对线上服务的需求。

三　深度访谈

（一）调研过程

深度访谈于 2020 年 12 月底至 2021 年 1 月底进行，访谈对象为深圳市公立医院的 8 位医生和民营心理咨询机构的 2 位专业心理咨询师。每位访谈对象的访谈时长为 30 分钟至 150 分钟，访谈对象信息如表 1 所示。选择医生与心理咨询师进行访谈，主要出于三方面原因：①他们具有多年从业经验，了解孕期和产后女性心理健康服务的现状和不足之处；②他们对孕期和产后女性的观察具有专业性、理论深度和一定的全局观，所提供的思考结论有助于建构理论化的分析模型，有助于更高效地洞察孕期和产后女性的心理和行为；③他们是线上心理健康治疗和服务行业的重要参与方，其观点有助于理解线上心理健康服务参与者的心态，对优化线上心理健康服务方式具有一定的启发意义。

表 1　访谈对象信息

访谈日期	编号	身份	机构性质	访谈时长	访谈形式	区域
2020 年 12 月 22 日	YLL	心理咨询师	心理咨询机构	30 分钟	面对面	宝安区
2020 年 12 月 25 日	SXY	心理科主治医师、心理咨询师	心理咨询机构	60 分钟	面对面	罗湖区
2020 年 12 月 26 日	LLF	心理科副主任	公立医院	40 分钟	面对面	龙华区
2021 年 1 月 12 日	WF	精神科副主任	公立医院	60 分钟	面对面	罗湖区
2021 年 1 月 15 日	LSP	妇产科主治医师	公立医院	36 分钟	面对面	南山区
2021 年 1 月 17 日	HQ （已退休）	妇产科主任、心理治疗师	公立医院	138 分钟	面对面	龙岗区
2021 年 1 月 19 日	TJJ	心理科副主任	公立医院	30 分钟	面对面	罗湖区
2021 年 1 月 21 日	HYK	心理科医师、心理治疗师	公立医院	30 分钟	面对面	南山区
2021 年 1 月 21 日	CJL	心理科副主任	公立医院	30 分钟	面对面	宝安区
2021 年 1 月 26 日	LXB	产后门诊主治医师	公立医院	150 分钟	微信语音	福田区

访谈问题围绕以下主题展开：①孕期和产后女性的专业求助行为具有哪些特征？②求助的孕期和产后女性如何看待和认知自身状况？③哪些因素阻碍了孕期和产后女性专业求助？④怎样看待各类信息渠道对孕期和产后女性的影响？⑤如何看待线上

诊疗和咨询的作用？

（二）深度访谈结果

本调研将医生和心理咨询师访谈结果提炼为三方面主题：第一，孕期和产后女性的专业求助行为障碍因素；第二，孕期和产后女性接触抑郁症相关信息的渠道特征；第三，专业人士对线上心理健康服务及相关产品的评价。

1. 专业求助行为障碍因素

深度访谈对象提及的专业求助障碍主要包括女性自身的知识障碍和态度障碍、家人的负面态度造成的障碍以及医疗资源问题。

第一，孕期和产后女性及其家人对精神心理健康问题的认识和理解水平需要提高。众多患者及其家人并不了解孕期和产后抑郁的表现与应对措施，抑郁相关症状可能被理解为孕产期的正常表现，导致无法及时识别症状，难以及时求助。"有很大部分人可能已经患上产后抑郁了，她有症状，但是没能识别。家人可能觉得她脾气大，觉得她挑剔，其实她不是。很多情况是由这个病造成的。无论是本人还是家人，都不知道这个病。"（LLF）

部分患者症状明显，但不知道可以向哪些对象求助，缺乏对求助渠道和求助方式的了解。此外，还有一些处于哺乳期的女性患者担忧精神类药物会对母乳产生不良影响，从而延迟就医或抗拒服药，使轻症发展为重症。"很多人担心药物会影响母乳，所以会考虑现在要母乳喂养，那去看病肯定要吃药，就先不去看了。她不会觉得先去看看医生再说、医生的建议是什么、怎样做治疗。"（WF）

第二，在态度层面，病耻感和求助污名感知使部分女性片面依赖心理咨询，不愿前往精神专科就诊。设置在精神专科医院的门诊称为"精神科"，设立在综合医院的门诊通常称为"心理科"。不少患者对精神专科医院和精神科门诊怀有抵触情绪及恐惧感，更倾向于向心理科或心理咨询师求助。此外，就诊过程中需要报告个人信息，这也引发了众多女性的心理负担。"我觉得有一定可能是（患者）在乎自己的名誉，我们牌子上挂的是心理卫生科和睡眠障碍科，如果我们这上面挂的是精神卫生科，会有这么多患者过来吗？"（TJJ）

第三，家人的负面态度阻碍了孕期和产后女性的专业求助行为。在国内，孕期和产后女性通常需要专门的时段恢复身体，线下人际交往对象范围缩小至家人和关系密切的朋友，因此，配偶、父母、朋友成为女性首先求助的对象。然而，部分家人的理解程度低、支持力度弱，或拒绝承认存在精神心理问题，这些成为女性专业求助的阻碍。"首先是家人不理解、不接受、不陪伴。第一个是没有被科普，第二个是觉得自己家人不可能得这个病……拒绝接受，总觉得给她好吃好喝的，又不用工作，会有什么压力？"（LLF）

第四，医疗资源障碍。访谈对象反映，公立医院对心理科投入较少，可利用资源不足。与儿童心理相比，妇幼保健工作对孕期和产后女性心理的关注度较低，投入资源较少。不仅如此，因科室设置大多未能充分凸显孕期和产后女性与普通女性患者的区别，掌握孕期和产后抑郁治疗技术的医生常被非孕期和产后抑郁患者占据号源。"做产后抑郁这块需要投入的资源比较多，需要配备一整套的服务体系，比如心理治疗师、陪护人员、产科医生等，而且需要较长周期的陪伴才会有比较好的效果。但是目前这些东西都压在一个医生的身上，自然兼顾不过来。有关孕期和产后女性心理的科室也没有建立起来，没有得到重视。"（HYK）除医院，民营心理服务机构也是孕期和产后女性求助的主要对象，但民营机构水平参差不齐，从业人员专业性和行业规范性亟待加强。部分咨询师对于需要危机干预的来访者，往往缺乏足够专业的诊断，做从轻处理，或无视医嘱而建议患者停药转为心理咨询。

此外，医院采用的抑郁症诊断工具量表不统一，且有些量表内容过于简单，诊疗工具的效度问题干扰了就诊效果。例如，在孕期筛查过程中使用的诊断量表，其指向的症状就有可能与正常的孕期反应相混淆。"一个是分数划定的，以五分划定的，说实话十个可能有八个都超标了，那你不能说八个都有抑郁倾向。尤其里边早孕期间的孕吐反应太常见了，这种孕吐反应对人的心情影响也是很大的。"（LXB）

第五，替代性医疗资源也对专业求助造成了阻碍。患者倾向于运用中医中药或寻找其他科室的帮助，因而减少了精神心理专业求助。广东省民众对中医文化的接受度较高，部分患者在出现躯体症状如头痛、失眠、食欲不振时，会前往中医科就诊。对于抑郁症的躯体化症状，患者会认为是自身生理方面出现异常，因而就诊于相关内科，往往导致病情延误。"比如说，有一些人可能会在中医科看，因为广东人比较信中医，这里不舒服，那里不舒服，就猜是不是月子没有坐好。还有一些因为躯体的症状，去消化内科、神经内科、心内科到处看。"（WF）

2. 抑郁症信息接触情况

大多数访谈对象表示，女性会通过主动阅读网上信息，了解抑郁症。多位医生提及，深圳的城市发展水平较高，人们对产后抑郁这一名词并不陌生，但主要通过新闻信息接触该词，较缺乏对科学事实的了解。访谈对象还提到，产妇坠楼这类事件是影响力较大的新闻主题，众多网络平台在传播此类信息时，常将事件主人公的行为与产后抑郁联系起来。也有一些患者偶然在网络社群、短视频以及自媒体文章中接触到病症信息，或是在看到以网页弹出广告形式出现的诊疗信息后，才了解到孕期和产后抑郁。受访医生谈到，网上信息质量参差不齐，患者常受到误导，"有些人情绪已经特别糟糕了，预约不到公立医院，就在网上搜'心理咨询'，会跳出来很多私立机构付费的广告，宣传'0元'咨询的那种广告，就赶过去了"（TJJ）。

3. 对线上心理健康服务及相关产品的评价

访谈对象总体上认为，互联网在抑郁症科普宣传与就医引导上能够发挥积极作用，线上诊疗及咨询对于病情较轻、病耻感较重的患者能够提供较明显的帮助，能够有效保护患者隐私，提高患者专业求助意愿。一些访谈对象建议，线上平台可设立孕期和产后女性心理求诊专区，便于患者快速找到专业医生，方便与该领域医生交流及得到转诊。在孕期和产后女性进行妇产科挂号过程中，可弹出孕期和产后抑郁的相关提示及科普内容，提高人们对抑郁问题的知晓率和关注度。

大部分访谈对象同时提出，线上服务方式存在明显局限，互联网医疗平台大多仅能提供简单的医疗服务，如科普宣传、挂号问诊和就医引导，难以实现更深层的医患交流和系统的病情干预。

线上心理咨询具有门槛低、收费乱、资质不全、真伪难辨等多方面问题，容易对患者的正确就诊造成负面影响。因此，目前线上医疗服务和咨询无法取代面对面治疗沟通。受访医生认为，线下治疗能够提供更全面立体的信息和建议，可进行更直接的干预。

通过深度访谈可发现，在专业人士看来，孕期和产后女性的专业求助行为受到个人知识水平、病耻感、家庭支持感知等多方面因素的影响，她们常需克服种种心理阻碍和现实障碍，在经过权衡后采取专业求助行为。家人的态度和行动也影响她们专业求助后的身心恢复效果。

四 基于问卷调查的孕期和产后女性人群洞察结果

在专业人员访谈分析的基础上，本研究形成了第二阶段调研的框架。调研的理论模型依据医生访谈的结果构建，主要考察了以下因素对求助意愿的影响：①孕期和产后抑郁知识素养；②病耻感；③求助障碍感知；④自我效能感；⑤家庭支持感知；⑥孕期和产后抑郁信息接触频率。问卷还探索了以下内容：①个人背景信息及心理健康状况；②获取孕期和产后抑郁信息的渠道；③求助行为特征及求助对象；④对线上心理健康服务产品的需求。

调研问卷通过问卷星平台发放，发放对象范围为深圳地区的孕期和产后两年内时段的女性。调研试图完成以下主要目标：一是分析孕期和产后女性个体心理特征对专业求助意愿的影响；二是了解女性获取孕期和产后抑郁信息的渠道；三是分析孕期和产后女性对线上心理健康服务及相关产品的需求。

（一）问卷调查的理论框架

基于访谈结果和前人研究结论，本次问卷调查预期，孕期和产后女性的专业求助意愿主要受到多方面因素的影响。每个影响因素的内涵及其与专业求助意愿的关系简要介绍如下，具体的测量题目、量表信度和调查对象打分情况将呈现在调研结果部分。

孕期和产后抑郁知识素养。在 Jorm（2000）的心理健康素养框架中，心理健康素养的知识层面包括识别疾病或困扰类型、关于疾病风险与原因的知识和信念、自助干预的知识和信念、专业帮助的知识和信念。知识素养水平可以预测精神心理问题患者的求助态度及行为。具有较高的知识素养，意味着了解疾病的症状，以及明确知道应该向专科医生寻求治疗帮助。本次调研预期，女性个体的知识素养水平越高，专业求助意愿越强。

病耻感。本调研中的病耻感指对自身疾病的内心耻辱体验。病耻感较重的个体更偏好自行解决心理问题，从而减少专业求助（Jennings et al., 2015）。需要专业精神心理治疗的女性抑郁症患者，通常会因为感到耻辱而避免主动就诊（Simmons et al., 2015）。本调研预期，女性个体的病耻感越强，专业求助的意愿越弱。

求助障碍感知。该要素指个体对于自己在多大程度上可能遇到一系列求助障碍的感知。通过医生访谈可见，孕期和产后女性深受多方面障碍的负面影响，问卷调查提炼了以下方面的感知障碍进行考察：外出障碍、费用负担、治疗方式了解程度有限，以及对药物效果的担忧。调研预期，女性个体的求助障碍感知越强，专业求助意愿越弱。

自我效能感。自我效能感指个体对于自己能够寻求到专业帮助的信心。较强的自我效能感意味着较强的行动信心，个体越相信自己有能力获取到专业帮助，越有可能形成求助意愿并开展求助行动。

家庭支持感知。前人研究及本调研的访谈结果均发现，孕期和产后女性的求助行为深受家人和朋友态度的影响。如果亲友不赞成孕期和产后女性寻求专业帮助，可能导致孕期和产后女性对专业帮助产生消极态度，降低专业求助意愿。如女性感受到亲友支持其寻求专业帮助，她们的求助意愿会增强。

孕期和产后抑郁信息接触频率。对精神心理问题相关信息的接触，能够提升女性个体对孕期和产后抑郁的关注度和知识水平。调研预期，女性个体对孕期和产后抑郁信息的接触频率越高，专业求助意愿越强。

除上述变量，问卷还调研了对象的人口学背景、求助对象，以及对线上心理健康服务产品的需求。具体内容将汇报在调研对象基本特征介绍和调研结果部分。

（二）调查对象基本特征

本次调研以长居深圳的孕期和产后两年内时段的女性为对象，通过网络问卷方式收集数据，筛选出符合要求的女性作答问卷。调研共回收问卷 212 份，剔除作答不认真以及平时常住地为非深圳地区的样本后，保留有效问卷 168 份进行数据分析。

在样本人群中，47.6% 的女性处于孕期，52.4% 的女性处于产后两年内的阶段，基本覆盖了孕期抑郁和产后抑郁的高发时期。家庭月收入高于 15000 元的女性占 47.0%，低于 15000

元的女性占 53.0%。大专及以上学历的调查对象占比超过 3/4。
样本的人口统计特征如表 2 所示。

表 2　样本的人口统计特征

单位：人，%

特征变量	选项	人数	百分比
年龄	18~24 岁	9	5.4
	25~31 岁	91	54.2
	32~38 岁	58	34.5
	39~45 岁	10	6.0
孕期和产后时段	怀孕 1~3 月	24	14.3
	怀孕 4~7 月	38	22.6
	怀孕 8~10 月	18	10.7
	产后 0~6 个月	22	13.1
	产后 7~12 个月	16	9.5
	产后 1~2 年	50	29.8
胎次	一胎	105	62.5
	二胎	51	30.4
	三胎及更多	12	7.1
文化程度	初中及以下	12	7.1
	高中	26	15.5
	本科及大专院校	115	68.5
	研究生及以上	15	8.9
常住地	南山区	25	14.9
	福田区	16	9.5
	宝安区	43	25.6
	罗湖区	8	4.8
	龙岗区	50	29.8
	龙华区	23	13.7
	光明区	3	1.8

特征变量	选项	人数	百分比
	5000 元及以下	15	8.9
	5001~10000 元	43	25.6
	10001~15000 元	31	18.5
家庭月收入	15001~20000 元	29	17.3
	20001~30000 元	25	14.9
	30001 元及以上	25	14.9

（三）调研结果

1. 描述性结果

（1）求助对象。问卷列出一系列可求助的对象，并询问了调研对象在孕期或产后受到心理问题困扰时，会向其中哪些人求助。该题目为多选题，图 1 展示了数据分析结果。调研对象在遇到心理问题时，经常求助的对象是配偶（70.8%）、朋友（60.7%）、心理咨询师（46.4%）。但也有一些调研对象选择不求助、自行调节（17.3%）或向社区医生求助（19.6%）。妇产科医护人员（42.9%）和存在类似心理问题的（准）妈妈们（41.1%）也是孕期和产后女性重要的求助对象。调研对象对心理咨询师的选择（46.4%）高于精神心理科医生（38.1%）。从数据结果可见，样本人群倾向于向家人、朋友、心理咨询师、父母、妇产科医护人员以及身处相似处境的其他女性人群求助，其中大部分求助属于非正式求助，其行动成本较低，对于孕期和产后女性缓解抑郁情绪具有一定的帮助，但难以应对较严重的精神心理问题。孕期和产后女性求助于心理咨询师的意愿高于求助于精神心理科医生的意愿，然而，当前民营心理咨询机构质量参差不齐，实际产生的帮助效果难以预期。

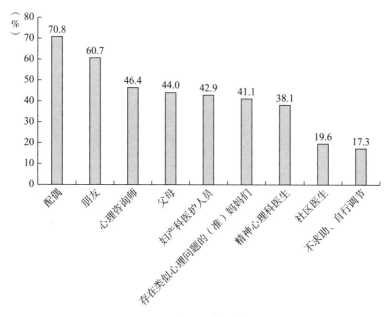

图 1　求助对象分布

（2）专业求助意愿。问卷使用单一题项考察调研对象的专业求助意愿水平。调研对象需在五点量表上指出其对以下语句的同意程度："如果我在孕期或产后受到心理/情绪问题的困扰，我愿意寻求专业人士的帮助。"（1 = 完全不同意，5 = 完全同意）49.4% 的调研对象表示完全同意这一说法，24.4% 的调研对象比较同意，16.1% 的调研对象持中立观点，6.5% 的调研对象不太同意，3.6% 的调研对象表示完全不同意题项表述。总体而言，调研对象的作答显示出较强的专业求助意愿（均值 = 4.10，标准差 = 1.11）。

（3）知识素养。问卷使用 5 个题项测量调研对象的知识水平。问卷请调研对象在五点量表上指出其对 5 个描述性语句的

孕期和产后女性心理求助意愿与线上服务需求

同意程度（1＝完全不同意，5＝完全同意，第4题"抗抑郁药物会导致成瘾"的分值进行反向编码）。5个题项的得分均值用于表示总体知识水平（满分为5分），分数越高，意味着对孕期和产后抑郁的知识了解得越准确清晰。调研对象在各个题项上的打分均值都高于3分，个别题项的打分均值高于4分，具体打分均值展示在表3中。调研对象的总体知识水平最低得分为1.60分，最高得分为5.00分，平均得分为3.68分。除客观知识题项，问卷还通过一个题项测量了调研对象对自身知识水平的评价（"您认为自己对产后抑郁/孕期抑郁相关知识的了解程度如何？"，1＝非常不了解，5＝非常了解），该题项打分均值为3.07分（标准差＝1.10）。综合客观知识题项作答结果和个体自我评价而言，调研对象对孕期和产后抑郁的了解程度整体处在中等偏上水平。

表3 调研对象的客观知识水平

题项	均值 （标准差）	量表信度 （Cronbach's α）	最低 得分	最高 得分	知识水平 均值 （标准差）
1. 吃得太多或对食物失去兴趣可能是产后抑郁/孕期抑郁的一个迹象	3.30 （1.17）				
2. 睡眠过多或过少可能是产后抑郁/孕期抑郁的迹象	3.39 （1.22）				
3. 产后抑郁/孕期抑郁影响人的记忆力和注意力	4.17 （0.95）	0.707	1.60	5.00	3.68 （0.75）
4. 抗抑郁药会导致成瘾	3.48 （1.18） （反向编码后的分值）				
5. 心理治疗（如谈话疗法或咨询）可以有效地治疗产后抑郁/孕期抑郁	4.05 （1.03）				

（4）病耻感。问卷通过 4 个题项测量调研对象的病耻感，调研对象需在五点量表上指出其对 4 个描述性语句的同意程度（1 = 完全不同意，5 = 完全同意），4 个题项打分的均值用来代表病耻感水平。表 4 展示了各题项的打分均值及总体病耻感均值，样本人群病耻感整体上处于较低水平。

表 4　调研对象的病耻感

题项	均值 （标准差）	量表信度 （Cronbach's α）	病耻感均值 （标准差）
1. 在孕期或产后受到心理/情绪问题的困扰，是个人软弱的表现	2.46 （1.46）	0.825	2.22 （1.15）
2. 在孕期或产后去看精神心理科医生/心理咨询师，说明她不够坚强，无法处理自己的问题	2.02 （1.40）		
3. 患上产后抑郁/孕期抑郁，是一个失败母亲的标志	2.05 （1.39）		
4. 我会因自己患有产后抑郁/孕期抑郁而觉得自己不如别人	2.33 （1.45）		

（5）求助障碍感知和自我效能感。表 5 展示了调研对象对一系列求助障碍的感知，求助障碍的测量主要以前期的专业人士访谈和前人文献为参考依据。表 5 对各类求助障碍的打分均值进行了展示，按分数由高到低排列。调研对象最担心药物治疗影响肚子里的宝宝或母乳喂养，其次担心心理咨询或治疗费用过高，不知道自己适合什么治疗方式也是调研对象寻求专业帮助的主要障碍。总体上看，求助障碍感知打分均值为 3.29 分（标准差 = 0.87），中位数为 3.40 分。问卷通过单一题项测量调研对象的专业求助自我效能感（"当我需要心理健康服务时，

我相信自己有能力找到合适的专业服务"，1=完全不同意，5=完全同意)，打分均值为 3.52 分 (标准差=1.271)，调研对象的自我效能感处于中等至中等偏强水平之间，意味着她们对于寻求到专业帮助具有一定的信心。

表 5　调研对象的求助障碍感知

题项	均值 (标准差)	量表信度 (Cronbach's α)	求助障碍感知均值 (标准差)
1. 担心药物治疗影响肚子里的宝宝或母乳喂养	3.92 (1.29)		
2. 担心心理咨询或治疗费用过高	3.88 (1.22)		
3. 不知道自己适合什么治疗方式	3.47 (1.20)	0.728	3.29 (0.87)
4. 不知道挂哪个科、看哪个医生	2.98 (1.42)		
5. 外出不便	2.82 (1.45)		

（6）家庭支持感知。问卷使用单一题项测量了孕期和产后女性对于亲友在多大程度上支持其实施专业求助的态度。调研对象需在五点量表上指出对以下语句的同意程度："如果在孕期或产后受到心理/情绪问题的困扰，我的家人和朋友会建议我寻求专业的帮助。"（1=完全不同意，5=完全同意）调研对象感知的家庭支持分数均值为 3.48 分（标准差=1.36）。

（7）孕期和产后抑郁信息接触渠道。问卷向调研对象提供了一系列信息渠道选项，并请调研对象指出通过每类渠道接触孕期和产后抑郁信息的频率（1=从不，5=总是）。表 6 展示了调研对象对各个渠道的打分均值，并按分数从高到低排序。从分析结果可见,调研对象的信息接触频率偏低,每个题项的分数满分为5分,但15类信息渠道的打分均值都在3分以下,各题项构成的总体量表均值仅为2.59分,意味着调研对象对抑郁相关信息的接触频率不高。在各类信息渠道中,微信公众号平台和母婴类网站/App是最主要的信息渠道,传统媒体、医疗健康服务平台、身边的亲人或朋友以及新闻资讯类网站/App也是重要的信息渠道。调研对象较少从社区卫生服务中心、产后访视人员、医生等医疗行业相关人士处获得信息。

表6 孕期和产后抑郁信息接触渠道

题项	均值 (标准差)	量表信度 (Cronbach's α)	信息接触频率 均值(标准差)
1. 微信公众号平台	2.96 (1.17)	0.951	2.59 (0.94)
2. 母婴类网站/App(亲宝宝、宝宝树、妈妈网等)	2.87 (1.27)		
3. 电视/广播/报刊	2.76 (1.19)		
4. 医疗健康服务平台(健康160、平安好医生、好大夫等)	2.76 (1.25)		
5. 身边的亲人或朋友	2.76 (1.21)		
6. 新闻资讯类网站/App	2.73 (1.21)		
7. 搜索引擎类(百度、360等)	2.68 (1.27)		
8. 知识问答类网站/App(知乎等)	2.67 (1.26)		
9. 短视频类网站/App(抖音、快手等)	2.61 (1.27)		

题项	均值 （标准差）	量表信度 （Cronbach's α）	信息接触频率 均值（标准差）
10. 微博	2.59 （1.26）		
11. 在线论坛、微信/QQ 社群	2.54 （1.19）		
12. 孕妇学校课程或者医院发放的宣教手册	2.39 （1.19）	0.951	2.59 （0.94）
13. 医生等医疗行业相关人士	2.27 （1.12）		
14. 产后访视人员	2.14 （1.23）		
15. 社区卫生服务中心	2.11 （1.14）		

2. 专业求助意愿的影响因素

调研使用多元回归分析，检测各影响因素对孕期和产后女性专业求助意愿的影响。由于专业求助行为可被视为克服各方面障碍的行为结果，回归分析将五类求助障碍感知分别作为独立自变量用于预测因变量。表 7 呈现了回归分析结果，从中可见，孕期和产后女性的专业求助意愿主要受到知识素养、病耻感、求助障碍感知、自我效能感和家庭支持感知的影响。知识素养越高、病耻感越弱、自我效能感越强、家庭支持感知越积极，孕期和产后女性的专业求助意愿越强。

表 7　孕期和产后女性专业求助意愿影响因素分析

变量	系数	标准误	标准化系数
常数项	1.360*	0.530	
年龄	0.131	0.095	0.081

变量	系数	标准误	标准化系数
学历	-0.092	0.131	-0.045
家庭月收入	-0.002	0.047	-0.003
心理健康状况	-0.018	0.029	-0.038
知识素养	0.213*	0.096	0.144
病耻感	-0.246***	0.060	-0.255
求助障碍感知1：担心药物治疗影响肚子里的宝宝或母乳喂养	0.144*	0.060	0.167
求助障碍感知2：担心心理咨询或治疗费用过高	-0.018	0.065	-0.019
求助障碍感知3：不知道自己适合什么治疗方式	-0.049	0.065	-0.053
求助障碍感知4：不知道挂哪个科、看哪个医生	0.239***	0.051	0.306
求助障碍感知5：外出不便	-0.089	0.050	-0.116
自我效能感	0.350***	0.073	0.400
家庭支持感知	0.207**	0.067	0.254
信息接触频率	-0.113	0.075	-0.095
F	12.478***		
R^2	0.533		
调整后 R^2	0.490		

注：* $p < 0.05$，** $p < 0.01$，*** $p < 0.001$。

值得说明的是，各类求助障碍感知产生的预测作用存在差异。在五种求助障碍中，仅有"担心药物治疗影响肚子里的宝宝或母乳喂养""不知道挂哪个科、看哪个医生"对专业求助意愿的影响达到统计学意义，然而这两个因素均与专业求助意愿存在正向关联，这一结果与调研预期的效应方向不一致。调研者认为，回归分析中的预测效应并不尽然反映了因果关系，这两类求助障碍感知体现了孕期和产后女性对具体治疗手段的疑惑和担忧，通常出现在有意愿实施专业求助并进一步了解具体治疗方式的过程中。这些与治疗效果和治疗过程相关的具体求助障碍感知，有可能产生于专业求助意愿形成后、专业求助行动实施前，越有意愿寻求专业帮助的女性，越有可能对执行层面的障碍有较大的忧虑，如不能突破这些障碍，最终将制约求助行为的执行。增进女性对药物效果和治疗途径的准确理解、增强医疗资源的可获得性，有助于将专业求助意愿切实转化为求助行动。

3. 线上心理健康服务产品需求分析

本次调研从线上服务内容、服务形式和费用成本方面，考察了孕期和产后女性的需求。调研结果报告如下。

（1）使用线上诊疗服务的原因。问卷使用多选题，了解孕期和产后女性使用线上诊疗服务的原因。图 2 展示了调研结果，图中百分比指选择各项原因的人数所占的比例。线上诊疗最大的优势在于能够有效降低孕期和产后女性的外出成本，其次在隐私保护方面有一定的长处。孕期和产后女性人群经常出行不便，也有较大的身心隐私保护需求，线上诊疗和相关产品为她们提供了方便快捷的就医和咨询渠道。选择"收费合理"和"医生专业可靠"的调研对象较少，调研对象对线上问诊服务的可靠性和费用的合理性不够认可。

（2）线上心理健康服务内容需求。调研使用多选题的形式，询问调研对象所期待的线上心理健康服务内容，图 3 展示了调研结果。接近 3/4 的调研对象期待获取线上孕期和产后女性心理健康科普内容或课程，另有超过 73.0% 的调研对象期待获得在线心理咨询服务。调研对象对妈妈在线交流社区、心理问题测评服务以及专业人士榜单也有较强烈的需求，但需要线上每日心情记录工具的调研对象占比较少。从结果中可见，孕期和产后女性期望通过线上方式获取科学专业的心理健康服务，同时也有动力加入同类人群的交流社群，这些服务能够为孕期和产后女性带来较好的信息支持和情感支持。

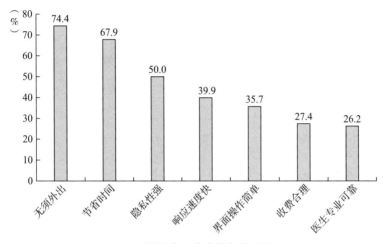

图 2 使用线上诊疗服务的原因

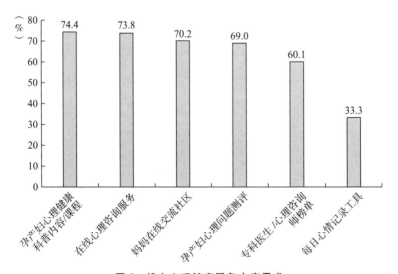

图 3 线上心理健康服务内容需求

（3）产品付费意向。问卷使用多选题的形式，询问调研对象对各主要服务内容的付费意愿，图4展示了调研结果。在各类主要线上服务中，调研对象最有意愿付费获取心理咨询服务，也有超过1/3的调研对象有意愿为心理健康科普内容或课程付费。从结果中可见，孕期和产后女性拥有一定的动机为得到专业科学的知识和心理健康咨询服务而付费。在心理接受价位方面，79.2%的调研对象表示可接受30元以内的价位，19.6%的调研对象可接受的价位区间为31~50元，1.2%的调研对象接受51~100元的价位。孕期和产后女性整体上不愿意为线上心理健康服务支付较高费用，但具有一定的小额支付意愿。

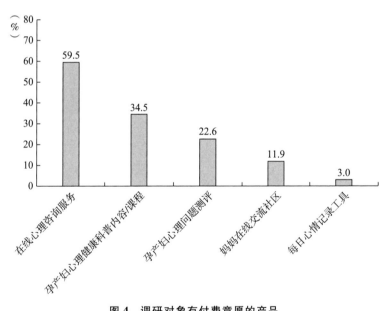

图4　调研对象有付费意愿的产品

五 调研小结与建议

本调研以深圳市孕期和产后女性群体为研究对象，结合公立医院医生和专业心理咨询师的深度访谈结果，建构了量化调研的理论框架，通过问卷调查的形式考察了深圳市孕期和产后女性人群专业求助意愿的影响因素以及对线上诊疗和心理健康服务产品的需求。

调研结果显示，样本人群拥有一定的孕期和产后抑郁知识素养，个人病耻感较弱，主要通过微信公众号平台和母婴类网站/App接触到孕期和产后抑郁相关信息。这些结果的出现可能与样本人群学历水平较高相关。在调研对象中，大专及以上学历人群占据了超过3/4的比例，这一学历特征使本次调研的结论在解释低学历女性的求助意愿时存在一定的局限性。调研对象对药物的副作用最为担忧，同时比较介意心理咨询或治疗的费用成本。她们对心理咨询等精神心理服务的接受程度较高，当遭遇心理困扰时，较为重视向心理咨询师求助，仅次于配偶和朋友，高于父母。由此可见，在现有的媒体宣传、健康科普之下，深圳市孕期和产后女性具有一定程度的心理健康素养，具备良好的线上心理健康服务接受基础。

对孕期和产后女性专业求助意愿的预测分析显示，知识素养、病耻感、自我效能感、求助障碍感知、家庭支持感知对专业求助态度具有较重要的影响。已有众多研究发现，个体对行为的控制感是决定是否实施行动的关键因素，较强的病耻感、较低的自我效能感和较负面的亲友态度，均会大大降低孕期和产后女性对专业求助行动的信心和控制感。信息接触频率以及年龄、学历和家庭月收入对专业求助意愿的影响未达到统计学意义，这说明求助心态相关因素是影响专业求助意愿的核心因素，超越了人口学背景和信息接收量的作用。

在求助障碍感知所产生的作用方面，费用问题、外出不便以及不知道自身适合的治疗方式这三方面的障碍未与专业求助意愿产生直接关联。对药物效果的担忧和不了解具体治疗途径（科室、医生信息）与专业求助意愿存在正向关联，这两组正向关系达到统计学意义。正如前文所试图分析的，对药物副作用和具体治疗途径的关心涉及具体的求助行为和结果的细节问题，通常来源于形成求助意愿后、实施求助行动前，这些求助障碍感知会随着求助意愿的增强而增强，并构成孕期和产后女性拖延求助甚至不实施求助的影响因素。

简言之，调研结果说明，深圳市孕期和产后女性的专业求助意愿强度，主要取决于对自我病情的认知和态度、行动效能感和身边重要他人的支持作用；而对求助过程中操作层面问题的解决，将直接影响孕期和产后女性专业求助意愿向求助行动的转化。医疗卫生服务系统和各类相关企业应着重考虑完善专业诊疗和帮助资源、降低专业求助门槛，增进孕期和产后女性及其亲属和社会公众对精神心理问题的了解，提升社会整体重视程度，降低社会污名化程度，从而提升孕期和产后女性个体的求助效能感和感知支持度。

调研还考察了深圳市孕期和产后女性对线上心理健康服务产品的需求。调研对象对知识类资讯、线上心理咨询以及女性在线交流社区有强烈的需求，这三类需求可以为医疗机构及互联网公司改进服务功能设计提供方向性的指引。而在改进线上诊疗和咨询服务过程中，应重点考虑孕期和产后女性的疾病态度、感知障碍和感知社会支持，据此提供符合孕期和产后女性心理需求的服务和产品。调研同时发现，线上心理咨询是孕期和产后女性最有意愿付费的服务，超过一半的调研对象乐意为线上心理咨询付费，此外，超过 1/3 的调研对象愿意为心理健康科普内容或课程付费，这为互联网公司寻求适合企业生存发展的产品路径提供了一定的启示。然而，调研对象愿意支付的价位多为 30 元以内和 31～50 元。因此，小体量、响应快、针对性强、与线下医疗机构对接效率较高的线上产品有可能实现一定的客流转化，进而获得维持运转的收益。目前，国内市场上尚未提供针对孕期和产后女性群体的心理健康专项服务产品，尚处于市场空白，是企业值得发展的方向。

通过对现有心理健康服务和产品的梳理、医生访谈、孕期和产后女性洞察三部分的分析和调研，本研究得到诸多有价值的发现，这些发现除了能够帮助孕期和产后女性心理健康产品进行功能的改进与优化，对政府、医疗机构、行业及媒体等多方实践也具有一定的价值。对于政府而言，一方面，应当持续加大心理健康服务资源支持，增加公立医院的心理咨询师、治疗师配备与民营医院的医生配备；另一方面，应当设立孕期和产后女性心理科室建设标准，促进相关资源有效整合，提升诊疗的效率和效果。对于医疗机构而言，调研发现，孕期和产后女性较少通过医疗机构等专业途径（包括妇产科医护人员、社区健康服务中心医生和产后访视人员）获取精神心理问题的相关信息，应提高医疗相关的专业机构直接开展科普宣教的声量。

此外，医生开通线上问诊服务的人数比例较低，但线上的初步问诊和咨询能够切实对外出不便、病耻感较强的女性产生帮助，因此存在较大的社会需求。促进医生对线上问诊的参与、解决医生利益与医院利益的冲突问题，需要相关机构的权衡和努力。

本调研也存在局限，由于调研主要试图了解具有心理和情绪问题或具有潜在问题的孕期和产后女性的心态，在获取和触达样本人群时具有较大的难度，最终样本量较少，愿意作答的女性学历较高、知识素养较高、病耻感较弱，这些样本人口特征使调研结果难以反映深圳市其他类型女性的全貌，在一定程度上影响了研究效度。然而，有意向寻求专业帮助的孕期和产后女性也以学历较高、知识素养较高、病耻感较弱的女性为主，因此本调研能够体现一部分孕期和产后女性的实际处境，研究结论有助于医疗机构和互联网公司改进线上服务。未来，还需综合更加完善和详尽的调研结果，以洞察广大孕期和产后女性的境况和需求。

微信使用对机构养老群体亲情维系与心理健康的影响[*]

龚宝发　周裕琼　曹博林[**]

摘　要： 近年来，已有学者意识到媒介技术对机构养老群体（以下简称"长者"）与子女情感交流的重要性，但并未回应代际的沟通与交流在数字时代何以可能、如何可能以及影响为何。本研究采用"以老年人为核心"的视角，以微信为媒，通过深度访谈、参与式观察以及对长者家庭微信群的数据文本分析，对深圳某养老机构的 10 位长者进行调研。从研究结果来看，微信对长者的心理健康具有积极补偿作用，通过家庭、集体两条路径促进老年人数字融入，并以增进亲密归属、肯定自我价值等方式提升老年人的主观幸福感。而且，数字融入越深、掌握技能越多，越有可能提升亲情维系的频率。此外，本研究还对老年人的

---

[*]　本文是国家社科基金项目"智能媒体生态与中国特色的积极老龄化传播研究"（22BXW073）的阶段性成果。

[**]　龚宝发，深圳大学传播学院博士研究生；周裕琼，深圳大学传播学院教授；曹博林，深圳大学传播学院副教授。

关怀式、利他式、回避式、心安式、矛盾式五种交流心理进行了分析，并认为潜藏最深的矛盾式心理更需引起重视。

引　言

"安享晚年，从'心'开始"，"关爱老人，从'心'出发"。刊载于各大养老机构网站的文章标题，既反映了老龄化社会的赡老痛点，又意在呼吁我们关注机构养老群体有可能面临/遭遇的焦虑、抑郁等常见心理健康问题（田建丽，2018）。正如世界卫生组织（WHO）所言，健康并非局限于身体没有疾病和衰弱，而是一种生理、心理与社会适应能力实现动态平衡的完美状态（Dubos，1988）。简言之，它是躯体、心理与社会功能的良好动态融合。其中，心理健康乃躯体健康的基础，具有极强的内隐性与复杂性等特征。故《健康中国行动（2019—2030年）》指出，要正确认识重大生活、工作变故等事件对人的心理造成的影响（中国政府网，2019）。

在本土语境中，养老机构的"孤坟"意涵与"家本位"的文化背景，无疑为入住老年人蒙上晚年重大变故的薄纱。一方面，他们除了要忍受高龄与疾病带来的不适，还需经历混乱期、调适期与稳定期（李孝陵等，1992），以结识新人群、适应新环境、开展新生活（个体孤独）。相较于空巢老人，护工照护也令其易遭社会忽视（社会孤独）（吴宇杰等，2018）。另一方面，当"养儿防老"与"天伦之乐"等传统文化观遭遇老年人与亲友被割裂的代际互动，亲属关怀的缺乏极易加剧他们焦虑、孤独等负面情绪，进而影响身心健康。面对此"心魔"，社会学、心理学等众多学科虽然一致认为，家人的情感支持是填补其精神虚空的重要力量（左冬梅、宋璐，2011；田建丽，2018），但该结论的落脚点往往演化为对子女探望尽孝的呼吁。这不仅未能意识到子女探视与工作之间可能存在的时间冲突，还忽视了老年人的主观能动性。值得关注的是，近年来已有学者意识到媒介技术对该群体与子女情感交流的重要性，但相关构想仍在"纸上谈兵"，并未回应代际的沟通与交流在数字时代何以可能以及如何可能（师曾志、仁增卓玛，2019），更未深思技术对他们心理健康的影响（如减少焦虑 VS 加强孤独）。在中国急剧老龄化的社会背景下，本研究不仅意义重大（如涉及孝文化传承），而且具有实践上的紧迫性。本研究以微信为媒，基于深度访谈、参与式观察与长者家庭微信群的数据文本，在"亲情维系"这一概念的调节作用下，尝试解答：其一，微信使用对长者主观幸福感有何种影响？其二，亲情维系背后蕴含着长者何种交流心理？

一　文献综述

（一）数字技术与老年人的主观幸福感

心理健康虽有众多定义，但"幸福感"才是其本质与核心。正如俞国良（2022）所言，正是因为对幸福感的不懈追求，人们才重视心理健康，生命也借此完成质的飞跃。对老年人而言，主观幸福感（Subjective Well-Being，SWB）已然是学界公认的衡量其心理健康水平和生活质量高低的重要指标。有学者认为，主观幸福感是老年人对自身老化状况的一种主观、稳定的评估（李海峰、陈天勇，2009）。也有学者表明，老年人的主观幸福感既源于现实生活，又受其观念制约，是其整体精神生活状况的集中反映（孙鹃娟，2008）。作为个体的主观体验，主观幸福感包含的认知评价（也称生活满意感）、正性情感和负性情感三部分有助于我们深入老年人的内心世界（刘仁刚、龚耀先，1998）。鉴于此，为方便操作及讨论，本文将心理健康立足于主观幸福感，以期借此概念的三个维度真实呈现长者内心的缺失与希求，理解其心理问题何以萌发与消散。

人口老龄化与生活数字化的交织并行，引发了学界关于技术使用对老年人主观幸福感影响的思考。"网络增益"与"在场替代"是当前主流的两类观点（杜鹏、汪斌，2020）。前者基于社会网络、人力资本等视角，强调技术能有效缓解老年群体的孤独感，提升其生活满意度；后者认为线上交往势必降低老年人的社会参与水平，弊大于利。事实上，无论何种观点，学界很少从技术视角探究机构养老群体的主观幸福感。而对其他老年群体（如空巢老人、老漂一族）的研究表明，技术（手机、电脑等新媒体硬件，微信等新媒体软件）在一定程度上对其心理健康具有增益、补偿作用。比如，微信能为老漂一族情感赋能，促进其身心健康，令其获得社会认同与社会支持（王艳，2019）；互联网使用频率越高、熟练程度越高、使用功能越多，老年人心理越健康（杜鹏等，2023）。新冠疫情期间，短视频 App 有效缓解了老年人的焦虑情绪，促进了其幸福感的提升（姜照君，2022）。当然，单纯提升技术使用频率并不能直接提升主观幸福感，背后还涉及更为复杂的影响机制（如身心健康、社会支持等）（蒋俏蕾、陈宗海，2021）。对此，我们除了要关注长者的技术使用，还需进一步探究技术驱散其内心阴霾的路径。

（二）家与老年人的主观幸福感

在中国，作为晚年生活世界的中心（李晶，2019），"家"对老年人主观幸福感的影响毋庸置疑。一方面，除了"离家"会剥夺老年人晚年人生体验、加剧其"自我被社会淘汰"的认知，跨代交流的阻断更有可能使老年人直接丧失代际支持（如物质、情感），令其遇到应激事件后无所适从；另一方面，从健康传播视角来看，"家"还是国人健康观念建构、实践的重要场域。在某种程度上，疗愈老年健康问题本身就是一场关起门来的"家务事"（周裕琼等，2020）。归根结底，只因家人的亲情陪伴并非西方语境下的"非正式"社会支持，而是凌驾于晚年生活意义之上。其背后不仅承载着本土独特的"孝文化"，还关涉着中西双方赡老方式的差异，即伴有责任伦理的"反馈式"（中方）与无须义务支持的"接力式"（西方）的差异（费孝通，1983）。因而，我们不难理解机构养老群体为何会对家/家人思念成疾。

在数字时代，层出不穷的新媒体技术为老年人纾解思家情感提供了更多交流形式与表达空间。以微信为例，它不仅削弱了空巢老人的异地孤独感（吴炜华、龙慧蕊，2016），还让老漂一族因流动而断裂的家庭关系得以连接、维系，使其获得一种"流动的归属感"（王艳，2019）。需要指出的是，心理健康的发展曲线受到自身内在因素和外来支持的共同作用（许崇涛，1997），然而，现有研究大多侧重于代际支持对老年人主观幸福感的影响。在我们看来，长者自身对媒介的使用可能存在更为复杂的交流心理，但少有研究对其进行考察。正如杜鹏等（2023）就互联网使用对老年人身心健康的观察发现，既有研究大多"重接入，轻使用""重生理，轻心理"。因此，若想进一步了解技术对长者主观幸福感的作用效能，其与家人媒介互动过程中的具体行为特征及交流心理不容忽视。

（三）技术—家—主观幸福感：亲情维系

如果说技术是排解牵挂、盼念等内在思绪的必要条件，那么与家人沟通、互动等外在行为才是影响主观幸福感的前提。换言之，与家人的媒介互动，既是长者排解思念的重要方式，又是维系家庭关系的重要路径，更在技术疗愈身心的全程中起着重要调节作用。为表清晰，我们将老年人与家人媒介互动的过程命名为"亲情维系"。有必要强调的是，它并非简单地从字面理解为个体维护其与亲属间的关系，在我们看来，它还具有以下两重特性。

首先是亲情的亲密性。基于亲情源于"家"的共识，本文借用费孝通在《乡土中国》中对家的定义来确立亲人范围。在他看来，家是中国乡土社会中一个绵延性的事业社群，其主轴是纵向的父子、婆媳关系，配轴是横向的夫妇关系。亲情萌生于因生育和婚姻所形成的血缘关系和姻缘关系（费孝通，2012）。阎云翔、杨雯琦（2017）认为，代际关系为现代中国家庭增添了一种"亲密性"元素。它反映在情感依赖关系上的深度沟通、口头和肢体表达上的代际互相认知、理解和情感共享。可见，亲情本身具有一种亲密性，而亲密性又影响着亲情的冷暖。鉴于任何亲密关系均存在发展与衰退两个方向，重点是关系的维护（Duck，1994），所以我们认为亲情之"亲"不应仅为天生先赋的"传统血亲"，更有需要后天经营的"现代亲密"。

其次是个体的主观能动性。事实上，早有学者悲观表明，通过手机维系的"亲情"过于脆弱，仅能满足现有的共存感，无益于家庭关系发展（Wilding，2006）。对此，朱丽丽和李灵琳（2017）曾一针见血地指出，问题根源取决于关系双方在数字社会结构中表现出的能动性。然而，正如开篇所言，长者的主观能动性常被以往研究忽视。在一定程度上，这既源于大众对老年人羸弱多病、百无一用等刻板印象，也与传播媒介的推波助澜密不可分。但无论何故，基于年龄歧视与个体意识的认知偏差往往会让我们习惯对其"救赎"，忽视其自身能力。长此以往，无论是对他们的自身健康还是对社会积极老龄化的发展，均弊大于利。

所以，我们强调亲情维系是个体为维护/增添家庭关系（父子/婆媳/夫妇）的亲密感，借助媒介技术（如手机、电脑等新媒体硬件，微信等新媒体软件）主动完成的一系列代际传播实践。在我们看来，它不仅是挖掘长者交流心理的重要前提，还是当前中国家庭传播研究亟待解决的核心命题（朱秀凌，2018）。

二 研究设计

本研究采用"以老年人为核心"的视角，于 2021 年 10~11

月对深圳某养老机构（保险公司投建、面向市场）的 10 位长者进行调研，通过深度访谈、参与式观察与长者家庭微信群的数据文本（2021 年 10 月 1 日至 11 月 7 日）进行分析。

田野选择方面，除了政策因素（受新冠疫情影响，诸多公办/民办机构限制外来人员进出），还有对研究开展便利性的考量（受教育程度高、对微信使用较为熟悉的长者，相对有能力与家人线上交流）。数据收集方面，为提高访谈质量、让学术观照社会，笔者于 2021 年 9 月底至 11 月上旬，以义工身份进入机构，定期开设手机课堂、招募受访对象。其中，访谈采用半结构式问题设计，涉及个人信息、入住缘由、家庭关系与微信使用等话题。每位长者访谈时长为 1~2 小时。考虑到少数访谈对象的身体无法支撑长时间交流，故针对他们采取了二次访谈；家庭群因数据较多，其采集通过与长者互加好友、对群中文本选择合并转发，并在长者协助下对群成员信息进行登记。需要注意的是，样本取自群聊而非长者与家人的私聊，一方面是因为数据涉及隐私难以获取；另一方面是因为家庭群是中国传统家文化适应网络时代的强有力形式，便于理解中国传统家庭关系何以向现代伦理关系发展（吴静，2018）。

访谈对象通过目的性和滚雪球相结合的抽样方式获得，其纳入条件如下：（1）入住时长 ≥1 个月；（2）年龄 ≥60 岁；（3）自愿配合访问；（4）无语言、意识障碍，无精神疾病、阿尔茨海默病；（5）微信使用时间达半年以上；（6）会与家人微信互动。

访谈对象基本信息见表 1（依照学术惯例，均已化名），他们年龄为 75~88 岁，平均年龄为 80.7 岁。其中，丧偶入住的有 3 人，其余 7 人皆为夫妻共同入住（共有 S1&S2、S3&S4、S5&S6 3 对夫妻受访）。

表 1　访谈对象基本信息

序号	性别	年龄（岁）	受教育程度	退休前职业	入住时长	入住前与子女居住类型	是否丧偶	入住意愿	子女探访次数
S1	女	76	高中	机关单位员工	2 个月	分居	否	主动	一月 2 次
S2	男	75	本科	机关单位员工	2 个月	分居	否	主动	一月 2 次
S3	女	79	高中	经商	3 个月	合居	否	主动	一月 2 次
S4	男	76	高中	经商	3 个月	合居	否	主动	一月 2 次
S5	男	86	本科	科研工作人员	13 个月	分居	否	主动	一月 3 次
S6	女	88	本科	科研工作人员	13 个月	分居	否	被动	一月 3 次
S7	女	77	高中	普通岗位工作人员	10.5 个月	分居	否	主动	一月 4 次
S8	女	81	本科	市政公务员	8 个月	合居	是	被动	一月 4 次
S9	男	83	本科	核电工作人员	14 个月	分居	是	主动	一月 1 次
S10	女	86	本科	医生	23 个月	合居	是	主动	一月 4 次

三　研究发现

（一）主动入住：诱因、动机与心理建设

如前所述，养老机构向来被国人排斥、提之讳言。但从访谈结果来看，老年人主动入住的比例（80%）远高于被动入住的比例（20%）。不仅如此，从性别视角来看，在传统家庭处于权力中心地位的男性更出乎意料地全部选择"主动离乡"。虽然该现象是现代化进程对传统家庭制度冲击的结果，即以父子关系为轴心、父代主导（传统）的家庭权力结构和规范，已转变为以夫妻关系为轴心、子代主导（现代）（Zuo and Bian，2005），但回归现实，我们仍不禁想追问：是什么扭转了他们的养老观念？英国人类学家米尔卡·马蒂亚诺曾在跨国家庭的研究中指出，理解亲子关系沟通的关键在于了解移民的背景和原因（Madianou，2012）。对我们而言，了解长者的入住缘由与家庭关系既是破题关键，也是他们维系亲情、疗愈身心的逻辑起点。

人至暮年，心头大事无外乎健康与养老，而健康状态的好坏或多或少会影响养老模式的选择。据访谈对象反映，身体机能的日渐衰退不仅易带来消极情绪，还会给疾病风暴可乘之机，令其成为入住养老机构的主要诱因。最具代表性的莫过于一贯展现"乐观面"的 S2，其回忆入住时感慨道："原来我身体挺好的，但不知道什么时候就出了问题，后面还住过 ICU。出院后，就感觉身体不行了。后来，阿姨（指 S1）也生病了，还做了手术。"有趣的是，不同于疾病风暴引发的统一养老危机，长者的入住动机更多元，也更唯一。其中，多元是指有请保姆的"交流顾虑"、携手相伴的"父母爱情"以及避免婆媳矛盾等多种因素；唯一则是指无论出于何种考量，养老机构的精神底色永远源于中国父母的"爱子，则为之计深远"："来这儿就是为了减轻子女的负担，这是唯一的目的"（S1）。

值得注意的是，决定入住养老机构并非一时兴起，背后还涉及长者强烈的自我心理建设。其中，起决定性作用的是对养老机构的心态转变与"孝"观念的更迭。就前者而言，随着人口老龄化与社会空巢化趋势的不断发展，越来越多的老年人意识到家庭养老明显力不从心。在此背景下，即便机构养老与其生活观念不符，但为了不拖累子女，他们也努力调整心态、尝试接受。在 S6 看来："我觉得养老院不是地狱，是人的心态。我不把它看成养老的地方，心就放宽了！"（S6）就后者来说，从"百善孝为先"的观念到"父母在，不远游"的道德实践，孝文化强调的一直是"共世代"的生存论结构（孙向晨，2021），老年人入住养老机构，即代表"共世代"断裂，更意味着子女不孝。然而，这一观点并不被长者认同。在他们眼里，现代社会的"孝"或许早已不是传统家庭所遵循之"三纲五常"的伦理规范，而更多的是以亲子间的情感为基础，强调亲子双方的互益性、子女尽孝的自律性和尽孝方式的多样性（叶光辉、杨国枢，2009）。基于此，在表示家庭关系良好的情况下，他们还进一步表明，家庭关系良好不能完全依赖子女，老年人也需要做出努力。患有腿疾的 S4 和因丧偶被动入住的 S8 更结合自身经历，从不同性别视角阐释"努力背后的原因"：这既是男性对自尊的维护——"子女孝不孝顺，我们管不了，唯一能做的就是体面地离开。你还年轻，不懂得这有时也是一种尊严"（S4），也有女性对子女恩情的理解——"我那时候天天哭，她们（指女儿）也怕我这样下去会出问题，说要不换个环境。我知道，她们都是为了我好"（S8）。最后，良好的心理建设或许与长者的受教育程度（全员高中以上）有关，但不可否认的是，为子女减负才是他们转变行为状态的动力与初心。

(二) 家庭 VS 集体：提升主观幸福感的两条路径

适应养老机构生活并非线性过程，而是处理与过去的联结、平衡自主与依赖他人、应对失落和活在当下的动态螺旋式发展过程（隋玉杰、王健男，2020）。毋庸讳言，长者对幸福的感知也必然受到家庭（虚拟）、集体（现实）两条路径的双重影响。在下文中，我们将基于主观幸福感的概念维度，考察技术在不同路径下对长者心理健康的影响效能。

1. 家庭：激发自信、积极数字融入

技术对老年人生活的最大影响并非信息获取更便捷、娱乐方式更多元，而是为其履行家庭责任、维系/改善家庭关系提供了重要选项（孟伦，2013）。比如，因技术介入，他们才能与子女接触更频繁，维系/促进更好的代际关系，从而提升主观幸福感（蒋俏蕾、陈宗海，2021）。在我们看来，家庭路径下技术对长者幸福的积极影响，一方面源于上述因素，另一方面与长者自信心理的激发、积极数字融入有关。

在认知评价层面，技术超越时空阻隔与行动能力的限制，在一定程度上影响着老年人养老的观念与模式选择。换言之，技术的工具支持不仅有助于消弭人们对养老机构的偏见，还能助力他们调整心态，激发他们对晚年生活自信、自立、自主的积极心理。诚如 S2 对微信带来的颠覆性便利的赞美："住进来不见得是一件坏事。再说了，现在有手机也很方便，不存在见不到她们（指家人），可以视频、可以打电话，还有微信这样的颠覆性软件……"

在正性情感层面，技术的功能支持诱发并促进了长者的数字融入。在做义工期间，笔者曾为长者开设手机课堂，为他们讲解易爱/易受蒙蔽的拍照技巧/谣言识别（微信小程序）等简单内容。但在访谈过程中发现，他们多数更希望学习视频制作（尤其是电子相册）。以入住最久的 S10 为例，制作相册已成为她遥寄相思之情、与家人亲近的重要方式："没事就把以前的照片拿出来，做个相册发给他们（指家人），图个乐呵。"（S10）面对数字技能差异，个别长者（S2）不再满足于手机电子相册制作，而是渴望且呼吁为其辅导使用高级影音软件："这种照片（家庭合照）要弄得亮一点，是不是要用 Photoshop？你下堂课要不讲一讲？"对他来说，修复家庭照片、剪辑相聚回忆的目的，是学习，也是给家人一种念想："去上海看病时，我们还拍了好多照片和视频。不过我不太会用 PR（一款视频编辑软件），都还在电脑里没剪……现在还能学，还能剪给他们看，以后就说不准了。"从总体来看，虽然学习数字技能要付出更多主观努力（周裕琼，2018），但为与家人"共处一室"、为自己寻求情感寄托，长者们正以积极之态努力实现数字融入。借助技术，其内心情感也不断被激发、被释放、被回应。

在负性情感层面，首先，技术的工具支持通过保障基础交流，消弭了长者害怕成为子女负担的负面情绪（如 S2："至少不让孩子们操心！"）；其次，技术的功能支持让长者通过作品互动等方式，消解了亲子双方的疏离感，令其获得更多情感支持与自我成就感（如 S10："效果不好吧，他们还喜欢，我女儿还发照片让我也给她做来着。"），进而共同提升幸福感。

2. 集体：增进亲密、肯定自我价值

如果说技术裹挟令老年群体在社会秩序中从中心退居边缘

（师曾志、仁增卓玛，2019），那么在养老机构这一"小社会"内，技术亦能帮助长者重建社交网络、回归中心，通过肯定自我价值等方式提升幸福感。

从认知评价来看，代际互动割裂与适应集体生活是长者入住前不得不深思的两件大事。其中，无法融入集体更是思亲情感激增、焦虑加剧、孤独感加重的重要元凶。从本研究访谈对象来看，技术介入为长者打破僵局、促进交流提供了良好机会。比如在做义工期间，笔者曾担心这些"高学历"长者有"玩手机，无须听课"的想法，害怕课堂冷清。但当他们步履蹒跚（甚至坐着轮椅）、积极拉上好友/"邻居"来到课堂时，其认真听讲、互助练习的模样不禁令笔者感动。其中，两位分别使用老年机和智能机的长者互相教学的场景，令笔者印象深刻。在某种程度上，她们因技术相聚，更因技术相识。

从正性情感来看，技术除了能帮助长者在老有所学中发掘生命意义、增进彼此亲密关系，还有益于他们再社会化的顺利实现。一方面，晚年提升学习频率能促进自我完善，有利于身心发展（Parsons，1967）。但受机能下降限制，在渴望获得纸质版"教学手册"实现"自救"外——"你可以把它（指课件）打印出来发给我们。年纪大了，晚上再操作就容易忘"（S7），求助才是他们的常态。比如，S10在提到给家人制作视频时说："做的效果不是特别好，还容易忘，又不好意思每次都麻烦小何（指社工）。"在我们看来，虽然本该由子女承担的"数字反哺"工作抛给了工作人员，但正是技术带来的"麻烦"让长者与他人"一回生、二回熟"，进而增进亲密感、提升归属感。另一方面，他们还通过技术赋能/赋权，实现再社会化。

如上文所述，虽然掌握的技能程度不同，但我们也看到数字优势群体帮扶弱势群体的暖心场景。在帮扶过程中，优势群体无疑会拥有更多话语权。在这里，长者不仅能从边缘回到中心，还能在帮扶过程中收获他人尊敬，提高并肯定自我价值，进而重获被需要、被重视的感觉。

从负性情感来看，技术主要利于消解陌生感，并在一定程度上淡化机构内部可能存在的隔阂与冲突。为与家人更好地沟通，在"同是天涯沦落人"的情感推动下，他们易在互帮互助、不断交流的过程中萌生"家人"温情，进而实现由"我"到"我们"的转变。（如S8："偶尔也会找他们学习，主要是交换表情包。"）

（三）亲情维系与交流心理

亲情维系，维护亲子关系是基础，提升双方亲密感是目标。在胡春阳、周劲（2016）看来，亲密关系能否良好维系，取决于更丰富的传播符号、更高的传播频率与更长的传播时间。鉴于家庭群内的互动在时间上存在同步/延时交流两种情况，我们更关注长者使用符号与频率间的关联。

首先，将群内"发言"形式划分为文字、图片、视频、表情包、语音、推文链接、视频链接、语音通话及视频通话9类，统计后发现：长者最少会使用3种，最多会使用6种，平均使用5种符号维系亲情。其次，按"长者在家庭群的总发言次数/数据统计时间"计算每位长者的发言频率后发现：其亲情维系的频率最低为0.24次/天，最高为0.71次/天，平均为0.43次/天；剔除数据统计时间内未发言天数后发现：最低频率为

1.25 次/天，最高为 3.43 次/天，平均为 1.88 次/天。两两对比可见，尽管第一类发言频率并未突破一天一次，但我们仍可认为长者有渴望与家人每天交流的想法。最后，将频率（统计时间）与符号做对比（见图 1），可发现长者掌握的符号类型越多，越有可能提升亲情维系的频率。

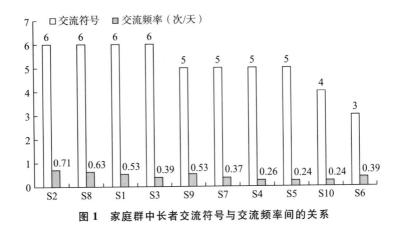

图 1　家庭群中长者交流符号与交流频率间的关系

此外，媒介技术究竟如何被人使用，不仅要考虑它本身的功能特性（比如是否能帮助使用者进行自我呈现、展示/隐藏情绪、激发/避免争辩等），还要思索它在具体文化（场景）中的权力/情感关系（董晨宇、段采薏，2018）。它启示我们除了要关注长者青睐何种符号类型，还要深思每种类型背后的使用动机与交流心理。在一定程度上，这是理解并促进长者心理健康正向发展的关键。因此，基于上述划分，按照"该类型的发言次数/所有类型的总发言次数"分别算出每位长者发言类型及其占比（见图 2）后发现：长者青睐的媒介形态呈现为：文字（32.52%）>语音（20.86%）>图片（15.95%）>推文链接（10.43%）>视频链接（7.98%）>表情包（6.75%）>视频

（5.52%）。值得注意的是，家庭群中并非没有音视频通话，只是该功能常被长者"无视"。限于篇幅，下文我们将重点汇报三个有趣的发现。

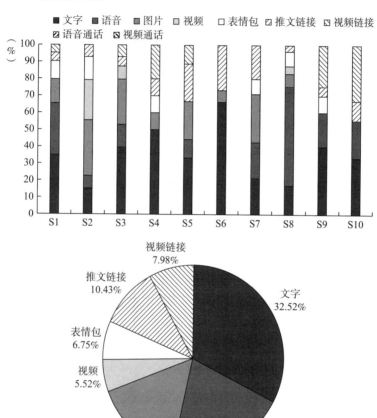

图 2　受访者各发言类型及其占比

1. 文字：关怀·利他·回避式心理

随着身体机能持续衰退，最便捷、易操作的交流方式（如一键式语音通话）理应最能俘获老年人的心。王炎龙、王石磊

（2021）对年长世代"驯化"微信群的研究就曾指出，老年人在传照片、发语音、视频通话方面表现得比子女更活跃。出乎意料的是，从相关话题（文字、发语音和拍视频，您更喜欢哪种方式？）的访谈得知，本研究所访谈的这群高龄长者维系亲情的"心头好"居然是对手写/拼音能力要求极高的文字（7人热衷），图2中的数据也从侧面证实了该结论。如果说"怪象"离不开受教育程度、使用习惯等因素，那么结合家庭群中"发了什么"（what）与"为什么是文字"（why）的访谈分析后，我们还发现这背后蕴含了长者关怀式、利他式与回避式三种交流心理。

其中，关怀式旨在抒发对家人的牵挂之情。鉴于中国家庭亲子关系向来"爱在心口难开"，因此，有距离感的文字俨然成为长者含蓄表达情感的重要方式。从家庭群中的代表性发言（见表2）可见，文字既有益于老年人（祖代）传递对亲、孙两代的关怀爱意，也有助于他们管理自我身份，对后辈进行适当教化、育化。

数字健康传播研究与实践

表 2 家庭群内长者的代表性文字发言

编号	发言内容
S1	你们出去旅游一定要注意安全
S2	我们一切都挺好的｜你们有空可以看看（指推文）
S3	你们平时再忙也要多读点好书｜他们有心了（指社工送书）
S4	这个电视有意思，推荐｜你们明天几点过来？
S5	戴好口罩，注意防护｜好的，注意安全
S6	好，你们也多穿点，立冬吃饺子｜谢谢大家关心（注：生日）
S7	这是今天的活动｜没事，多发点照片，想看小丫头（指孙女）
S8	没丢就好
S9	你们照顾好自己就行｜你们买的水果收到了
S10	疫情又来了，大家出门戴好口罩！｜这个视频通知是真的吗？

利他式指对信息简洁性与呈现利他性的渴望。由于身体机能衰退易导致逻辑混乱与表述不清，因此，可编辑的文字无疑成为长者关怀子女的首选工具。对他们而言，只要不给子女增负、方便其快速获取重点，花时间"买"逻辑（如S9："发语音你逻辑跟不上不行，显得啰唆。打字的话你有时间嘛，就慢慢想，就是打得慢一点。"）、为过往经验买单（如S10："喜欢发文字。主要那个语音，有时候说完了才发现没录上，手指可能没按住，刚说的又弄混了。"）等方式皆是值得的。

相较于前两者舐犊情深的"父母心"，回避式则是他们减少自身消极情绪的一种经验智慧，是避免亲子双方产生矛盾冲突的一种"策略"。考虑到子女多数仍在工作，含糊不清的信息可能会诱发其以"不耐烦、埋怨"的消极口吻回应，进而造成长者"不被理解"的失落体验。因此，文字的可见性不仅益于信息表述，从社会情绪选择理论（SST）视角来看，还有利于老年人管理自我情绪。也就是说，助力积极体验最大化，减少或回避消极情绪（Carstensen et al.，2003）。正如S5所言："发语音会以为有什么重要的事，会耽误他们的工作。文字，一看就清楚了。"

2. 视频/推文链接：自洽式心安

研究表明，老年人在家庭群中转发视频/推文链接，是为了履行家庭责任、提升自我价值（陈勃、牛素枝，2010）。就本研究而言，该行为的背后或许还多了一层"报平安"的意涵，伴有一种自洽式的心安心理。通过对家庭群中视频/推文链接做主题归类后发现，长者热衷转发的视频/推文链接主题排序为：养生信息（29.42%）>休闲娱乐（26.47%）>政治时评（20.59%）>院内活动（17.64%）>知识教育（2.94%）/鸡汤哲学（2.94%）（见图3）。如果说前三者源于他们对家人的关怀教育，那么转发养老机构微信公众号的活动推文，无疑是对其"报平安"的有力呈现。一方面，他们害怕家人因担心自己过得不好而饱受内心折磨；另一方面，担忧家人的负性情绪也会反过来影响他们自身。因此，适时转发院内信息，既便于家人安心，也为了自己心安。正如S3所言："说白了，做父母的就不想让他们（指家人）担心自己过得不好，偶尔发一发也挺好的。"

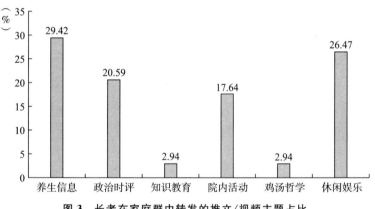

图3　长者在家庭群中转发的推文/视频主题占比

此外，在"谣言过滤器"的教学课堂上，这些高学历长者面对微信公众号的数据，也不禁感慨自己沦为谣言帮凶。出于关怀，他们更主动将其推荐给家人："上次讲谣言的公众号，我就觉得很实用。我还把它发给了我女儿。"（S3）在某种程度上，他们授家人以渔而非鱼的最终目的，或许也是寻求一种心安。当然，有别于自洽式心安，这更多的是因为他们无法陪伴在子女身旁，期冀其能实现自我照顾、以此获得内心安慰。换言之，这是数字时代"儿行千里母担忧"的真实写照之一。

3. 音视频通话：矛盾式心理

凯瑞（2019）曾言，传播的意义并非传递信息，而是过程中的共享与互动仪式。作为"家庭时间"在网络空间的延展（Daly，2001），音视频通话无疑可被视为一种高质量的家庭仪式，能有效提升亲子双方的听觉/视觉亲密。但目前该功能不受长者青睐。

一方面，家庭群内并非没有音视频通话，相反，其交流时长不仅从未低于 20 分钟，而且互动形式偏向视频通话（见图4）。经访谈得知，即便子女多数仍在工作（有的甚至在海外）、群成员时间难以协调，但长者每月仍会拥有固定的"家庭时间"。对他们而言，不同于子女日常问候的短暂性情感抚慰，长时间的音视频通话更能让其在漫无目的的交谈中释放情感、收获更多情感支持。"一个月会固定有一次。主要他（指儿子）在美国，有时差嘛，每次我们都要商量好时间……基本是早上，每次大概半个点，聊的东西也会比平时多一些。"（S9）

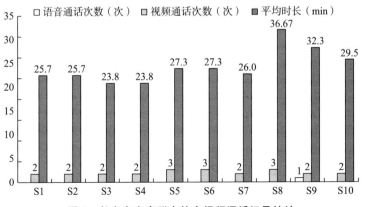

图 4　长者在家庭群中的音视频通话记录统计

另一方面，"家庭时间"通常是父母为孩子精心营造的益于孩子成长的珍贵契机（Daly，2001）。但结合图2、图4来看，群内的家庭时间几乎由晚辈提供。如果说身体机能老化令长者无力与家人进行长时间交流——"他（指S5）耳朵不好，听得头疼。我听时间长了，也头疼。唉，老年人有时候现场就脑袋发胀，就不爱听，所以我们（指和家人通话）一般都时间短。"（S6）——是音视频通话功能被"放弃"的原因，那么害怕过度依赖子女从而丧失代际的互惠能力或许才是问题根源（Chen and Silverstein，2000）。在他们看来，无论此前与子女采用何种居住形式（合居/分居）、拥有何种养老机构入住意愿（主动/被动）、采取何种入住形式（夫妻/单人），入住养老机构伊始，彼此都会心照不宣地达成一种共识：在这里，假装一切安好和懂得释然，变成了一种责任和自我疗愈的方式。其中，执着于晚年居家却因病被动入住养老机构并做了大量自我调节的S6，在访谈中含泪说出大家的心声："拉弓就没有回头箭，既然走出这步，我们老两口就绝对不会再去麻烦孩子。不过多打扰他们的生活、管好我们自己，这就行了。好多老年人你和他说起来，他都是这个想法，不光是我一个人。"

对比可见，音视频通话媒介的"缺席"为我们揭示了长者内心深处的矛盾。一方面，他们渴望表达思家情绪、汲取子女慰藉；另一方面，对子女"不打扰、少干涉"的观念又束缚着他们的行动。长此以往，该矛盾性心理必然会成为其维系亲情的"拦路虎"，或将导致家庭关系走向亲密有间（康岚，2014）。

四　结论与反思

养老，既是家事，又是国事。在家庭养老持续弱化、人口结构急剧老龄化的现实背景下，机构养老群体能否借助媒介技术与家人互动，既关乎个人身心健康，又关乎家庭关系发展，更关乎国家积极应对老龄化的战略发展。本研究从传播学视角切入，考察了他们维系亲情过程中微信使用对心理健康的影响，并对他们的5种交流心理予以解析。

从研究结果来看，微信对长者的心理健康具有积极补偿作用。在渴望与家人交流的动机下，它通过家庭、集体两条路径，以激发自信心、促进数字融入、增进亲密感和归属感、促进自我价值肯定等方式，提升了长者的主观幸福感。而且，长者数字融入越深、掌握技能越多，越有可能提升亲情维系的频率。需要注意的是，在众多交流心理中（关怀式、利他式、回避式、心安式、矛盾式），相较于向家人报平安的自洽式心安的有趣发现，潜藏最深的矛盾式心理更需引起重视。在我们看来，它除了会导致家庭关系走向亲密有间，还易使老年人在寻觅生命意义与寻求情感慰藉之间迷失。

在韦路（2010）看来，过往考察媒介对主观幸福感影响效能的研究大多存在重认知、轻情感（积极与消极）的倾向。在弥补上述缺憾并得到相对乐观的结果后，我们仍不禁追问：媒介真的能使长者感到幸福吗？在我们看来，这不仅是就技术对主观幸福感短期效果和长期影响的进一步探究，破题的关键或许还与老年人生活世界的中心有关（李晶，2019）。换言之，在本土语境中，有"家"才有幸福。因此，我们不妨深思，长者深深思念且极具中国文化特色的"家"，将在养老机构中何去何从？期待后续研究给出进一步解答。

数字健康传播研究与实践

参考文献

阿瑟，布莱恩，2014，《技术的本质：技术是什么，它是如何进化的》，曹东溟、王健译，浙江人民出版社。

艾瑞咨询，2020，《2020 年中国医疗美容行业洞察白皮书》，http://www.199it.com/archives/1052269.html，最后访问日期：2024 年 3 月 31 日。

Beiwook，2019，《腾讯：微信改变用户的生活习惯》，1 月 12 日，https://baijiahao.baidu.com/s？id＝162242459328180 3039&wfr＝spider&for＝pc。

Bilibili，2019，《运动员是这样练成的》，https://www.bilibili.com/bangumi/play/ss28606/？from＝search&seid＝773627359 0017065524，最后访问日期：2024 年 3 月 31 日。

彼得斯，约翰·杜海姆，2021，《奇云：媒介即存有》，邓建国译，复旦大学出版社。

毕凌霄，2013，《儿童绘本的教育功能探析》，《韶关学院学报》第 7 期。

蔡楠、王桂茹、侯丹丹、王新新、纪天亮，2016，《小学生口腔健康知、信、行现状及口腔健康教育研究进展》，《中国妇幼保健》第 9 期。

曹昂，2020，《健康意义、另类视角与本土情境——"文化中心路径"对健康传播学的批判与重构》，《新闻与传播研究》第 7 期。

曹博林，2021，《互联网医疗：线上医患交流模式、效果及影响机制》，《深圳大学学报》（人文社会科学版）第 1 期。

曹博林、王一帆，2020，《沟通弥合与患者感知：基于链式中介模型的线上医患交流效果研究》，《现代传播》（中国传媒大学学报）第 8 期。

曹芳婷，2021，《科普绘本应用的实践与探究——以〈食物在口腔里的变化〉一课为例》，《科教导刊》第 18 期。

曹桂平，2014，《亲子阅读活动中绘本运用形式与策略》，《国家图书馆学刊》第 6 期。

常朝娣、陈敏，2016，《互联网医院医疗服务模式及趋势分析》，《中国卫生信息管理杂志》第 6 期。

陈勃、牛素枝，2010，《老年人传授的态度、动机、行为及其影响因素》，《中国老年学杂志》第 11 期。

陈经超、黄晨阳，2020，《"自我取向"还是"家人取向"？基于中国情境的大学生流感疫苗接种健康传播策略效果研究》，《国际新闻界》第 6 期。

陈娟、高静文，2018，《在线医患会话信任机制研究》，《现代传播》（中国传媒大学学报）第 12 期。

陈娟、李金旭，2020，《作为冲突的调节者：〈人民日报〉（1978—2018）医患报道的内容分析》，《现代传播》（中国传媒大学学报）第 12 期。

陈梁，2020，《健康传播：理论、方法与实证研究》，知识产权出版社。

陈致中、黄荟云、陈嘉瑜，2016，《健康传播信息对受众健康行为影响之实证研究——基于饮食行为倾向的实验》，《现代传播》（中国传媒大学学报）第 7 期。

崔蕴芳、杜博伟，2017，《多元、冲突与公共性：医患关系的微博呈现研究》，《现代传播》（中国传媒大学学报）第 9 期。

丁依霞，2019，《基于 RISP 模型的食品风险信息寻求行为研究》,《情报工程》第 4 期。

董晨宇、段采薏,2018,《我该选择哪种媒介说分手 复媒体时代的媒介意识形态与媒介转换行为》,《新闻与写作》第 5 期。

洞见研报,2021,《2021 年医美行业报告:"颜值经济"下的万亿市场》,https://www.djyanbao.com/report/detail? id = 2904702&from = search_list,最后访问日期:2024 年 3 月 31 日。

洞见研报,2022,《2021 医美行业白皮书》,https://www.djyanbao.com/preview/2974834? from = search_list,最后访问日期:2024 年 3 月 31 日。

杜鹏、马琦峰、和瑾、孙可心,2023,《互联网使用对老年人心理健康的影响研究——基于教育的调节作用分析》,《西北人口》第 2 期。

杜鹏、汪斌,2020,《互联网使用如何影响中国老年人生活满意度?》,《人口研究》第 4 期。

杜忆竹、徐开彬,2023,《"与癌共舞"与"与爱共舞":在线癌症叙事的意义建构》,《新闻大学》第 7 期。

范选伟,2006,《霍桑效应对传播效果的影响》,《青年记者》第 2 期。

费孝通,1983,《家庭结构变动中的老年赡养问题——再论中国家庭结构的变动》,《北京大学学报》(哲学社会科学版)第 3 期。

费孝通,2012,《乡土中国》,北京大学出版社。

费孝通,2013,《全球化与文化自觉》,外语教学与研究出版社。

冯辉、张小培、杨世昌,2015,《独立学院医学生学校归属感与主观幸福感探析》,《中国卫生事业管理》第 6 期。

冯文成、夏洪波、刘红等,2023,《儿童口腔健康状况及危险因素调查》,《中国妇幼卫生杂志》第 5 期。

公文,2018,《触发与补偿:代际关系与老年人健康信息回避》,《国际新闻界》第 9 期。

官贺,2019,《对话何以成为可能:社交媒体情境下中国健康传播研究的路径与挑战》，《国际新闻界》第 6 期。

管晓梅、李成志，2024，《控制感对大学生主观幸福感的影响：社会支持的中介作用》，《心理月刊》第 19 期。

郭敏，2015，《对儿童进行口腔健康教育的效果分析》，《当代医药论丛》第 14 期。

郭宁月、刘虹伯、方新文，2019，《医患共同体结构性张力的演化》，《医学与哲学》第 3 期。

郭荣芬、韩斌如，2020，《基于健康信念理论对社区居民健康素养的干预研究》，《医学教育管理》第 1 期。

郭帅军、余小鸣、孙玉颖、聂丹、李学敏、王璐，2013，《eHEALS 健康素养量表的汉化及适用性探索》，《中国健康教育》第 2 期。

郭思彤、安德鲁·比林斯、尼古拉斯·布泽利，2020，《老年体育迷的集体自尊与孤独感：社交媒体使用的影响》，《成都体育学院学报》第 5 期。

郭泽萍，2019，《微信平台健康谣言的特征与治理思路——基于微信小程序"微信辟谣助手"的样本分析》，《现代视听》第 6 期。

国务院办公厅，2018，《国务院办公厅关于促进"互联网+医疗健康"发展的意见》，http://www.gov.cn/zhengce/content/2018-04/28/content_5286645.htm。

韩纲，2004，《传播学者的缺席：中国大陆健康传播研究十二年——一种历史视角》，《新闻与传播研究》第 1 期。

郝广才，2009，《好绘本如何好》，二十一世纪出版社。

贺雪峰，2020，《本土化与主体性：中国社会科学研究的方向——兼与谢宇教授商榷》，《探索与争鸣》第 1 期。

胡春阳、周劲，2016，《经由微信的人际传播研究》（二），《新闻大学》第 3 期。

黄少华，2003，《论网络空间的社会特性》，《兰州大学学报》第 3 期。

数字健康传播研究与实践

黄云云、辛素飞，2024，《网络社会排斥与青少年外化问题：有调节的中介模型》，《应用心理学》第 3 期。

姜照君，2022，《社会网络、媒介依赖与老年人主观幸福感——基于新冠肺炎疫情的实证研究》，《现代传播》（中国传媒大学学报）第 7 期。

蒋俏蕾、陈宗海，2021，《银发冲浪族的积极老龄化：互联网使用提升老年人主观幸福感的作用机制研究》，《现代传播》（中国传媒大学学报）第 12 期。

蒋筱涵、景晓平，2020，《在线医疗问诊中医生的身份构建》，《厦门理工学院学报》第 6 期。

晶报、央视新闻，2020，《深圳针对糖尿病患者的惠民政策你知道吗？》，https://www.sohu.com/a/431883229_735000，最后访问日期：2024 年 3 月 31 日。

凯利，凯文，2016，《必然》，周峰、董理、金阳译，电子工业出版社。

凯瑞，詹姆斯，2019，《作为文化的传播："媒介与社会"论文集》（修订版），中国人民大学出版社。

康岚，2014，《亲密有间：两代人话语中的新孝道》，《当代青年研究》第 4 期。

兰春、袁燕、张霞、廖丹、冉婵、邱双双、汤莉、魏晓霞、盛艳、钟雯怡，2021，《健康教育在儿童口腔窝沟封闭中的效果评价》，《中国卫生标准管理》第 2 期。

兰雪，2019，《大学生健康风险认知与信息搜寻行为的关系研究》，博士学位论文，吉林大学。

雷馥榕，2021，《社交媒体平台上医美广告视觉修辞及效果研究》，硕士学位论文，广东外语外贸大学。

李德玲、卢景国，2011，《从患者视角看预设性信任/不信任及其根源》，《中国医学伦理学》第 2 期。

李方，2022，《我国 16-26 岁女性九价 HPV 疫苗的信息接触和接种行为研究》，硕士学位论文，上海师范大学。

李海峰、陈天勇，2009，《老年社会功能与主观幸福感》，《心理科学进展》第 4 期。

李金铨，2019，《传播纵横：历史脉络与全球视野》，社会科学文献出版社。

李晶，2019，《老年人的生活世界》，商务印书馆。

李启明、李琪，2024，《家庭氛围、自尊与心理健康的关系：三年追踪研究》，《心理发展与教育》第 1 期。

李孝陵、彭淑惠、吴琼满，1992，《浅谈迁移至机构照护对老人的冲击》，《长期照护杂志》第 4 期。

李新、王艳、李晓彤、李东峰、孙春、谢敏豪、王正珍，2015，《青少年体力活动问卷（PAQ-A）中文版的修订及信效度研究》，《北京体育大学学报》第 5 期。

李月琳、王姗姗、阮妹，2021，《跨源健康信息搜寻的动机、信息源选择及行为路径》，《情报学报》第 1 期。

林羽丰，2020，《月子传授：行动中心的传统传播研究》，《新闻与传播研究》第 9 期。

刘惠莲、丁悦、练会英，2014，《健康教育联合网络交流在预防产后抑郁症中的应用》，《中国计划生育和妇产科》第 2 期。

刘佳静、于游，2023，《残疾大学生社交媒体使用对网络社会支持的影响：自尊的中介作用》，《中国特殊教育》第 7 期。

刘庆华、吕艳丹，2020，《疫情期间乡村媒介动员的双重结构——中部 A 村的田野考察》，《现代传播》（中国传媒大学学报）第 7 期。

刘仁刚、龚耀先，1998，《老年人主观幸福感概述》，《中国临床心理学杂志》第 3 期。

刘瑞明、肖俊辉、陈琴、王娜、杨晓胜、王双苗、陈利权，2015，《医生和患者权利（力）的来源、内涵及特点——互动视域下医患权利（力）运作形式一》，《中国医院管理》第 10 期。

刘少杰，2012，《网络化时代的社会结构变迁》，《学术月刊》

第 10 期。

刘淑伟、肖余春，2023，《积极反馈还是消极反馈？团队创造力
　　提升的反馈效价探索——好奇心与情感临场感的作用》，
　　《科技进步与对策》第 5 期。

刘涛，2019，《理论谱系与本土探索：新中国传播学理论研究
　　70 年（1949—2019）》，《新闻与传播研究》第 10 期。

刘毅、王聿昊，2019，《医疗议题议程设置效果研究——基于报
　　纸对社交媒体公众意见影响的分析》，《新闻大学》第 9 期。

吕志军、王雪雁、杨文杰，2024，《感知价值视角下学术期刊微
　　信公众号的用户持续使用意愿影响因素研究——基于 SEM
　　和 fsQCA 方法的实证分析》，《出版发行研究》第 7 期。

Mob 研究院，2021，《2021 年 95 后医美人群洞察报告》，ht-
　　tps://www.mob.com/mobdata/report/134，最后访问日期：
　　2024 年 3 月 31 日。

孟伦，2013，《网络沟通对老年人家庭角色缺失的补偿》，《新
　　闻界》第 7 期。

牛鸿英，2018，《疾病的隐喻：近年来国产医疗剧的"治愈性"
　　叙事分析》，《现代传播》（中国传媒大学学报）第 3 期。

潘绥铭、姚星亮、黄盈盈，2010，《论定性调查的人数问题：是
　　"代表性"还是"代表什么"的问题——"最大差异的信
　　息饱和法"及其方法论意义》，《社会科学研究》第 4 期。

庞海波，2009，《初中生学校归属感与心理健康的相关研究》，
　　《心理科学》第 5 期。

彭华新、丁香，2024，《"浪漫化"修辞：社交媒体中"抑郁
　　症"的概念建构及其社会后果》，《新闻春秋》第 6 期。

彭绩、胡增平、周华、程锦泉、李耀培、周俊安，2001，《深圳
　　特区少年儿童龋病流行特征研究》，《中国热带医学》第
　　3 期。

彭兰，2013，《"连接"的演进——互联网进化的基本逻辑》，
　　《国际新闻界》第 12 期。

参考文献

澎湃新闻，2023，《世界糖尿病日丨年轻化的老年病，不只有糖尿病》，11 月 14 日，https://www.sohu.com/a/437506522_161795。

邱泽奇、徐玲、张拓红、谢铮、饶克勤，2010，《医患关系现状的社会学研究》，中国协和医科大学出版社。

人民网，2019，《糖尿病患者知晓率不足四成》，http://health.people.com.cn/n1/2019/1114/c14739-31454575.html，最后访问日期：2024 年 3 月 31 日。

阮丹浓、马华君、王屹峰，2024，《社交媒体中癌症患者的健康叙事特征与社会支持——基于小红书平台的调查研究》，《新媒体研究》第 15 期。

阮世红、武剑、彭绩、周华、程锦泉、张英姬，2005，《深圳市小学生龋齿调查回顾性分析》，《中国热带医学》第 2 期。

邵培仁，2020，《华夏传播理论》，浙江大学出版社。

师曾志、仁增卓玛，2019，《生命传播与老龄化社会健康认知》，《现代传播》第 2 期。

石常秀、代晨辉、马华维、赵小军，2023，《网络社会排斥对大学生网络偏差行为的影响：有调节的中介效应》，《应用心理学》第 3 期。

松居直，2017，《我的图画书论》，新疆青少年出版社。

宋月萍、张宪，2019，《宗教信仰与健康：对老年人就医用药行为的研究》，《社会学评论》第 5 期。

搜狐城市，2021，《一二线城市生育图鉴：过去 10 年深圳平均出生率最高 上海等 4 市人口负增长》，https://www.sohu.com/a/428104602_120179484?tc_tab=news，最后访问日期：2024 年 3 月 31 日。

搜狐新闻，2020，《健康中国·2020 健康体检白皮书糖尿病防控报告》，《南方都市报》搜狐号，https://m.sohu.com/a/437506522_161795/?pvid=000115_3w_a，最后访问日期：2024 年 3 月 31 日。

苏春艳、吴玥，2019，《"网络化病人"：互联网对患病行为的影响研究》，《国际新闻界》第 7 期。

苏婧、李智宇，2019，《超越想象的贫瘠：近年来海内外健康传播研究趋势及对比》，《全球传媒学刊》第 3 期。

隋玉杰、王健男，2020，《老年人入住养老院适应过程研究——以北京市 Z 养老院为例》，《社会建设》第 1 期。

孙浩、李丁、于晓梅、阎晋虎、张业安，2024，《体育社交媒体健康传播与青少年体育行为互动影响研究——健康信念的中介作用》，《体育科学》第 5 期。

孙慧、谢建明，2020，《公共卫生安全危机下的新闻报道——1910—1911 年肺鼠疫期间哈尔滨和上海的媒体考察》，《现代传播》（中国传媒大学学报）第 11 期。

孙鹃娟，2008，《北京市老年人精神生活满意度和幸福感及其影响因素》，《中国老年学杂志》第 3 期。

孙少晶、陈怡蓓，2018，《学科轨迹和议题谱系：中国健康传播研究三十年》，《新闻大学》第 3 期。

孙向晨，2021，《何以"归-家"——一种哲学的视角》，《哲学动态》第 3 期。

孙源南、姚琦，2016，《使用者对社交媒体特性及重要性认知的实证研究——以中国常用社交媒体为研究对象》，《山东社会科学》第 4 期。

谭天、汪婷，2018，《接入、场景、资本：社交媒体三大构成》，《中国出版》第 8 期。

陶欣、潘伊蕊、黄蓉，2024，《社交媒体上乳腺癌患者叙事特征分析》，《中国医学人文》第 10 期。

腾讯视频，2020，《10min 体能运动》，https://v.qq.com/x/page/c3063yxabkj.html，最后访问日期：2024 年 3 月 31 日。

田建丽，2018，《养老机构老年人群的心理健康现状及其影响因素》，《中国老年学杂志》第 24 期。

田智辉、梁丽君，2015，《互联网技术特性衍生的文化寓意：更新、缓冲与纠错》，《新闻与传播研究》第 5 期。

涂炯、亢歌，2018，《医患沟通中的话语反差：基于某医院医患
　　互动的门诊观察》，《思想战线》第 3 期。

王建中、曾娜、郑旭东、理查德·梅耶，2013，《多媒体学习的
　　理论基础》，《现代远程教育研究》第 2 期。

王静、杨屹、傅灵菲、顾沈兵，2011，《计划行为理论概述》，
　　《健康教育与健康促进》第 4 期。

王宁，2006，《社会学的本土化：问题与出路》，《社会》第
　　6 期。

王强，2022，《叙事传播的疾病隐喻及其发生发展机制》，《编
　　辑之友》第 6 期。

王若佳，2020，《在线问诊环境下医患交流行为模式研究》，
　　《医学信息学杂志》第 5 期。

王天秀、焦剑，2019，《医患关系中的患者赋权问题探究——从
　　患者角色的两个维度说起》，《医学与哲学》第 6 期。

王蔚，2020，《微信老年用户的健康信息采纳行为研究》，《国
　　际新闻界》第 3 期。

王文韬、钱鹏博、丁雨辰、唐思捷、宋天骁、倪悦，2023，《个
　　性化内容推荐关闭对移动社交媒体持续使用意愿的影响》，
　　《图书情报工作》第 11 期。

王炎龙、王石磊，2021，《"驯化"微信群：年长世代构建线上
　　家庭社区的在地实践》，《新闻与传播研究》第 5 期。

王艳，2019，《移动连接与"可携带社群"："老漂族"的微信
　　使用及其社会关系再嵌入》，《传播与社会学刊》第 47 期。

王英豪，2009，《梅耶多媒体学习研究探析》，硕士学位论文，
　　华东师范大学。

王宇涵、张静，2022，《癌症如何被呈现？——基于优酷网肺癌
　　视频的内容分析》，《重庆邮电大学学报》（社会科学版）
　　第 2 期。

王宇、孙鹿童，2017，《责任与过失：医患关系中的媒体角色——

以新浪、腾讯、凤凰三家网站的报道为例》，《现代传播》（中国传媒大学学报）第 2 期。

王月云、郑小璇、李慧、王红、张燕茹、龚林、袁世新、周琳，2017，《深圳 1355 名产妇产后抑郁发生状况及其相关因素分析》，《中华预防医学杂志》第 6 期。

韦路，2010，《媒介能使我们感到更幸福吗——媒介与主观幸福感研究述评》，《当代传播》第 4 期。

吴洪斌，2017，《医患沟通与话语竞合：新媒体环境下医患关系的话语沟通》，《山东社会科学》第 12 期。

吴静，2018，《论微信群对中国家庭权力关系的重构》，《现代传播》第 3 期。

吴军，2020，《信息传》，中信出版社。

吴炜华、龙慧蕊，2016，《传播情境的重构与技术赋权——远距家庭微信的使用与信息互动》，《当代传播》第 5 期。

吴艳、方亭亭，2024，《控制感对大学生主观幸福感的影响：生命意义感的中介作用》，《南阳理工学院学报》第 5 期。

吴宇杰、李君、史霖、杜鹏、苏卫东、毛丹凤、占归来，2018，《上海中心城区养老院老人心理健康状况及自杀意念调查》，《中国健康心理学杂志》第 3 期。

谢广宽，2015，《互联网技术对医患关系的影响》，《中国心理卫生杂志》第 10 期。

谢宇，2018，《走出中国社会学本土化讨论的误区》，《社会学研究》第 2 期。

新华社，2016，《习近平主持召开哲学社会科学工作座谈会》，新华网，https://www.xinhuanet.com/politics/2016 - 05/17/c _ 1118882832.htm，最后访问日期：2024 年 3 月 31 日。

新氧，2019，《2019 医美行业白皮书》，http://www.199it.com/archives/919374.html，最后访问日期：2024 年 3 月 31 日。

邢强、孙海龙、车敬上，2018，《反馈效价影响家族相似性类别学习的 ERPs 研究》，《心理与行为研究》第 3 期。

胥琳佳、屈启兴，2018，《突发公共卫生事件中社交媒体内容与社会网络结构对转发行为的影响》，《现代传播》（中国传媒大学学报）第 11 期。

许崇涛，1997，《社会支持、人格在生活事件——心理健康关系中的作用》，《中国临床心理学杂志》第 5 期。

阎云翔、杨雯琦，2017，《社会自我主义：中国式亲密关系——中国北方农村的代际亲密关系与下行式家庭主义》，《探索与争鸣》第 7 期。

杨惠、戴海波，2016，《对传播研究本土化中"中国经验"的批判分析》，《编辑之友》第 11 期。

杨莎、褚成静，2023，《人格特质、自尊和正念对高校大学生心理健康状况的影响》，《中国健康教育》第 11 期。

杨占龙，2022，《不同健康教育模式对提高儿童口腔保健的干预效果分析》，《心理月刊》第 7 期。

叶光辉、杨国枢，2009，《中国人的孝道：心理学的分析》，重庆大学出版社。

尹连根，2020，《庄子与中国传播学的本土化》，《新闻与传播评论》第 6 期。

俞国良，2022，《心理健康的新诠释：幸福感视角》，《北京师范大学学报》（社会科学版）第 1 期。

喻国明、马慧，2016，《互联网时代的新权力范式："关系赋权"——"连接一切"场景下的社会关系的重组与权力格局的变迁》，《国际新闻界》第 10 期。

喻国明、潘佳宝、加里·克雷普斯，2017，《健康传播研究常模：理论框架与学术逻辑——以"HINTS 中国"调研项目为例》，《编辑之友》第 11 期。

袁凤娟，2016，《糖尿病患者电子健康素养与自我效能，自我管理的相关性分析》，硕士学位论文，新乡医学院。

袁英，2022，《自闭症儿童的社会性注意特点及其教学运用》，硕士学位论文，云南师范大学。

数字健康传播研究与实践

翟学伟，2018，《社会学本土化是个伪问题吗》，《探索与争鸣》第 9 期。

张伦、徐德金、张增一，2017，《在线健康传播运动传播效果及其影响因素研究——以优酷网"渐冻症冰桶挑战"为例》，《新闻大学》第 4 期。

张强、晏明霞、唐程梦、赖诗敏、宋莎莎、周峻民、杨洋、刘巧兰，2021，《基于计划行为理论的四川省农村青少年体育锻炼行为研究》，《中国学校卫生》第 1 期。

张曦，2022，《卫生健康类短视频的传播与发展》，《传媒论坛》第 9 期。

张艳萍、张宗明，2007，《医学科学精神与医学人文精神交融——实现现代医学模式的转换》，《南京中医药大学学报》（社会科学版）第 3 期。

张远星、陈璐、季翠玲、王芳、袁萍、何满兰，2022，《中青年出血性脑卒中患者功能锻炼依从性的影响因素及路径分析》，《护理学报》第 20 期。

赵晓兰，2019，《医学传教在近代中国的传播阶段与特征》，《新闻与传播研究》第 6 期。

郑桂梅，2022，《融媒体视角下短视频 APP 在幼儿教育中的应用研究》，《焦作师范高等专科学校学报》第 4 期。

中国政府网，2019，《健康中国行动（2019—2030 年）》，https://www.gov.cn/xinwen/2019-07/15/content_5409694.htm，最后访问日期：2024 年 3 月 31 日。

中航证券，2021，《医美行业深度报告：寻"医"问药，向"美"而生》，https://www.djyanbao.com/report/detail? id = 2520146&from = search_list，最后访问日期：2024 年 3 月 31 日。

中华医学会糖尿病学分会，2021，《中国 2 型糖尿病防治指南（2020 年版）》，《中华糖尿病杂志》第 4 期。

周葆华、陆晔，2008，《从媒介使用到媒介参与：中国公众媒介素养的基本现状》，《新闻大学》第 4 期。

周华、唐剑叶、秦志强、虞斌、杨晓燕、莫建英，2018，《网络平台应用对产后抑郁筛查及干预效果的探析》，《现代预防医学》第 20 期。

周敏、侯颖，2019，《患者赋权还是医生本位？——移动医疗应用中线上社会资本对医患关系的影响研究》，《全球传媒学刊》第 3 期。

周晓虹，2020，《社会学本土化：狭义或广义，伪问题或真现实——兼与谢宇和翟学伟两位教授商榷》，《社会学研究》第 1 期。

周裕琼，2018，《数字弱势群体的崛起：老年人微信采纳与使用影响因素研究》，《新闻与传播研究》第 7 期。

周裕琼、杨洸、许广梅，2020，《新冠疫情中的数字代沟与健康代沟——基于 2018 年与 2020 年中国家庭祖孙三代的问卷调查》，《新闻与写作》第 10 期。

朱昊、王华容、孙丹、周一舟，2024，《正念和大学生主观幸福感：生命意义感的中介作用和专业类型的调节作用》，《中国健康心理学杂志》第 12 期。

朱丽丽、李灵琳，2017，《基于能动性的数字亲密关系：社交网络空间的亲子互动》，《中国地质大学学报》（社会科学版）第 5 期。

朱秀凌，2018，《家庭传播研究的逻辑起点、历史演进和发展路径》，《国际新闻界》第 9 期。

祝建华，2001，《中文传播研究之理论化与本土化：以受众及媒介效果的整合理论为例》，《新闻学研究》第 68 期。

庄永志、侯振海，2018，《央视"黄手环行动"疾病叙事分析》，《电视研究》第 11 期。

左冬梅、宋璐，2011，《城市社区老年人对养老院态度影响因素的概念框架构建——基于扎根理论的质性研究》，《西北人口》第 1 期。

Adelina, N. , C. S. Chan, K. Takano, P. H. M. Yu, P. H. T. Wong, and

T. J. Barry. 2023. "The Stories We Tell Influence the Support We Receive: Examining the Reception of Support-seeking Messages on Reddit. " *Cyberpsychology, Behavior, and Social Networking* 26: 823-834. https: //doi. org/10. 1089/cyber. 2023. 01 44.

Ahmad, N., H. H. Asim, N. Juatan, N. E. Hipni, N. Ithnain, N. H. A. Sanusi, S. N. F. Harun, M. R. Zakaria, N. Jaafar, M. H. Mohamed, S. H. Suraji, and M. Krishnan. 2021. "Contributing Factors to Decline in Physical Activity among Adolescents: A Scoping Review. "*Malaysian Journal of Social Sciences and Humanities* 6: 447-463.

Ahorsu, D. K., C. Y. Lin, V. Imani, M. Saffari, M. D. Griffiths, and A. H. Pakpour. 2022. "The Fear of COVID-19 Scale: Development and Initial Validation. " *International Journal of Mental Health and Addiction* 20: 1537-1545.

Ajzen, I. 1991. "The Theory of Planned Behavior. " *Organizational Behavior and Human Decision Processes* 50: 179-211.

Alam, M. Z., W. Hu, M. R. Hoque, and M. A. Kaium. 2020. "Adoption Intention and Usage Behavior of Health Services in Bangladesh and China: A Cross-country Analysis. " *International Journal of Pharmaceutical and Healthcare Marketing* 14: 37-60.

Algan, Y., D. Cohen, E. Davoine, M. Foucault, and S. Stantcheva. 2021. "Trust in Scientists in Times of Pandemic: Panel Evidence from 12 Countries. " *Proceedings of the National Academy of Sciences* 118: e2108576118.

Allen, K. D., D. P. Wallace, D. Renes, S. L. Bowen, and R. V. Burke. 2010. "Use of Video Modeling to Teach Vocational Skills to Adolescents and Young Adults with Autism Spectrum Disorders. " *Education & Treatment of Children* 33: 339-349.

Al-Mahdi, I., K. Gray, and R. Lederman. 2015. "Online Medical Consultation: A Review of Literature and Practice. " In *Proceedings of the 8th Australasian Workshop on Health Informatics and Knowledge Management*. Sydney: Australian Computer Society.

Alonzo, P. , B. Benjamin, F. Jonathan, C. Stephanie, and K. Sinan. 2011. "Pandemics and Health Equity: Lessons Learned from the H1N1 Response in Los Angeles County. " *Journal of Public Health Management and Practice* 17: 20–27.

Amos, A. , D. Gray, C. Currie, and R. Elton. 1997. "Healthy or Druggy? Self – image, Ideal Image and Smoking Behaviour among Young People. "*Social Science & Medicine* 45: 847–858.

An, Z. and C. P. Chou. 2016. "Social Support for First–time Chinese Mothers in Contexts of Provider–recipient Relationships. "*Health Communication* 31: 504–512.

Armitage, C. J. and M. Conner. 2001. "Efficacy of the Theory of Planned Behaviour: A Meta–analytic Review. "*British Journal of Social Psychology* 40: 471–499.

Armstrong, K. , A. S. Richards, and K. J. Boyd. 2021. "Red – hot Reactance: Color Cues Moderate the Freedom Threatening Characteristics of Health PSAs. " *Health Communication* 36: 663–670.

Ashford, S. , J. Edmunds, and D. P. French. 2010. "What Is the Best Way to Change Self–efficacy to Promote Lifestyle and Recreational Physical Activity? A Systematic Review with Meta–analysis. " *British Journal of Health Psychology* 15: 265–288.

Atanasova, S. , T. Kamin, and G. Petrič. 2018. "The Benefits and Challenges of Online Professional – patient Interaction: Comparing Views Between Users and Health Professional Moderators in an Online Health Community. " *Computers in Human Behavior* 83: 106–118.

Atkinson, P. 2009. "Illness Narratives Revisited: The Failure of Narrative Reductionism. " *Sociological Research Online* 14: 196–205.

数
字
健
康
传
播
研
究
与
实
践

Bandura, A. 1977. "Self-efficacy: Toward A Unifying Theory of Behavioral Change."*Psychological Review* 84: 191-215.

Bandura, A. 2006. "Toward a Psychology of Human Agency." *Perspectives on Psychological Science* 1: 164-180.

Banerjee, S. C. , T. A. D'Agostino, M. L. Gordon, and J. L. Hay. 2018. "' It's Not Just Skin Cancer' : Understanding Their Cancer Experience from Melanoma Survivor Narratives Shared Online. " *Health Communication* 33: 188 - 201. https: //doi. org/10. 1080/ 10410236. 2016. 1250707.

Bargh, J. A. and K. Y. A. McKenna. 2004. "The Internet and Social Life. " *Annual Review of Psychology* 55: 573-590. https: //doi. org/10. 1146/annurev. psych. 55. 090902. 141922.

Barnett, D. J. , R. D. Balicer, C. B. Thompson, J. D. Storey, S. B. Omer, N. L. Semon, S. Bayer, L. V. Cheek, K. W. Gateley, K. M. Lanza, J. A. Norbin, C. C. Slemp, and J. M. Links. 2009. "Assessment of Local Publics Health Workers' Willingness to Respond to Pandemic Influenza Through Application of the Extended Parallel Process Model. "*Plos One* 4: e6365.

Baron, R. M. and D. A. Kenny. 1986. "The Moderator-mediator Variable Distinction in Social Psychological Research: Conceptual, Strategic, and Statistical Considerations. " *Journal of Personality and Social Psychology* 51: 1173-1182.

Bashirian, S. et al. 2020. "Factors Associated with Preventive Behaviours of Covid-19 among Hospital Staff in Iran in 2020: An Application of the Protection Motivation Theory. " *Journal of Hospital Infection* 105: 430-433.

Basil, M. D. , W. J. Brown, and M. C. Bocarnea. 2002. "Differences in Univariate Values Versus Multivariate Relationships. " *Human Communication Research* 28: 501-514.

Baumeister, R. F. 1982. "A Self-Presentational View of Social Phenomena. " *Psychological Bulletin* 91: 3-26.

Bazarova, N. , J. Taft, Y. Choi, and D. Cosley. 2013. "Managing Impressions and Relationships on Facebook: Self-presentational and Relational Concerns Revealed Through the Analysis of Language Style. " *Journal of Language and Social Psychology* 32: 121-141.

Beldad, A. D. and S. M. Hegner. 2018. "Expanding the Technology Acceptance Model with the Inclusion of Trust, Social Influence, and Health Valuation to Determine the Predictors of German Users' Willingness to Continue Using a Fitness App: A Structural Equation Modeling Approach. " *International Journal of Human-Computer Interaction* 34: 882-893.

Bentler, P. M. and K. Yuan. 1998. "Structural Equation Modeling with Small Samples: Test Statistics. " *Multivariate Behavioral Research* 34: 181-197.

Berard, A. A. and A. P. Smith. 2019. "Post Your Journey: Instagram as a Support Community for People with Fibromyalgia. " *Qualitative Health Research* 29: 237-247.

Bicchieri, C. , E. Fatas, A. Aldama, A. Casas, I. Deshpande, M. Lauro, C. Parilli, M. Spohn, P. Pereira, and R. Wen. 2021. "In Science We (Should) Trust: Expectations and Compliance across Nine Countries During the COVID-19 Pandemic. " *Plos One* 16: e0252892.

Bish, A. and S. Michie. 2010. "Demographic and Attitudinal Determinants of Protective Behaviours During a Pandemic: A Review. " *British Journal of Health Psychology* 15: 797-824.

Bode, L. and E. K. Vraga. 2015. "In Related News, That Was Wrong: The Correction of Misinformation Through Related Stories Functionality in Social Media. " *Journal of Communication* 65: 619-638.

数
字
健
康
传
播
研
究
与
实
践

Bode, L. and E. K. Vraga. 2018. "See Something, Say Something: Correction of Global Health Misinformation on Social Media." *Health Communication* 33: 1131–1140.

Boss, S. R., D. F. Galletta, P. B. Lowry, G. D. Moody, and P. Polak. 2015. "What Do Systems Users Have to Fear? Using Fear Appeals to Engender Threats and Fear That Motivate Protective Security Behaviors." *MIS Quarterly* 39: 837–864.

Boyatzis, R. E. 1998. *Transforming Qualitative Information: Thematic Analysis and Code Development.* UK: Sage.

Boyd, D. 2010. "Social Network Sites as Networked Publics: Affordances, Dynamics and Implications." In *Networked Self: Identity, Community, and Culture on Social Network Sites*, edited by Z. Papacharissi. New York: Routledge.

Braddock, K. and J. P. Dillard. 2016. "Meta–analytic Evidence for the Persuasive Effect of Narratives on Beliefs, Attitudes, Intentions, and Behaviors." *Communication Monographs* 83: 446–467.

Brandt, C. J., G. I. Søgaard, J. Clemensen, J. Sndergaard, and J. B. Nielsen. 2018. "General Practitioners' Perspective on mHealth and Lifestyle Change: Qualitative Interview Study." *JMIR mHealth and uHealth* 6: e88.

Brashers, D. E., D. J. Goldsmith, and E. Hsieh. 2002. "Information Seeking and Avoiding in Health Contexts." *Human Communication Research* 28: 258–271.

Brehm, J. W. 1966. *A Theory of Psychological Reactance.* New York, NY: Academic Press.

Brehm, S. S. and J. W. Brehm. 1981. *Psychological Reactance: A Theory of Freedom and Control.* New York, NY: Academic Press.

Brew–Sam, N. and A. Chib. 2020. "Theoretical Advances in Mobile Health Communication Research: An Empowerment Approach to Self–management." In *Technology and Health*, edited by J. Kim

参
考
文
献

and H. Song. Academic Press.

Bryant, E. M. and J. Marmo. 2012. "The Rules of Facebook Friendship: A Two-stage Examination of Interaction Rules in Close, Casual, and Acquaintance Friendships. " *Journal of Social and Personal Relationships* 29: 1013-1035.

Burgoon, J. K. 1993. "Interpersonal Expectations, Expectancy Violations, and Emotional Communication. " *Journal of Language and Social Psychology* 12: 30-48.

Burke, M. , R. Kraut, and C. Marlow. 2011. "Social Capital on Facebook: Differentiating Uses and Users. " *CHI*: 571-580.

Bury, M. 2001. "Illness Narratives: Fact or Fiction?" *Sociology of Health & Illness* 23: 263-285.

Campanella, B. 2023. *Recognition in the Age of Social Media*. John Wiley & Sons.

Campbell, S. B. , P. M. Matestic, C. von Stauffenberg, R. Mohan, and T. Kirchner. 2007. "Trajectories of Maternal Depressive Symptoms, Maternal Sensitivity, and Children's Functioning at School Entry. " *Developmental Psychology* 43: 1202-1215.

Cao, B. L. and L. Wang. 2023. "When Epidemic Outbreaks Meet Social Media: Collective Illness Narratives on WeChat During COVID-19 Omicron Infection in China. " *Health Communication* 39: 2211-2224.

Cao, W. , X. Zhang, K. Xu, and Y. Wang. 2016. "Modeling Online Health Information-seeking Behavior in China: The Roles of Source Characteristics, Reward Assessment, and Internet Self-efficacy. " *Health Communication* 31: 1105-1114.

Carl, J. , G. Sudeck, and K. Pfeifer. 2020. "Competencies for a Healthy Physically Active Lifestyle-reflections on the Model of Physical Activity-related Health Competence. " *Journal of Physical Activity & Health* 17: 688-697.

Carr, C. T. and A. C. Foreman. 2016. "Identity Shift Ⅲ: Effects of Publicness of Feedback and Relational Closeness in Computer-mediated Communication. " *Media Psychology* 19: 334-358.

Carstensen, L. L. , H. H. Fung, and S. T. Charles. 2003. "Socioemotional Selectivity Theory and the Regulation of Emotion in the Second Half of Life. " *Motivation and Emotion* 27: 103-123.

Case, D. O. , J. E. Andrews, J. D. Johnson, and S. L. Allard. 2005. "Avoiding Versus Seeking: The Relationship of Information Seeking to Avoidance, Blunting, Coping, Dissonance, and Related Concepts. " *Journal of the Medical Library Association* 93: 353-362.

Castillo, C. , M. Mendoza, and B. Poblete. 2013. "Predicting Information Credibility in Time-sensitive Social Media. " *Internet Research* 23: 560-588.

Catalani, C. , W. Philbrick, H. Fraser, P. Mechael, and D. M. Israelski. 2013. "mHealth for HIV Treatment & Prevention: A Systematic Review of the Literature. " *The Open AIDS Journal* 7: 17-41.

Catherine, N. , K. M. Geofrey, A. P. M. Moya, and G. Aballo. 2017. "Effort Expectancy, Performance Expectancy, Social Influence and Facilitating Conditions as Predictors of Behavioural Intentions to Use ATMs with Fingerprint Authentication in Ugandan Banks. " *Global Journal of Computer Science and Technology: eNetwork Web & Security* 17: 5-21.

Chadwick, A. E. 2015. "Toward a Theory of Persuasive Hope: Effects of Cognitive Appraisals, Hope Appeals, and Hope in the Context of Climate Change. " *Health Communication* 30: 598-611.

Chaiken, S. , A. Liberman, and A. Eagly. 1989. "Heuristic and Systematic Processing within and Beyond the Persuasion Context. " In *Unintended Thought*, edited by J. S. Veleman and J. A. Bargh.

New York: Guilford.

Changizi, M. and M. H. Kaveh. 2017. "Effectiveness of the mHealth Technology in Improvement of Healthy Behaviors in an Elderly Population—A Systematic Review." *mHealth* 3: 51.

Chatterjee, A., M. W. Gerdes, and S. Martinez. 2019. "eHealth Initiatives for the Promotion of Healthy Lifestyle and Allied Implementation Difficulties." *2019 International Conference on Wireless and Mobile Computing, Networking and Communications (WiMob)*: 1-8.

Chatzisarantis, N. L. D. and M. Hagger. 2005. "Effects of a Brief Intervention Based on the Theory of Planned Behavior on Leisure-time Physical Activity Participation." *Journal of Sport and Exercise Psychology* 27: 470-487.

Chen, L. and X. Yang. 2018. "Using EPPM to Evaluate the Effectiveness of Fear Appeal Messages across Different Media Outlets to Increase the Intention of Breast Self-examination among Chinese Women." *Health Communication* 34: 1369-1376.

Chen, S., X. Guo, T. Wu, and X. Ju. 2020. "Exploring the Online Doctor-patient Interaction on Patient Satisfaction Based on Text Mining and Empirical Analysis." *Information Processing and Management* 57: 102253.

Chen, X. and M. Silverstein. 2000. "Intergenerational Social Support and the Psychological Well-being of Older Parents in China." *Research on Aging* 22: 43-65.

Chib, A., M. H. van Velthoven, and J. Car. 2015. "mHealth Adoption in Low-resource Environments: A Review of the Use of Mobile Healthcare in Developing Countries." *Journal of Health Communication* 20: 4-34.

Choi, M. 2020. "Association of eHealth Use, Literacy, Informational Social Support, and Health-promoting Behaviors: Mediation of

Health Self‐efficacy. " *International Journal of Environmental Research and Public Health* 17: 7890.

Chon, M.‐G. and H. Park. 2019. "Predicting Public Support for Government Actions in a Public Health Crisis: Testing Fear, Organization‐public Relationship, and Behavioral Intention in the Framework of the Situational Theory of Problem Solving. " *Health Communication* 36: 476–486.

Chou, S.‐W. , H.‐T. Min, Y.‐C. Chang, and C.‐T. Lin. 2010. "Understanding Continuance Intention of Knowledge Creation Using Extended Expectation‐confirmation Theory: An Empirical Study of China Online Communities. " *Behaviour & Information Technology* 29: 557–570.

Chou, Wen‐Ying S. , Y. Hunt, A. Folkers, and E. Augustson. 2011. "Cancer Survivorship in the Age of YouTube and Social Media: A Narrative Analysis. " *Journal of Medical Internet Research* 13: e7.

Christopher, A. N. and B. R. Schlenker. 2004. "Materialism and Affect: The Role of Self‐presentational Concerns. " *Journal of Social and Clinical Psychology* 23: 260–272.

Claeys, A. and V. Cauberghe. 2012. "Crisis Response and Crisis Timing Strategies, Two Sides of the Same Coin. " *Public Relations Review* 38: 83–88.

Clayton, R. B. , A. Lang, G. Leshner, and B. L. Quick. 2019. "Who Fights, Who Flees? An Integration of the LC4MP and Psychological Reactance Theory. " *Media Psychology* 22: 545–571.

Cohen, A. S. , L. Lutzke, C. D. Otten, and J. Árvai. 2021. "I Think, Therefore I Act: The Influence of Critical Reasoning Ability on Trust and Behavior During the COVID‐19 Pandemic. " *Risk Analysis* 42: 1073–1085.

Condon, B. J. and T. Sinha. 2010. "Who Is That Masked Person: The

参考文献

Use of Face Masks on Mexico City Public Transportation During the Influenza A (H1N1) Outbreak. "*Health Policy* 95: 50–56.

Conner, M. and B. Mcmillan. 1999. "Interaction Effects in the Theory of Planned Behavior: Studying Cannabis Use. "*British Journal of Social Psychology* 38: 195–222.

Constant, A. , D. F. Conserve, K. Gallopel–Morvan, and J. Raude. 2020. "Socio–cognitive Factors Associated with Lifestyle Changes in Response to the COVID – 19 Epidemic in the General Population: Results from A Cross – sectional Study in France. " *Frontiers in Psychology* 11: 579460.

Cooke, R. and D. P. French . 2008. "How Well Do the Theory of Reasoned Action and Theory of Planned Behaviour Predict Intentions and Attendance at Screening Programmes? A Meta–analysis. " *Psychology & Health* 23: 745–765.

Cooper, V. , J. Clatworthy, J. Whetham, and E. Consortium. 2017. "mHealth Interventions to Support Self–management in HIV: A Systematic Review. " *The Open AIDS Journal* 11: 119–132.

Crocker, P. R. , D. A. Bailey, R. A. Faulkner, K. C. Kowalski, and R. McGrath. 1997. "Measuring General Levels of Physical Activity: Preliminary Evidence for the Physical Activity Questionnaire for Older Children. "*Medicine and Science in Sports and Exercise* 29: 1344–1349.

Cypryańska, M. and J. B. Nezlek. 2020. "Anxiety as A Mediator of Relationships Between Perceptions of the Threat of COVID–19 and Coping Behaviors During the Onset of the Pandemic in Poland. " *Plos One* 15: e0241464.

Daft, R. L. and R. H. Lengel. 1986. "Organizational Information Requirements, Media Richness and Structural Design. " *Management Science* 32: 554–571.

Daly, K. J. 2001. "Deconstructing Family Time: From Ideology to Liv-

id Experience. " *Journal of Marriage and the Family* 63: 283 -
294.

de Jonge, L. V. H. and M. Gormley. 2005. "Responses to Positive and
Negative Smoking - related Images: Effects of Current Smoking
Status and Degree of Smoking Addiction. " *Addictive Behaviors*
30: 1587-1591.

Delahanty, L. M. , M. Peyrot, P. J. Shrader, D. A. Williamson, J. B.
Meigs, D. M. Nathan, and DPP Research Group. 2013. "Pre-
treatment, Psychological, and Behavioral Predictors of Weight
Outcomes among Lifestyle Intervention Participants in the Dia-
betes Prevention Program (DPP). " *Diabetes Care* 36: 34-40.

Deng, Z. , Z. Hong, W. Zhang, R. Evans, and Y. Chen. 2019. "The
Effect of Online Effort and Reputation of Physicians on Pa-
tients' Choice: 3 - wave Data Analysis of China's Good Doctor
Website. " *Journal of Medical Internet Research* 21: e10170.

de Wit, J. B. , E. Das, and R. Vet. 2008. "What Works Best: Objective
Statistics or A Personal Testimonial? An Assessment of Different
Types of Message Evidence on Risk Perception. " *Health Psy-
chology* 27: 110-115.

Diener, Ed. , D. Wirtz, R. Biswas-Diener, W. Tov, Chu Kim-Prieto,
Dong-won Choi, and Shigehiro Oishi. 2009. "New Measures of
Well-being. " In *Assessing Well-being*, edited by Ed Diener.
Springer Netherlands. https: //doi. org/10. 1007/978 - 90 - 481 -
2354-4_12.

Dillard, J. P. and L. Shen. 2005. "On the Nature of Reactance and Its
Role in Persuasive Health Communication. " *Communication
Monographs* 72: 144-168.

Donate, A. P. G. , L. M. Marques, O. M. Lapenta, M. K. Asthana,
D. Amodio, and P. S. Boggio. 2017. "Ostracism Via Virtual Chat
Room—Effects on Basic Needs, Anger and Pain. " *PLoS ONE*

12: e0184215. https: //doi. org/10. 1371/journal. pone. 0184215.

Dubos, R. 1988. *Mirage of Health: Utopias, Progress, and Biological Change* (new edition). New Jersey: Rutgers University Press.

Duck, S. 1994. "Steady as (s)he Goes: Relational Maintenance as a Shared Meaning System Communication and Relational Maintenance. " In *Communication and Relational Maintenance*, edited by D. J. Canary and L. Stafford. San Diego, CA: Academic Press.

Dwivedi, Y. K. , N. P. Rana, A. Jeyaraj, M. Clement, and M. D. Williams. 2019. "Re-examining the Unified Theory of Acceptance and Use of Technology (UTAUT): Towards a Revised Theoretical Model. " *Information Systems Frontiers* 21: 719–734.

Eggly, S. 2002. "Physician-patient Co-construction of Illness Narratives in the Medical Interview. " *Health Communication* 14: 339–360. https: //doi. org/10. 1207/S15327027HC1403_3.

Eisenman, D. P. , M. V. Williams, D. Glik, A. Long, A. L. Plough, and M. Ong. 2012. "The Public Health Disaster Trust Scale: Validation of a Brief Measure. " *Journal of Public Health Management and Practice* 18: e11–e18.

El-Toukhy, S. 2015. "Parsing Susceptibility and Severity Dimensions of Health Risk Perceptions. " *Journal of Health Communication* 20: 499–511.

Faiola, A. , E. L. Papautsky, and M. Isola. 2019. "Empowering the Aging with Mobile Health: A mHealth Framework for Supporting Sustainable Healthy Lifestyle Behavior. " *Current Problems in Cardiology* 44: 232–266.

Falcone, R. , E. Colì, S. Felletti, A. Sapienza, C. Castelfranchi, and F. Paglieri. 2020. "All We Need Is Trust: How the COVID-19 Outbreak Reconfigured Trust in Italian Public Institutions. " *Frontiers in Psychology* 11: 561747.

Ferrer, R. A. , W. M. P. Klein, L. E. Zajac, S. R. Land, and B. S.

Ling. 2012. "An Affective Booster Moderates the Effect of Gain-and Loss-framed Messages on Behavioral Intentions for Colorectal Cancer Screening. " *Journal of Behavioral Medicine* 35: 452-461.

Festinger, L. 1957. *A Theory of Cognitive Dissonance.* Stanford: Standford University Press.

Fishbein, M. 1979. "A Theory of Reasoned Action: Some Applications and Implications. " *Nebraska Symposium on Motivation* 27: 65-116.

Fredrickson, B. L. and C. Branigan. 2005. "Positive Emotions Broaden the Scope of Attention and Thought-action Repertoires. " *Cognition & Emotion* 19: 313-332.

French, M. and N. N. Bazarova. 2017. "Is Anybody out There?: Understanding Masspersonal Communication Through Expectations for Response across Social Media Platforms. " *Journal of Computer-Mediated Communication* 22: 303-319.

Gallagher, P. , H. A. King, S. B. Haga, L. A. Orlando, S. V. Joy, G. M. Trujillo, W. M. Scott, M. Bembe, D. L. Creighton, A. H. Cho, G. S. Ginsburg, and A. Vorderstrasse. 2015. "Patient Beliefs and Behaviors about Genomic Risk for Type 2 Diabetes: Implications for Prevention. "*Journal of Health Communication* 20: 728-735.

Garcia, K. and T. Mann. 2003. "From ' I Wish' to ' I Will' : Social-cognitive Predictors of Behavioral Intentions. " *Journal of Health Psychology* 8: 347-360.

Gemino, A. 2004. "Empirical Comparisons of Animation and Narration in Requirements Validation. " *Requirements Engineering* 9: 153-168.

Gerrard, M. , F. X. Gibbons, M. L. Stock, L. S. V. Lune, and M. J. Cleveland. 2005. "Images of Smokers and Willingness to Smoke among African American Preadolescents: An Application of the Prototype/Willingness Model of Adolescent Health Risk Behavior to Smoking Initiation. "*Journal of Pediatric Psychology* 30: 305–318.

Gerrard, M. , F. X. Gibbons, A. E. Houlihan, M. L. Stock, and E. A. Pomery. 2008. "A Dual – process Approach to Health Risk Decision Making: The Prototype Willingness Mode. "*Developmental Review* 28: 29–61.

Gilles, I. , A. Bangerter, A. Clémence, E. G. T. Green, F. Krings, C. Staerklé, and P. Wagner–Egger. 2011. "Trust in Medical Organizations Predicts Pandemic (H1N1) 2009 Vaccination Behavior and Perceived Efficacy of Protection Measures in the Swiss Public. " *European Journal of Epidemiology* 26: 203–210.

Gimeno Garcia, A. Z. , N. H. A. Buylla, D. Nicolas–Perez, and E. Quintero. 2014. "Public Awareness of Colorectal Cancer Screening: Knowledge, Attitudes, and Interventions for Increasing Screening Uptake. " *ISRN Oncol* 2014: 425787.

Goffman, E. 1959. *The Presentation of Self in Everyday Life.* New York, NY: Anchor.

Gong, Q. , P. Zhang, J. Wang, J. Ma, Y. An, Y. Chen, B. Zhang, X. Feng, H. Li, X. Chen, Y. J. Cheng, E. W. Gregg, Y. Hu, P. H. Bennett, and G. Li. 2019. "Morbidity and Mortality after Lifestyle Intervention for People with Impaired Glucose Tolerance: 30–year Results of the Da Qing Diabetes Prevention Outcome Study. "*The Lancet Diabetes & Endocrinology* 7: 452–461.

Gonzalez–Polledo, E. and J. Tarr. 2016. "The Thing about Pain: The Remaking of Illness Narratives in Chronic Pain Expressions on Social Media. " *New Media & Society* 18: 1455–1472.

Goodall, C. E. and P. Reed. 2013. "Threat and Efficacy Uncertainty in News Coverage about Bed Bugs as Unique Predictors of Infor-

数
字
健
康
传
播
研
究
与
实
践

mation Seeking and Avoidance: An Axtension of the EPPM. "
Health Communication 28: 63-71.

Gottfried, J. and E. Shearer. 2016. "News Use across Social Media Platforms 2016. "Pew Research Center, 2016. Retrieved from: http://www. journalism. org/2016/05/26/news-use-across-social-media-platforms-2016/.

Greenhalgh, T. , S. Vijayaraghavan, J. Wherton, S. Shaw, E. Byrne, D. Campbell-Richards, … and J. Morris. 2016. "Virtual Online Consultations: Advantages and Limitations (VOCAL) Study. " *BMJ Open* 6: e009388.

Griffin, R. J. , Z. Yang, E. T. Huurne, F. Boerner, S. Ortiz, and S. Dunwoody. 2008. "After the Flood: Anger, Attribution, and the Seeking of Information. " *Science Communication* 29: 285-315.

Griffin, R. J. , S. Dunwoody, and K. Neuwirth. 1999. "Proposed Model of the Relationship of Risk Information Seeking and Processing to the Development of Preventive Behaviors. " *Environmental Research* 80: S230-S245.

Griffin, R. J. , S. Dunwoody, and Z. J. Yang. 2013. "Linking Risk Messages to Information Seeking and Processing. " *Annals of the International Communication Association* 36: 323-362.

Groenevelt, I. 2022. "' It's Not All Nice and Fun' : Narrating Contested Illness on YouTube and Instagram. " *Health* 26: 589-604.

Gruzd, A. , B. Wellman, and Y. Takhteyev. 2011. "Imagining Twitter as an Imagined Community. " *American Behavioral Scientist* 55: 1294-1318.

Guerrero-Torrelles, M. , C. Monforte - Royo, A. Rodríguez - Prat, J. Porta-Sales, and A. Balaguer. 2017. "Understanding Meaning in Life Interventions in Patients with Advanced Disease: A Systematic Review and Realist Synthesis. " *Palliative Medicine* 31: 798-813.

Guillory, J. J. and L. Geraci. 2013. "Correcting Erroneous Inferences in Memory: The Role of Source Credibility. " *Journal of Applied Research in Memory and Cognition* 2: 201-209.

Hagger, M. , N. L. D. Chatzisarantis, and S. J. H. Biddle. 2002. " A Meta-analytic Review of the Theories of Reasoned Action and Planned Behavior in Physical Activity: Predictive Validity and the Contribution of Additional Variables. "*Journal of Sport and Exercise Psychology* 24: 3-32.

Halding, Anne-Grethe, A. Wahl, and K. Heggdal. 2010. "' Belonging'. 'Patients' Experiences of Social Relationships during Pulmonary Rehabilitation. " *Disability and Rehabilitation* 32: 1272-1280.

Hale, B. J. , R. Collins, and D. K. Brown. 2020. "Posting about Cancer: Predicting Social Support in Imgur Comments. " *Social Media + Society* 6: 2056305120965209. https: //doi. org/10. 1177/ 2056305120965209.

Hallal, P. C. , C. G. Victora, M. R. Azevedo, and J. C. K. Wells. 2006. "Adolescent Physical Activity and Health. "*Sports Medicine* 36: 1019-1030.

Hall, C. S. , E. Fottrell, S. Wilkinson, and P. Byass. 2014. "Assessing the Impact of mHealth Interventions in Low- and Middle-income Countries-What Has Been Shown to Work?" *Global Health Action* 7: 25606.

Hall, M. A. , B. Zheng, E. Dugan, F. Camacho, K. E. Kidd, A. Mishra, and R. Balkrishnan. 2002. "Measuring Patients Trust in Their Primary Care Providers. "*Medical Care Research and Review* 59: 293-318.

Hampton, K. , C. Lee, and E. Her. 2011. "How New Media Affords Network Diversity: Direct and Mediated access to Social Capital Through Participation in Local Social Settings. " *New Media and Society* 13: 1031-1049.

数字健康传播研究与实践

Han, K. J. , R. Subramanian, and G. T. Cameron. 2019. "Listen Before You Leap: Sri Lankan Health Professionals' Perspectives on m-health. " *Health Informatics Journal* 25: 858-866.

Harper, C. A. and D. Rhodes. 2023. "Ideological Responses to the Breaking of COVID-19 Social Distancing Recommendations. " *Group Processes & Intergroup Relations* 26: 338-356.

Harring, N. , S. C. Jagers, and Å. Löfgren. 2021. "COVID-19: Large-scale Collective Action, Government Intervention, and the Importance of Trust. "*World Development* 138: 105236.

Hartgerink, C. H. J. , I. van Beest, J. M. Wicherts, and K. D. Williams. 2015. "The Ordinal Effects of Ostracism: A Meta-analysis of 120 Cyberball Studies. " *PLoS ONE* 10: e0127002. https: //doi. org/10. 1371/journal. pone. 0127002.

Hartley, J. , J. Burgess, and A. Bruns. 2013. *A Companion to New Media Dynamics.* Chichester, UK; Malden, MA: Wiley-Blackwell.

Hashmi, A. , R. Policherla, H. Campbell, F. A. Kha, A. Schumaier, and F. Al-Mufarrej. 2017. "How Informative Are the Plastic Surgery Residency Websites to Prospective Applicants?"*Journal of Surgical Education* 74: 74-78.

Hayes, A. F. 2021. *Introduction to Mediation, Moderation, and Conditional Process Analysis: A Regression-based Approach* (3rd ed.). Gyilford Publications.

Hayes, R. A. , E. D. Wesselmann, and C. T. Carr. 2018. "When Nobody 'Likes' You: Perceived Ostracism Through Paralinguistic Digital Affordances within Social Media. " *Social Media+Society* 4: 2056305118800309. https: //doi. org/10. 1177/20563051188 00309.

Hays, L. M. , E. A. Finch, C. Saha, D. G. Marrero, and R. T. Ackermann. 2014. "Effect of Self-efficacy on Weight Loss: A Psychosocial

参考文献

Analysis of a Community-based Adaptation of the Diabetes Prevention Program Lifestyle Intervention. " *Diabetes Spectrum: A Publication of the American Diabetes Association* 27: 270-275.

Heilman, M. E. and B. L. Toffler. 1976. "Reacting to Reactance: An Interpersonal Interpretation of the Need for Freedom. " *Journal of Experimental Social Psychology* 12: 519-529.

Helliwell, J. F. , R. Layard, J. D. Sachs, and J. D. Neve. 2021. *World Happiness Report* 2021. New York: Sustainable Development Solutions Network.

Hiles, D. and I. Čermák. 2008. "Narrative Psychology. " In *The Sage Handbook of Qualitative Research in Psychology*, edited by C. Willing and W. S. Rogers. Sage Publications.

Hinson, K. and B. Sword. 2019. "Illness Narratives and Facebook: Living Illness Well. " *Humanities* 8: 106.

Hobbs, R. 1996. "Media Literacy, Media Activism. " *Telemedium, The Journal of Media Literacy* 42: 2-4.

Hochbaum, G. 1958. *Public Participation in Medical Screening Programs: A Sociopsychological Study*. PHS Publication No. 572.

Holmberg, C. , C. Berg, T. Hillman, L. Lissner, and J. E. Chaplin. 2018. "Self-presentation in Digital Media among Adolescent Patients with Obesity: Striving for Integrity, Risk-reduction, and Social Recognition. " *Digital Health* 4: 2055207618807603.

Hou, J. and M. Shim. 2010. "The Role of Provider-patient Communication and Trust in Online Sources in Internet Use for Health-related Activities. " *Journal of Health Communication* 15: 186-199.

Howell, J. L. , K. A. Ratliff, and J. A. Shepperd. 2016. "Automatic Attitudes and Health Information Avoidance. " *Health Psychology* 35: 816-823.

数
字
健
康
传
播
研
究
与
实
践

Hsu, C. -L. and J. C. -C. Lin. 2008. "Acceptance of Blog Usage: The Roles of Technology Acceptance, Social Influence and Knowledge Sharing Motivation. " *Information & Management* 45: 65 - 74.

Hu, L. and P. M. Bentler. 1999. "Cutoff Criteria for Fit Indexes in Covariance Structure Analysis: Conventional Criteria Versus New Alternatives. " *Structural Equation Modeling: A Multidisciplinary Journal* 6: 1-55.

Hurwitz, B. , T. Greenhalgh, and V. Skultans (eds.). 2004. *Narrative Research in Health and Illness*. BMJ Books. https: //doi. org/10. 1136/bmj. 330. 7503. 1336.

Hussain, S. A. 2022. "Sharing Visual Narratives of Diabetes on Social Media and Its Effects on Mental Health. " *Healthcare* 10: 1748.

Hwang, Y. and S. H. Jeong. 2016. "Information Insufficiency and Information Seeking: An Experiment. " *Science Communication* 38: 679-689.

Hwang, Y. and S. H. Jeong. 2020. "A Channel -specific Analysis of the Risk Information Seeking and Processing (RISP) Model: The Role of Relevant Channel Beliefs and Perceived Information Gathering Capacity. "*Science Communication* 42: 279-312.

Hydén, Lars-Christer. 1997. "Illness and Narrative. " *Sociology of Health & Illness* 19: 48-69.

IDF (International Diabetes Federation). 2021. IDF Diabetes Atlas 10th edition. Accessed September 18. http: //www. diabetesatlas. org.

Ilozumba, O. , M. Dieleman, N. Kraamwinkel, S. V. Belle, M. Chaudoury, and J. E. W. Broerse. 2018. "' I Am Not Telling. The Mobile is Telling' : Factors Influencing the Outcomes of a Community Health Worker mHealth Intervention in India. " *PLOS ONE* 13: e0194927.

Im, I. , S. Hong, and M. S. Kang. 2011. "An International Comparison of Technology Adoption: Testing the UTAUT Model. " *Information & Management* 48: 1–8.

Iribarren, S. J. , K. Cato, L. Falzon, and P. W. Stone. 2017. "What Is the Economic Evidence for mHealth? A Systematic Review of Economic Evaluations of mHealth Solutions. " *PLOS ONE* 12: e0170581.

Isen, A. 1999. "On the Relationship Between Affect and Creative Problem Solving. " In *Affect, Creative Experience and Psychological Adjustment*, edited by S. W. Russ. Brunner/Mazel.

Izmirli, S. and A. A. Kurt. 2016. "Effects of Modality and Pace on Achievement, Mental Effort, and Positive Affect in Multimedia Learning Environments. " *Journal of Educational Computing Research* 54: 299–325.

Jagers, S. C. , N. Harring, Å. Löfgren, M. Sjöstedt, F. Alpizar, B. Brülde, D. Langlet, A. Nilsson, B. C. Almroth, S. Dupont, and W. Steffen. 2020. "On the Preconditions for Large-scale Collective Action. "*Ambio* 49: 1282–1296.

Jahng, M. R. and J. Littau. 2016. "Interacting is Believing: Interactivity, Social Cue, and Perceptions of Journalistic Credibility on Twitter. " *Journalism and Mass Communication Quarterly* 93: 38–58.

Jamieson, J. P. , S. G. Harkins, and K. D. Williams. 2010. "Need Threat Can Motivate Performance after Ostracism. " *Personality and Social Psychology Bulletin* 36: 690–702. https: //doi. org/10. 1177/ 0146167209358882.

Jamplis, L. E. 2015. "The Ebola Epidemic: Implications for Risk Communication Practices of the World Health Organization. " *The Macrotheme Review* 4: 43–49.

Jang, K. and N. Park. 2018. "The Effects of Repetitive Information Communication Through Multiple Channels on Prevention Behavior During the 2015 MERS Outbreak in Republic of Korea. "

Journal of Health Communication 23: 670−678.

Jang, S. M. and J. K. Kim. 2018. "Third Person Effects of Fake News: Fake News Regulation and Media Literacy Interventions. " *Computers in Human Behavior* 80: 295−302.

Jejurikar, S. S. , R. Jason, K. William, C. Kevin, K. Sandra, and C. Paul. 2002. "Evaluation of Plastic Surgery Information on the Internet. "*Annals of Plastic Surgery* 49: 460−465.

Jenkins, M. and M. Dragojevic. 2011. "Explaining the Process of Resistance to Persuasion: A Politeness Theory−based Approach. " *Communication Research* 40: 559−590.

Jennings, K. S. , J. H. Cheung, T. W. Britt, K. N. Goguen, S. M. Jeffirs, A. L. Peasley, and A. C. Lee. 2015. "How Are Perceived Stigma, Self−stigma, and Self−reliance Related to Treatment−seeking? A Three−path Model. "*Psychiatric Rehabilitation Journal* 38: 109−116.

Jeong, H. J. and M. Lee. 2013. "The Effect of Online Media Platforms on Joining Causes: The Impression Management Perspective. " *Journal of Broadcasting and Electronic Media* 57: 439−455.

Jesch, E. , J. Niederdeppe, A. J. King, A. G. Safi, and S. Byrne. 2020. "I Quit: Testing the Added Value and Sequencing Effects of An Efficacy−focused Message among Cigarette Warning Labels. "*Journal of Health Communication* 25: 361−373.

Jiang, S. and C. E. Beaudoin. 2016. "Smoking Prevention in China: A Content Analysis of an Anti−smoking Social Media Campaign. " *Journal of Health Communication* 21: 755−764.

Ji, D. and B. R. Bates. 2018. "'Better than Bank Robbery': Yuezi Centers and Neoliberal Appeals to Market Birth Tourism to Pregnant Chinese Women. " *Health Communication* 33: 443−452.

Jones, S. C. and N. Owen. 2006. "Using Fear Appeals to Promote Cancer Screening—Are We Scaring the Wrong People?" *Inter-*

national *Journal of Nonprofit and Voluntary Sector Marketing* 11: 93−103.

Jorm, A. F. 2000. "Mental Health Literacy: Public Knowledge and Beliefs about Mental Disorders. " *British Journal of Psychiatry* 177: 396−401.

Kahlor, L. 2010. "PRISM: A Planned Risk Information Seeking Model. "*Health Communication* 25: 345−356.

Kahlor, L. A. , S. Dunwoody, R. J. Griffin, and K. Neuwirth. 2006. "Seeking and Processing Information about Impersonal Risk. " *Science Communication* 28: 163−194.

Kahne, J. and B. Bowyer. 2017. "Educating for Democracy in a Partisan Age: Confronting the Challenges of Motivated Reasoning and Misinformation. " *American Educational Research Journal* 54: 3−34.

Kalichman, S. C. and B. Coley. 1995. "Context Framing to Enhance Hiv−antibody−testing Messages Targeted to African American Women. " *Health Psychology* 14: 247−254.

Kellens, W. , T. Terpstra, and P. D. Maeyer. 2013. "Perception and Communication of Flood Risks: A Systematic Review of Empirical Research. "*Risk Analysis* 33: 24−49.

Kiefer, B. Z. 1982. *The Response of Primary Children to Picture Books*. Ohio State University.

Kim, D. , S. Kang, and T. Moon. 2015. "Technology Acceptance and Perceived Reliability of Realistic Media Service. " *Indian Journal of Science and Technology* 8: 1−7.

Kim, H. , C. Tietsort, K. Posteher, A. Michaelides, and T. Toro−Ramos. 2020. "Enabling Self−management of a Chronic Condition Through Patient−centered Coaching: A Case of an mHealth Diabetes Prevention Program for Older Adults. " *Health Communication* 35: 1791−1799.

数字健康传播研究与实践

Kim, S. and J. So. 2017. "How Message Fatigue Toward Health Messages Leads to Ineffective Persuasive Outcomes: Examining the Mediating Roles of Reactance and Inattention. " *Journal of Health Communication* 23: 109–116.

Kim, S. , T. Levine, and M. Allen. 2013. "Comparing Separate Process and Intertwined Models for Reactance. " *Communication Studies* 64: 273–295.

Kivits, J. 2006. "Informed Patients and the Internet: A Mediated Context for Consultations with Health Professionals. " *Journal of Health Psychology* 11: 269–282.

Kline, K. N. and M. Mattson. 2000. "Breast Self–examination Pamphlets: A Content Analysis Grounded in Fear Appeal Research. " *Health Communication* 12: 1–21.

Koletsou, A. and R. Mancy. 2011. "Which Efficacy Constructs for Large–scale Social Dilemma Problems? Individual and Collective Forms of Efficacy and Outcome Expectancies in the Context of Climate Change Mitigation. "*Risk Management* 13: 184–208.

Koteyko, N. and D. Atanasova. 2018. "Mental Health Advocacy on Twitter: Positioning in Depression Awareness Week Tweets. " *Discourse, Context & Media* 25: 52–59.

Kowalski, K. C. , P. R. Crocker, and R. M. Donen. 2004. "The Physical Activity Questionnaire for Older Children (PAQ–C) and Adolescents (PAQ–A) Manual. " https: //www. prismsports. org/User Files/file/PAQ_manual_ScoringandPDF. pdf.

Kowalski, K. C. , P. R. E. Crocker, and N. P. Kowalski. 1997. "Convergent Validity of the Physical Activity Questionnaire for Adolescents. " *Pediatric Exercise Science* 9: 342–352.

Kruglanski, A. W. and D. M. Webster. 1996. "Motivated Closing of the Mind: ' Seizing' and ' Freezing' . " *Psychological Review* 2: 263–283.

参
考
文
献

Kwan, M. Y. , S. R. Bray, and K. A. Martin Ginis. 2009. "Predicting Physical Activity of First-year University Students: An Application of the Theory of Planned Behavior. "*Journal of American College Health* 58: 45-52.

Larson, H. J. 2016. "Vaccine Trust and the Limits of Information. " *Science* 353: 1207-1208.

LaVoie, N. R. , B. L. Quick, J. M. Riles, and N. J. Lambert. 2017. "Are Graphic Cigarette Warning Labels an Effective Message Strategy? A Test of Psychological Reactance Theory and Source Appraisal. " *Communication Research* 44: 416-436.

Lazarus, R. S. 1991. "Progress on A Cognitive-motivational-relational Theory of Emotion. " *American Psychologist* 46: 819-834.

Lazuras, L. , D. Ourda, V. Barkoukis, and H. Tsorbatzoudis. 2011. "A Study of Predictors of Adolescents' Physical Activity Intentions. "*Psychology, Society & Education* 3: 69-81.

Leary, M. R. 1995. *Self-presentation: Impression Management and Interpersonal Behavior.* Boulder, CO: Westview Press.

Leary, M. R. and S. Meadows. 1991. "Predictors, Elicitors, and Concomitants of Social Blushing. " *Journal of Personality and Social Psychology* 60: 254-262.

Leary, M. R. , T. W. Britt, W. D. Cutlip, and J. L. Templeton. 1992. "Social Blushing. " *Psychological Bulletin* 112: 446-460.

Lee, J. K. , J. Choi, C. Kim, and Y. Kim. 2014. "Social Media, Network Heterogeneity, and Opinion Polarization. " *Journal of Communication* 64: 702-722.

Lee, S. A. and R. J. Zuercher. 2017. "A Current Review of Doctor-patient Computer-mediated Communication. " *Journal of Communication in Healthcare* 10: 22-30.

Lee-Won, R. J. , K. Na, and K. D. Coduto. 2017. "The Effects of Social Media Virality Metrics, Message Framing, and Perceived

Susceptibility on Cancer Screening Intention: The Mediating Role of Fear. " *Telematics & Informatics* 34: 1387-1397.

León-Pérez, G. , K. A. Wallston, K. M. Goggins, H. M. Poppendeck, S. Kripalani, and For the Vanderbilt Inpatient Cohort Study (VICS). 2016. "Effects of Stress, Health Competence, and Social Support on Depressive Symptoms after Cardiac Hospitalization. " *Journal of Behavioral Medicine* 39: 441-452.

Leone, L. A. , M. K. Campbell, M. Allicock, and M. Pignone. 2012. "Colorectal Cancer Screening and Physical Activity Promotion among Obese Women: An Online Evaluation of Targeted Messages. " *Journal of Health Communication* 17: 1187-1203.

Liabsuetrakul, T. , A. Vittayanont, and J. Pitanupong. 2007. "Clinical Applications of Anxiety, Social Support, Stressors, and Self-esteem Measured during Pregnancy and Postpartum for Screening Postpartum Depression in Thai Women. " *Journal of Obstetrics and Gynaecology Research* 33: 333-340.

Lieberoth, A. , S. Y. Lin, S. Stöckli, H. Han, M. Kowal, R. Gelpi, . . . and D. Dubrov. 2021. "Stress and Worry in the 2020 Coronavirus Pandemic: Relationships to Trust and Compliance with Preventive Measures across 48 Countries in the COVID is Tress Global Survey. " *Royal Society Open Science* 8: 200589.

Li, J. , M. Liu, X. Liu, and L. Ma. 2018. "Why and When Do Patients Use E-consultation Services? The Trust and Resource Supplementary Perspectives. " *Telemedicine and e-Health* 24: 77-85.

Lin, H. C. and C. C. Chen. 2021. "Disease Prevention Behavior During the COVID-19 Pandemic and the Role of Self-esteem: An Extended Parallel Process Model. " *Psychology Research and Behavior Management* 14: 123-135.

Lin, T. T. C. and J. R. Bautista. 2016. "Predicting Intention to Take Protective Measures During Haze: The Roles of Efficacy, Threat,

参
考
文
献

Media Trust, and Affective Attitude. "*Journal of Health Communication* 21: 790–799.

Li, J. Y. , S. Harrison, S. Qiao, and X. Li. 2019. "Utility of Theory to Explain Village Doctors' Willingness to Treat People Living with HIV in Rural China. "*Journal of Health Communication* 24: 174–182.

Li, S. S. , S. Y. Lo, T. Y. Wu, and T. L. Chen. 2022. "Information Seeking and Processing during the Outbreak of COVID–19 in Taiwan: Examining the Effects of Emotions and Informational Subjective Norms. " *International Journal of Environmental Research and Public Health* 19: 9532.

Liu, P. L. and T. E. D. Yeo. 2021. "How Online Patient – provider Communication Impacts Quality of Life: Examining the Role of Patient–centered Care and Health Competence. " *Health Communication*: 562–567.

Liu, S. , J. Z. Yang, and H. Chu. 2019. "When We Increase Fear, Do We Dampen Hope? Using Narrative Persuasion to Promote Human Papillomavirus Vaccination in China. "*Journal of Health Psychology* 26: 1999–2009.

Llorens–Vernet, P. and J. Miró. 2020. "Standards for Mobile Health–related Apps: Systematic Review and Development of a Guide. " *JMIR MHealth and UHealth* 8: e13057.

López–Walle, J. , I. Balaguer, I. Castillo, and J. Tristán. 2012. "Autonomy Support, Basic Psychological Needs and Well–being in Mexican Athletes. " *The Spanish Journal of Psychology* 15: 1283–1292. https: //doi. org/10. 5209/rev_SJOP. 2012. v15. n3. 39414.

Lucius–Hoene, G. 2008. "Illness Narratives and Narrative Medicine. " *Rehabilitation* 47: 90 – 97. https: //doi. org/10. 1055/s – 2008 – 1042447.

Ludolph, R. , P. J. Schulz, and L. Chen. 2018. " Investigating the

Effects of Mass Media Exposure on the Uptake of Preventive Measures by Hong Kong Residents During the 2015 MERS Outbreak: The Mediating Role of Interpersonal Communication and the Perception of Concern. " *Journal of Health Communication* 23: 1-8.

Lu, H. 2015. "Burgers or Tofu? Eating Between Two Worlds: Risk Information Seeking and Processing During Dietary Acculturation. " *Health Communication* 30: 758-771.

Lustria, M. L. , J. Cortese, M. A. Gerend, K. Schmitt, Y. M. Kung, and C. McLaughlin. 2016. "A Model of Tailoring Effects: A Randomized Controlled Trial Examining the Mechanisms of Tailoring in a Web-based STD Screening Intervention. " *Health Psychology Official Journal of the Division of Health Psychology American Psychological Association* 35: 1214-1224.

Lutz, Sarah. 2023. "Why Don't You Answer Me?! Exploring the Effects of (Repeated Exposure to) Ostracism Via Messengers on Users' Fundamental Needs, Well-being, and Coping Motivation. " *Media Psychology* 26: 113-140. https: //doi. org/10. 1080/152132 69. 2022. 2101008.

Lutz, S. and F. M. Schneider. 2021. "Is Receiving Dislikes in Social Media Still Better than Being Ignored? The Effects of Ostracism and Rejection on Need Threat and Coping Responses Online. " *Media Psychology* 24: 741 - 765. https: //doi. org/10. 1080/152 13269. 2020. 1799409.

MacInnis, D. J. and G. E. de Mello. 2005. "The Concept of Hope and Its Relevance to Product Evaluation and Choice. " *Journal of Marketing* 69: 1-14.

Mackinnon, D. P. , J. L. Krull, and C. M. Lockwood. 2000. "Equivalence of the Mediation, Confounding and Suppression Effect. " *Prevention Science* 1: 173-181.

Madianou, M. 2012. "Migration and the Accentuated Ambivalence of Motherhood: The Role of ICTs in Filipino Transnational Families." *Global Networks* 12: 277–295.

Malloch, Y. and B. Feng. 2020. "What You Say and Where You Say It Matter: Effects of Facebook Message Publicity and Support Type on Evaluation of Support Message Quality." *Social Science Computer Review* 40: 1344–1357.

Maloney, E. K. , M. K. Lapinski, and K. Witte. 2015. "Fear Appeals and Persuasion: A Review and Update of the Extended Parallel Process Model." *Social and Personality Psychology Compass* 5: 206–219.

Mantead, A. S. R. , N. Frijda, and A. Fischer. 2004. *Feelings and Emotions: The Amsterdam Symposium.* Cambridge University Press.

Mao, Y. and X. Zhao. 2020. "By the Mitigation One Knows the Doctor: Mitigation Strategies by Chinese Doctors in Online Medical Consultation." *Health Communication* 35: 667–674.

Mao, Y. , W. Lin, J. Wen, and G. Chen. 2020. "Impact and Efficacy of Mobile Health Intervention in the Management of Diabetes and Hypertension: A Systematic Review and Meta–analysis." *BMJ Open Diabetes Research and Care* 8: e001225.

Matijasevich, A. , J. Murray, P. J. Cooper, L. Anselmi, A. J. D. Barros, F. C. Barros, and I. S. Santos. 2015. "Trajectories of Maternal Depression and Offspring Psychopathology at 6 Years: 2004 Pelotas Cohort Study." *Journal of Affective Disorders* 174: 424–431.

Matta, S. , N. Rogova and G. Luna–Cortés. 2021. "Investigating Tolerance of Uncertainty, COVID–19 Concern, and Compliance with Recommended Behavior in Four Countries: The Moderating Role of Mindfulness, Trust in Scientists, and Power Distance." *Personality and Individual Differences* 186: 111352.

Mattingly, Cheryl. 1998. *Healing Dramas and Clinical Plots: The Narrative Structure of Experience.* Cambridge University Press.

Mayer, R. 2009. *Multimedia Learning* (2nd ed.). Cambridge University Press.

McNeill, L. 2012. "There is No "I" in Network: Social Networking Sites and Posthuman Auto/Biography. " *Biography—An Interdisciplinary Quarterly* 35: 65-82.

McQueen, A. , S. W. Vernon, and P. R. Swank. 2013. "Construct Definition and Scale Development for Defensive Information Processing: An Application to Colorectal Cancer Screening. " *Health Psychology* 32: 190-202.

Meadows, C. Z. 2020. "The Effects of Fear Appeals and Message Format on Promoting Skin Cancer Prevention Behaviors among College Students. " *Societies* 10: 21.

Menhas, R. , J. Dai, M. A. Ashraf, S. M. Noman, S. Khurshid, S. Mahmood, Y. Weng, R. A. Laar, X. Sang, M. Kamran, B. Shahzad, and W. Iqbal. 2021. "Physical Inactivity, Non-communicable Diseases and National Fitness Plan of China for Physical Activity. " *Risk Management and Healthcare Policy* 14: 2319-2331.

Merolli, M. , K. Gray, and F. Martin-Sanchez. 2013. "Health Outcomes and Related Effects of Using Social Media in Chronic Disease Management: A Literature Review and Analysis of Affordances. " *Journal of Biomedical Informatics* 46: 957-969.

Messing, S. and S. J. Westwood. 2014. "Selective Exposure in the Age of Social Media: Endorsements Trump Partisan Source Affiliation When Selecting News Online. " *Communication Research* 41: 1042-1063.

Meyer, P. 1988. "Defining and Measuring Credibility of Newspapers: Developing An Index. " *Journalism Quarterly* 65: 567-588.

参考文献

Michael, S. and Z. Alexandra. 2014. "The Role of Public Trust During Pandemics. "*European Psychologist* 19: 23-32.

Monaghesh, E. and A. Hajizadeh. 2020. "The Role of Telehealth during COVID-19 Outbreak: A Systematic Review Based on Current Evidence. " *BMC Public Health* 20: 1-9.

Moore, G. C. and I. Benbasat. 1991. "Development of an Instrument to Measure the Perceptions of Adopting an Information Technology Innovation. " *Information Systems Research* 2: 192-222.

Moorthy, L. , U. B. Dixit, R. C. Kole, and M. P. Gajre. 2022. "Dietary Sugar Exposure and Oral Health Status in Children with Autism Spectrum Disorder: A Case-control Study. "*Journal of Autism and Developmental Disorders* 52: 2523-2534.

Moran, M. B. , S. T. Murphy, L. Frank, and L. Baezconde-Garbanati. 2013. "The Ability of Narrative Communication to Address Health-related Social Norms. " *International Review of Social Research* 3: 131-149.

Moreno, R. 2010. "Does the Modality Principle Hold for Different Media? A Test of the Method-affects-learning Hypothesis. " *Journal of Computer Assisted Learning* 22: 149-158.

Mummery, W. K. , J. C. Spence, and J. C. Hudec. 2000. "Understanding Physical Activity Intention in Canadian School Children and Youth: An Application of the Theory of Planned Behavior. "*Research Quarterly for Exercise and Sport*. 71: 116-124.

Murphy, S. T. , L. B. Frank, J. S. Chatterjee, and L. Baezconde-Garbanati. 2013. "Narrative Versus Nonnarrative: The Role of Identification, Transportation, and Emotion in Reducing Health Disparities. " *Journal of Communication* 63: 116-137.

Myrick, J. G. 2019. "An Experimental Test of the Roles of Audience Involvement and Message Frame in Shaping Public Reactions to Celebrity Illness Disclosures. "*Health Communication* 34: 1060-

1068.

Nabi, R. L. 2015. "Emotional Flow in Persuasive Health Messages. "
Health Communication 30: 114-124.

Nabi, R. L. and J. G. Myrick. 2019. "Uplifting Fear Appeals: Consid-
ering the Role of Hope in Fear-based Persuasive Messages. "
Health Communication 34: 463-474.

Nan, X. , M. F. Dahlstrom, A. Richards, and S. Rangarajan. 2015.
"Influence of Evidence Type and Narrative Type on HPV Risk
Perception and Intention to Obtain the HPV Vaccine. " *Health
Communication* 30: 301-308.

Narayan, B. , D. O. Case, and S. L. Edwards. 2011. "The Role of In-
formation Avoidance in Everyday-life Information Behaviors. "
*Proceedings of the American Society for Information Science and
Technology* 48: 1-9.

Nazione, S. , E. Perrault, and K. Pace. 2021. "Impact of Information
Exposure on Perceived Risk, Efficacy, and Preventative Behav-
iors at the Beginning of the COVID-19 Pandemic in the United
States. "*Health Communication* 36: 23-31.

Ndayizigamiye, P. , M. Kante, and S. Shingwenyana. 2020. "An Adop-
tion Model of mHealth Applications That Promote Physical Ac-
tivity. " *Cogent Psychology* 7: 1764703.

Neff, K. D. 2011. "Self-compassion, Self-esteem, and Well-being. "
Social and Personality Psychology Compass 5: 1-12.

Náfrádi, L. , K. Nakamoto, M. Csabai, O. Papp-Zipernovszky, and P. J.
Schulz. 2018. "An Empirical Test of the Health Empowerment
Model: Does Patient Empowerment Moderate the Effect of Health
Literacy on Health Status?" *Patient Education and Counseling*
101: 511-517.

Nieminen, S. and L. Rapeli. 2018. " Fighting Misperceptions and
Doubting Journalists' Objectivity: A Review of Fact-checking

参
考
文
献

Literature." *Political Studies Review* 17: 296–309.

Norman, C. D. and H. A. Skinner. 2006. "e – Health Literacy: Essential Skills for Consumer Health in a Networked World." *Journal of Medical Internet Research* 8: e9.

Nyhan, B. and J. Reifler. 2010. "When Corrections Fail: The Persistence of Political Misperceptions." *Political Behavior* 32: 303 – 330.

Nyhan, B. and J. Reifler. 2015. "Displacing Misinformation about E-vents: An Experimental Test of Causal Corrections." *Journal of Experimental Political Science* 2: 81–93.

Oberfoell, A. and A. Correia. 2016. "Understanding the Role of the Modality Principle in Multimedia Learning Environments." *Journal of Computer Assisted Learning* 32: 607–617.

Obregon, R. and S. Waisbord. 2012. *The Handbook of Global Health Communication.* New York: Wiley–Blackwell.

Oh, H. J. and R. LaRose. 2016. "Impression Management Concerns and Support–seeking Behavior on Social Network Sites." *Computers in Human Behavior* 57: 38–47.

Oh, J. –C., and S. –J. Yoon. 2014. "Predicting the Use of Online Information Services Based on a Modified UTAUT Model." *Behaviour & Information Technology* 33: 716–729.

O'Keefe, D. J. 2010. "Message Properties, Mediating States, and Manipulation Checks: Claims, Evidence, and Data Analysis in Experimental Persuasive Message Effects Research." *Communication Theory* 13: 251–274.

Oksanen, A., M. Kaakinen, R. Latikka, I. Savolainen, N. Savela, and A. Koivula. 2020. "Regulation and Trust: 3 – month Follow – up Study on COVID–19 Mortality in 25 European Countries." *JMIR Public Health and Surveillance* 6: e19218.

Olsen, G. D. and J. W. Pracejus. 2004. "Integration of Positive and

Negative Affective Stimuli. " *Journal of Consumer Psychology* 14: 374-384.

Orbell, S. and M. Hagger. 2006. "Temporal Framing and the Decision to Take Part in Type 2 Diabetes Screening: Effects of Individual Differences in Consideration of Future Consequences on Persuasion. " *Health Psychology Official Journal of the Division of Health Psychology American Psychological Association* 25: 537-548.

Oren, L. , A. Caduri, and A. Tziner. 2013. "Intergenerational Occupational Transmission: Do Offspring Walk in the Footsteps of Mom or Dad, or Both?" *Journal of Vocational Behavior* 83: 551-560.

O'Sullivan, G. 2011. "The Relationship Between Hope, Eustress, Self-efficacy, and Life Satisfaction among Undergraduates. " *Social Indicators Research* 101: 155-172.

O'Sullivan, P. B. and C. T. Carr. 2018. "Masspersonal Communication: A Model Bridging the Mass-interpersonal Divide. " *New Media & Society* 20: 1161-1180.

Owusu, D. , J. So, and L. Popova. 2019. "Reactions to Tobacco Warning Labels: Predictors and Outcomes of Adaptive and Maladaptive Responses. " *Addiction Research & Theory* 27: 383-393.

Pagliaro, S. , S. Sacchi, M. G. Pacilli, M. Brambilla, F. Lionetti, K. Bettache, M. Bianchi, M. Biella, V. Bonnot, M. Boza, F. Butera, S. Ceylan-Batur, K. Chong, T. Chopova, C. R. Crimston, B. Álvarez, I. Cuadrado, N. Ellemers, M. Formanowicz, V. Graupmann, T. Gkinopoulos, E. H. K. Jeong, I. Jasinskaja-Lahti, J. Jetten, K. M. Bin, Y. Mao, C. McCoy, F. Mehnaz, A. Minescu, D. Sirlopú, A. Simić, G. Travaglino, A. K. Uskul, C. Zanetti, A. Zinn, and E. Zubieta. 2021. "Trust Predicts COVID-19 Prescribed and Discretionary Behavioral Intentions in 23 Countries. " *Plos One* 16: e0248334.

Paradise, A. W. and M. H. Kernis. 2002. "Self-esteem and Psychological Well-being: Implications of Fragile Self-esteem. " *Journal of Social and Clinical Psychology* 21: 345-361.

Parrott, W. , L. K. Tennant, S. Olejnik, and M. S. Poudevigne. 2008. "Theory of Planned Behavior: Implications for An Email-Based Physical Activity Intervention. "*Psychology of Sport and Exercise* 9: 511-526.

Parsons, T. 1967. *Sociological Theory and Modern Society*. New York: The Free Press.

Peng, S. , X. Lai, Y. Du, L. Meng, Y. Gan, and X. Zhang. 2021. "Prevalence and Risk Factors of Postpartum Depression in China: A Hospital-based Crosssectional Study. "*Journal of Affective Disorders* 282: 1096-1100.

Persoskie, A. , R. A. Ferrer, and W. M. P. Klein. 2014. " Association of Cancer Worry and Perceived Risk with Doctor Avoidance: An Analysis of Information Avoidance in a Nationally Representative Us Sample. " *Journal of Behavioral Medicine* 37: 977-987.

Petty, R. E. and J. T. Cacioppo. 1984. "The Effects of Involvement on Responses to Argument Quantity and Quality: Central and Peripheral Routes to Persuasion. " *Journal of Personality and Social Psychology* 46: 69-81.

Petty, R. E. and J. T. Cacioppo. 1986. " The Elaboration Likelihood Model of Persuasion. " *Advances in Experimental Social Psychology* 19: 124-205.

Poels, K. and S. Dewitte. 2008. "Hope and Self-regulatory Goals Applied to an Advertising Context: Promoting Prevention Stimulates Goal-directed Behavior. " *Journal of Business Research* 61: 1030-1040.

Popova, L. 2020. "Extended Parallel Process Model. "In *The International Encyclopedia of Media Psychology*, edited by J. Bulck. John Wiley & Sons.

数
字
健
康
传
播
研
究
与
实
践

Pornpitakpan, C. 2004. "The Persuasiveness of Source Credibility: A Critical Review of Five Decades' Evidence. " *Journal of Applied Social Psychology* 34: 243–281.

Pradeep, R. , W. Steven, and J. Zhang. 2020. "mHealth in China—A Growing Market. " *Asian Hospital & Healthcare Management*. https: //www. asianhhm. com/healthcare-management/mhealth-in-china.

Prateepko, T. and V. Chongsuvivatwong. 2009. "Patterns of Perception Toward Influenza Pandemic among the Front-line Responsible Health Personnel in Southern Thailand: AQ Methodology Approach. "*BMC Public Health* 9: 161.

Prati, G. , L. Pietrantoni, and B. Zani. 2011. "Compliance with Recommendations for Pandemic Influenza H1N1 2009: The Role of Trust and Personal Beliefs. "*Health Education Research* 26: 761–769.

Qiu, H. F. and S. Huang. 2020. "Mobile Dating, Relational Communication, and Motivations for AIDS Risk Reduction among Chinese MSM College Students. "*Health Communication* 35: 289–296.

Quick, B. L. 2012. "What Is the Best Measure of Psychological Reactance? An Empirical Test of Two Measures. " *Health Communication* 27: 1–9.

Quinn, S. C. , S. Kumar, V. S. Freimuth, D. Musa, N. Casteneda-Angarita, and K. Kidwell. 2011. "Racial Disparities in Exposure, Susceptibility, and Access to Health Care in the US H1N1 Influenza Pandemic. " *American Journal of Public Health* 101: 285–293.

Rains, S. A. 2013. "The Nature of Psychological Reactance Revisited: A Meta-analytic Review. " *Human Communication Research* 39: 47–73.

Rains, S. A. and M. M. Turner. 2007. "Psychological Reactance and

Persuasive Health Communication: A Test and Extension of the Intertwined Model. " *Human Communication Research* 33: 241 - 269.

Rains, S. A. , M. D. Hingle, M. Surdeanu, D. Bell, and S. Kobourov. 2018. "A Test of the Risk Perception Attitude Framework as a Message Tailoring Strategy to Promote Diabetes Screening. " *Health Communication* 34: 672-679.

Ratcliff, C. L. 2021. "Characterizing Reactance in Communication Research: A Review of Conceptual and Operational Approaches. " *Communication Research* 48: 1033-1058.

Reardon, K. K. and E. M. Rogers. 1988. "Interpersonal Versus Mass Media Communication: A False Dichotomy. " *Human Communication Research* 15: 284-303.

Reicher, S. D. , R. Spears, and T. Postmes. 1995. "A Social Identity Model of Deindividuation Phenomena. " *European Review of Social Psychology* 6: 161-198.

Reich, S. , F. M. Schneider, and L. Heling. 2018. "Zero Likes-symbolic Interactions and Need Satisfaction Online. " *Computers in Human Behavior* 80: 97-102. https: //doi. org/10. 1016/j. chb. 2017. 10. 043.

Ren, D. N. , E. Wesselmann, and K. D. Williams. 2016. "Evidence for Another Response to Ostracism: Solitude Seeking. " *Social Psychological and Personality Science* 7: 204 - 212. https: //doi. org/ 10. 1177/1948550615616169.

Ressler, P. K. , Y. S. Bradshaw, L. Gualtieri, and K. Kwan Ho Chui. 2012. "Communicating the Experience of Chronic Pain and Illness Through Blogging. " *Journal of Medical Internet Research* 14: e2002.

Rhodes, R. E. and K. S. Courneya. 2003. " Investigating Multiple Components of Attitude, Subjective Norm, and Perceived Con-

数字健康传播研究与实践

trol: An Examination of the Theory of Planned Behaviour in the Exercise Domain. " *British Journal of Social Psychology* 42: 129–146.

Rimal, R. N. and K. Real. 2003. "Perceived Risk and Efficacy Beliefs as Motivators of Change: Use of the Risk Perception Attitude (RPA) Framework to Understand Health Behaviors. "*Blackwell Publishing Ltd* 29: 370–399.

Rippetoe, P. A. and R. W. Rogers. 1987. "Effects of Components of Protection–motivation Theory on Adaptive and Maladaptive Coping with a Health Threat. " *Journal of Personality and Social Psychology* 52: 596–604.

Rivis, A. and P. Sheeran. 2003. "Social Influences and the Theory of Planned Behaviour: Evidence for a Direct Relationship Between Prototypes and Young People's Exercise Behaviour. "*Psychology and Health* 18: 567–583.

Rivis, A. , P. Sheeran, and C. J. Armitage. 2006. "Augmenting the Theory of Planned Behaviour with the Prototype/Willingness Model: Predictive Validity of Actor Versus Abstainer Prototypes for Adolescents' Health–protective and Health–risk Intentions. "*British Journal of Health Psychology* 11: 483–500.

Rogers, E. M. 1996. "The Field of Health Communication Today: An Up–to–date Report. " *Journal of Health Communication* 1: 15–24.

Rosander, M. , A. Berlin, K. F. Frikedal, and M. Barimani. 2021. "Maternal Depression Symptoms During the First 21 Months after Giving Birth. "*Scandinavian Journal of Public Health* 49: 606–615.

Roseman, I. J. 2011. "Emotional Behaviors, Emotivational Goals, Emotion Strategies: Multiple Levels of Organization Integrate Variable and Consistent Responses. "*Emotion Review* 3: 434–443.

Roseman, I. J. , C. Wiest, and T. S. Swartz. 1994. "Phenomenology, Behaviors, and Goals Differentiate Discrete Emotions. " *Journal of Personality and Social Psychology* 67: 206–221.

Rosenstock, I. M. 1974. "The Health Belief Model and Preventive Health Behavior. "*Health Education Monographs* 2: 354–386.

Roubinov, D. , R. J. Musci, A. E. Hipwell, G. Wu, H. Santos, J. N. Felder, S. Faleschini, E. Conradt, C. T. McEvoy, B. M. Lester, C. Buss, A. J. Elliott, J. F. Cordero, A. Stroustrup, and N. R. Bush. 2022. "Trajectories of Depressive Symptoms among Mothers of Preterm and Full–term Infants in a National Sample. " *Archives of Women's Mental Health* 25: 807–817.

Rowe, R. and M. Calnan. 2006. "Trust Relations in Health Care—The New Agenda. " *The European Journal of Public Health* 16: 4–6.

Rui, J. R. and M. A. Stefanone. 2013. "Strategic Image Management Online: Self–presentation, Self–esteem, and Social Network Perspectives. " *Information, Communication & Society* 16: 1286–1305.

Rui, J. R. and S. Li. 2018. "Seeking Help from Weak Ties Through Mediated Channels: Integrating Self–presentation and Norm Violation to Compliance. " *Computers in Human Behavior* 87: 121–128.

Rui, J. R. , K. Yang, and J. Chen. 2021. "Information Sources, Risk Perception, and Efficacy Appraisal's Prediction of Engagement in Protective Behaviors Against COVID–19 in China: Repeated Cross–sectional Survey. "*JMIR Human Factors* 8: e23232.

Salehi, A. , N. Harris, E. Coyne, and B. Sebar. 2016. "Perceived Control and Self–efficacy, Subjective Well–being and Lifestyle Behaviours in Young Iranian Women. " *Journal of Health Psychology* 21: 1415–1425.

Salzmann–Erikson, M. and D. Hiçdurmaz. 2017. "Use of Social Media

数字健康传播研究与实践

among Individuals Who Suffer from Post-traumatic Stress: A Qualitative Analysis of Narratives. " *Qualitative Health Research* 27: 285-294.

Saxon, B. , S. B. Bass, T. Wright, and J. Panick. 2019. "Ebola and the Rhetoric of US Newspapers: Assisting Quality Risk Communication in Public Health Emergencies. " *Journal of Risk Research* 22: 1309-1322.

Schepers, J. and M. Wetzels. 2007. "A Meta-analysis of the Technology Acceptance Model: Investigating Subjective Norm and Moderation Effects. " *Information & Management* 44: 90-103.

Scherer, K. , A. Schorr, and T. Johnstone. 2001. *Appraisal Processes in Emotion: Theory, Methods, Research*. Oxford University Press.

Scheufele, D. A. and N. M. Krause. 2019. "Science Audiences, Misinformation, and Fake News. " *Proceedings of the National Academy of Sciences* 116: 7662-7669.

Schneider, F. M. , B. Zwillich, M. J. Bindl, F. R. Hopp, S. Reich, and P. Vorderer. 2017. "Social Media Ostracism: The Effects of Being Excluded Online. " *Computers in Human Behavior* 73: 385-393. https: //doi. org/10. 1016/j. chb. 2017. 03. 052.

Schwank, S. E. , E. Andersson, B. Wickberg, S. C. Fu, Y. Ding, and H. Lindgren. 2020. "Care-seeking Behavior and Disclosure on Self-reported Mental Health among Young Women in Urban Shanghai, China. " *Health Psychology Open* 7: 1-10.

Scoble, R. and S. Israel. 2014. *Age of Context: Mobile, Sensors, Data and the Future of Privacy*. US: Patrick Brewster Press.

Shareef, M. A. , N. Archer, and Y. K. Dwivedi. 2012. "Examining Adoption Behavior of Mobile Government. " *Journal of Computer Information Systems* 53: 39-49.

Sheeran, P. and S. Orbell. 1999. "Augmenting the Theory of Planned Behavior: Roles for Anticipated Regret and Descriptive Norms. "

373

参考文献

Journal of Applied Social Psychology 29: 2107–2142.

Sheer, V. C. and C. Mao. 2018. "Cigarette Initiation among Chinese Male Teenagers in Early Smoking Interactions." *Health Communication* 33: 392–400.

Shiferaw, S. , M. Spigt, M. Tekie, M. Abdullah, M. Fantahun, and DG. -J. Inant. 2016. "The Effects of a Locally Developed mHealth Intervention on Delivery and Postnatal Care Utilization; A Prospective Controlled Evaluation among Health Centres in Ethiopia." *PLOS ONE* 11: e0158600.

Shigekawa, E. , M. Fix, G. Corbett, D. H. Roby, and J. Coffman, 2018. "The Current State of Telehealth Evidence: A Rapid Review." *Health Affairs* 37: 1975–1982.

Shi, J. and Y. Dai. 2022. "Promoting Favorable Attitudes Toward Seeking Counseling among People with Depressive Symptomatology: A Masspersonal Communication Approach." *Health Communication* 37: 242–254.

Shi, W. and K. Zantow. 2010. "Why Use Internet Banking? An Irrational Imitation Model." *International Journal of Banking, Accounting and Finance* 2: 156–175.

Short, J. , E. Williams, and B. Christie. 1976. *The Social Psychology of Telecommunications*. Toronto; London; New York: Wiley.

Siegrist, M. 2000. "The Influence of Trust and Perceptions of Risks and Benefits on the Acceptance of Gene Technology." *Risk Analysis* 20: 195–204.

Siegrist, M. 2021. "Trust and Risk Perception: A Critical Review of the Literature." *Risk Analysis* 41: 480–490.

Siegrist, M. and A. Zingg. 2014. "The Role of Public Trust During Pandemics: Implication for Crisis Communication." *European Psychologist* 19: 23–32.

Siegrist, M. and H. Gutscher. 2006. "Flooding Risks: A Comparison of

数字健康传播研究与实践

Lay People's Perceptions and Expert's Assessments in Switzerland. " *Risk Analysis* 26: 971–979.

Siegrist, M. , H. Gutscher, and T. C. Earle. 2005. " Perception of Risk: The Influence of General Trust, and General Confidence. " *Journal of Risk Research* 8: 145–156.

Siegrist, M. , L. Luchsinger, and A. Bearth. 2021. "The Impact of Trust and Risk Perception on the Acceptance of Measures to Reduce COVID–19 Cases. " *Risk Analysis* 41: 787–800.

Simas, C. , L. Penn–Kekana, H. Kuper, T. M. Lyra, M. E. L. Moreira, M. S. V. Albuquerque, T. V. B. Araújo, A. P. L. Melo, C. H. F. Mendes, M. C. N. Moreira, M. A. F. Nascimento, C. Pimentel, M. Pinto, S. Valongueiro, and H. Larson. 2020. "Hope and Trust in Times of Zika: The Views of Caregivers and Healthcare Workers at the Forefront of the Epidemic in Brazil. " *Health Policy and Planning* 35: 953–961.

Simmons, L. A. , N. Y. Yang, Q. Wu, H. M. Bush, and L. J. Crofford. 2015. "Public and Personal Depression Stigma in a Rural American Female Sample. "*Archives of Psychiatric Nursing* 29: 407 – 412.

Skinner, H. , S. Biscope, B. Poland, and E. Goldberg. 2003. "How Adolescents Use Technology for Health Information: Implications for Health Professionals from Focus Group Studies. " *Journal of Medical Internet Research* 5: e20.

Slovic, P. , M. L. Finucane, E. Peters, and D. G. MacGregor. 2004. "Risk as Analysis and Risk as Feelings: Some Thoughts about Affect, Reason, Risk, and Rationality. "*Risk Analysis* 24: 311 – 322.

Smith, A. and K. D. Williams. 2004. "RU There? Ostracism by Cell Phone Text Messages. " *Group Dynamics: Theory, Research, and Practice* 8: 291 – 301. https: //doi. org/10. 1037/1089 – 2699. 8.

4. 291.

Smith, E. K. and A. Mayer. 2018. "A Social Trap for the Climate? Collective Action, Trust and Climate Change Risk Perception in 35 Countries. " *Global Environmental Change* 49: 140–153.

Smith, R. , J. Morgan, and C. Monks. 2017. "Students' Perceptions of the Effect of Social Media Ostracism on Wellbeing. " *Computers in Human Behavior* 68: 276–285. https: // doi. org/ 10. 1016/ j. chb. 2016. 11. 041.

Snyder, C. R. 2002. "Hope Theory: Rainbows in the Mind. " *Psychological Inquiry* 13: 249–275.

Song, S. , X. Yao, and N. Wen. 2021. "What Motivates Chinese Consumers to Avoid Information about the Covid – 19 Pandemic?: The Perspective of the Stimulus – organism – response Model. " *Information Processing & Management* 58: 102407.

Sontag, J. M. and S. M. Noar. 2017. "Assessing the Potential Effectiveness of Pictorial Messages to Deter Young Women from Indoor Tanning: An Experimental Study. " *Journal of Health Communication* 22: 294–303.

Stage, C. 2017. "Beyond Narrative Relief: Anger, Loneliness and Negativity in Cancer Blogging. " In *Networked Cancer: Affect, Narrative and Measurement*, edited by C. Stage. Springer International Publishing. https: // doi. org/ 10. 1007/ 978–3–319–51418–5_5.

Stage, C. , L. Klastrup, and K. Hvidtfeldt. 2021. "Ugly Media Feelings: Negative Affect in Young Cancer Patients' Experiences of Social Media. " *First Monday* 26: 7. https: // doi. org/ 10. 5210/ fm. v26i7. 11093.

Stein, C. , N. M. L. Santos, J. B. Hilgert, and F. N. Hugo. 2018. "Effectiveness of Oral Health Education on Oral Hygiene and Dental Caries in Schoolchildren: Systematic Review and Meta–analysis. " *Community Dentistry and Oral Epidemiology* 46: 30–37.

数
字
健
康
传
播
研
究
与
实
践

Stroud, N. J. 2010. "Polarization and Partisan Selective Exposure."
Journal of Communication 60: 556–576.

Sun, K. and M. J. Dutta. 2016. "Meanings of Care: A Culture–centered
Approach to Left–behind Family Members in the Countryside of
China." *Journal of Health Communication* 21: 1141–1147.

Swann, W. B., J. J. Griffin, S. C. Predmore, and B. Gaines. 1987.
"The Cognitive–affective Crossfire: When Self–consistency Con-
fronts Self–enhancement." *Journal of Personality and Social Psy-
chology* 52: 881–889.

Sweeny, K., D. Melnyk, W. Miller, and J. A. Shepperd. 2010. "In-
formation Avoidance: Who, What, When, and Why." *Review of
General Psychology* 14: 340–353.

Swinglehurst, D., C. Roberts, S. Li, O. Weber, and P. Singy. 2014.
"Beyond the ' Dyad' : A Qualitative Re–evaluation of the Chan-
ging Clinical Consultation." *BMJ Open* 4: e006017.

Taber, C. S. and M. Lodge. 2006. "Motivated Skepticism in the Evalu-
ation of Political Beliefs." *American Journal of Political Science*
50: 755–769.

Taber, J. M., C. Q. Chang, T. K. Lam, E. M. Gillanders, J. G. Ham-
ilton, and S. D. Schully. 2015. "Prevalence and Correlates of
Receiving and Sharing High – penetrance Cancer Genetic Test
Results: Findings from the Health Information National Trends
Survey."*Public Health Genomics* 18: 67–77.

Talbot, C. V., S. T. O'Dwyer, L. Clare, J. Heaton, and J. Anderson.
2020. "How People with Dementia Use Twitter: A Qualitative A-
nalysis." *Computers in Human Behavior* 102: 112–119.

Tamrat, T. and S. Kachnowski. 2012. "Special Delivery: An Analysis
of mHealth in Maternal and Newborn Health Programs and Their
Outcomes around the World." *Maternal and Child Health Jour-
nal* 16: 1092–1101.

参
考
文
献

Tang, H. , L. Chen, S. Liu, X. Tan, and Y. Li. 2024. "Reconsidering the Effectiveness of Fear Appeals: An Experimental Study of Interactive Fear Messaging to Promote Positive Actions on Climate Change, " *Journal of Health Communication* 29: 57-67.

Tang, L. , R. Zhu, and X. Zhang. 2016. "Postpartum Depression and Social Support in China: A Cultural Perspective. " *Journal of Health Communication* 21: 1055-1061.

Tannenbaum, M. B. , J. Hepler, R. S. Zimmerman, L. Saul, S. Jacobs, K. Wilson, and D. Albarracín. 2015. "Appealing to Fear: A Meta-analysis of Fear Appeal Effectiveness and Theories. " *Psychological Bulletin* 141: 1178-1204.

Tay, R. and B. Watson. 2002. "Changing Drivers' Intentions and Behaviors Using Fear-based Driver Fatigue Advertisements. " *Health Marketing Quarterly* 19: 55-68.

Thorson, K. and C. Wells. 2016. "Curated Flows: A Framework for Mapping Media Exposure in the Digital Age. " *Communication Theory* 26: 309-328.

Tian, M. , J. Zhang, R. Luo, S. Chen, D. Petrovic, J. Redfern, … and A. Patel. 2017. " mHealth Interventions for Health System Strengthening in China: A Systematic Review. " *JMIR mHealth and uHealth* 5: e6889.

Tian, X. , D. H. Solomon, and K. St. C. Brisini. 2020. "How the Comforting Process Fails: Psychological Reactance to Support Messages. " *Journal of Communication* 70: 13-34.

Tobin, S. J. , E. J. Vanman, M. Verreynne, and A. K. Saeri. 2015. "Threats to Belonging on Facebook: Lurking and Ostracism. " *Social Influence* 10: 31 -42. https://doi. org/10. 1080/15534510. 2014. 893924.

Treem, J. W. and P. M. Leonardi. 2012. "Social Media Use in Organizations: Exploring the Affordances of Visibility, Editability, Per-

数字健康传播研究与实践

sistence, and Association. " *Communication Yearbook* 36: 143 – 189.

Tsorbatzoudis, H. 2005. "Evaluation of a School – based Intervention Programme to Promote Physical Activity: An Application of the Theory of Planned Behavior. " *Perceptual and Motor Skills* 101: 787–802.

Tumlison, C. , R. M. Moyer, and G. Song. 2017. "The Origin and Role of Trust in Local Policy Elites' Perceptions of High–voltage Power Line Installations in the State of Arkansas. " *Risk Analysis* 37: 1018–1036.

Tunney, C. , E. Thorson, and W. Chen. 2021. "Following and Avoiding Fear–inducing News Topics: Fear Intensity, Perceived News Topic Importance, Self–efficacy, and News Overload. " *Journalism Studies* 22: 614–632.

Vainio, A. , R. Paloniemi, and V. Varho. 2017. "Weighing the Risks of Nuclear Energy and Climate Change: Trust in Different Information Sources, Perceived Risks, and Willingness to Pay for Alternatives to Nuclear Power. " *Risk Analysis* 37: 557–569.

van Beest, I. , and K. D. Williams. 2006. "When Inclusion Costs and Ostracism Pays, Ostracism Still Hurts. " *Journal of Personality and Social Psychology* 91: 918 – 928. https: //doi. org/10. 1037/ 0022–3514. 91. 5. 918.

van Lettow, B. , H. de Vries, A. Burdorf, and P. van Empelen. 2016. "Quantifying the Strength of the Associations of Prototype Perceptions with Behaviour, Behavioural Willingness and Intentions: A Meta–analysis. " *Health Psychology Review* 10: 25–43.

van't Riet, J. and R. A. C. Ruiter. 2013. "Defensive Reactions to Health–promoting Information: An Overview and Implications for Future Research. " *Health Psychology Review* 7: S104–S136.

Vardavas, C. , S. Odani, K. Nikitara, H. Banhawi, C. Kyriakos, L.

Taylor, and N. Becuwe. 2021. "Public Perspective on the Governmental Response, Communication and Trust in the Governmental Decisions in Mitigating COVID-19 Early in the Pandemic across the G7 Countries." *Preventive Medicine Reports* 21: 101 252.

Venkatesh, V., J. Y. L. Thong, F. K. Y. Chan, P. J. -H. Hu, and S. A. Brown. 2011. "Extending the Two-stage Information Systems Continuance Model: Incorporating UTAUT Predictors and the Role of Context." *Information Systems Journal* 21: 527-555.

Venkatesh, V., M. G. Morris, G. B. Davis, and F. D. Davis. 2003. "User Acceptance of Information Technology: Toward a Unified View." *MIS Quarterly* 27: 425-478.

Vicari, S. 2021. "Is It All about Storytelling? Living and Learning Hereditary Cancer on Twitter." *New Media & Society* 23: 2385 - 2408.

Visschers, V. and M. Siegrist. 2008. "Exploring the Triangular Relationship Between Trust, Affect, and Risk Perception: A Review of the Literature." *Risk Management* 10: 156-167.

Vosoughi, S., D. Roy, and S. Aral. 2018. "The Spread of True and False News Online." *Science* 359: 1146-1151.

Vraga, E. K. and L. Bode. 2018. "I Do Not Believe You: How Providing a Source Corrects Health Misperceptions across Social Media Platforms." *Information, Communication & Society* 21: 1337-1353.

Vraga, E. K., K. Thorson, N. Kligler - Vilenchik, and E. Gee. 2015. "How Individual Sensitivities to Disagreement Shape Youth Political Expression on Facebook." *Computers in Human Behavior* 45: 281-289.

Wachinger, G., O. Renn, C. Begg, and C. Kuhlicke. 2013. "The Risk Perception Paradox—Implications for Governance and Communication of Natural Hazards. "*Risk Analysis* 33: 1049−1065.

Wagner, A. J. M. and F. Sukalla. 2021. "Targeting Physical Inactivity−effects of Three Different Consequence Frames on Population Subgroups' Health − related Perceptions and Behavioral Intentions. " *Journal of Health Communication* 26: 47−56.

Walker, K. and R. Jackson. 2015. "The Health Belief Model and Determinants of Oral Hygiene Practices and Beliefs in Preteen Children: A Pilot Study. " *Pediatric Dentistry* 37: 40−45.

Walter, N. and R. Tukachinsky. 2020. "A Meta−analytic Examination of the Continued Influence of Misinformation in the Face of Correction: How Powerful is It, Why Does It Happen, and How to Stop It?" *Communication Research* 47: 155−177.

Walter, N. and S. T. Murphy. 2018. "How to Unring the Bell: A Meta−analytic Approach to Correction of Misinformation. " *Communication Monographs* 85: 423−441.

Walther, J. B. 1996. "Computer−mediated Communication: Impersonal, Interpersonal, and Hyperpersonal Interaction. " *Communication Research* 23: 3−43.

Wang, C. , H. Zhang, Y. Gao, and Q. Deng. 2022. "Comparative Study of Government Response Measures and Epidemic Trends for COVID−19 Global Pandemic. " *Risk Analysis* 42: 40−55.

Wang, L. and Y. Zhang. 2016. "An Extended Version of the Theory of Planned Behaviour: The Role of Self−efficacy and Past Behaviour in Predicting the Physical Activity of Chinese Adolescents. " *Journal of Sports Sciences* 34: 587−597.

Wang, Q. , M. Su, M. Zhang, and R. Li. 2021a. "Integrating Digital Technologies and Public Health to Fight Covid − 19 Pandemic: Key Technologies, Applications, Challenges and Outlook of Digital Healthcare. " *International Journal of Environmental Research and Public Health* 18: 6053.

参
考
文
献

Wang, L. , W. Peng, Z. Zhao, M. Zhang, Z. Shi, Z. Song, . . . and Y. Wang. 2021b. "Prevalence and Treatment of Diabetes in China, 2013–2018. " *The Journal of the American Medical Association* 24: 326. DOI: 10. 1001/jama. 2021. 22208.

Wang, Tao, Wenlong Mu, Xue Li, Xiaocong Gu, and Wenjie Duan. 2022. "Cyber-ostracism and Wellbeing: A Moderated Mediation Model of Need Satisfaction and Psychological Stress. " *Current Psychology* 41: 4931–4941.

Waterloo, S. F. , S. E. Baumgartner, J. Peter, and P. M. Valkenburg. 2017. "Norms of Online Expressions of Emotion: Comparing Facebook, Twitter, Instagram, and WhatsApp. " *New Media & Society* 20: 1813–1831.

Wesselmann, E. D. , K. D. Williams, and Ṡ. A. Nida. 2016. "Social Exclusion, Ostracism, and Rejection Research: Where Do We Go from Here?" In *Ostracism, Exclusion, and Rejection*, edited by K. D. Williams and S. A. Nida. Routledge.

Westergaard, R. P. , A. Genz, K. Panico, P. J. Surkan, J. Keruly, H. E. Hutton, L. W. Chang, and G. D. Kirk. 2017. "Acceptability of a Mobile Health Intervention to Enhance HIV Care Coordination for Patients with Substance Use Disorders. " *Addiction Science & Clinical Practice* 12: 11.

White, K. M. , D. J. Terry, C. Troup, L. A. Rempel, P. Norman, K. Mummery, M. Riley, N. Posner, and J. Kenardy. 2012. "An Extended Theory of Planned Behavior Intervention for Older Adults with Type 2 Diabetes and Cardiovascular Disease. " *Journal of Aging and Physical Activity* 20: 281–299.

Whiting, A. and D. Williams. 2013. "Why People Use Social Media: A Uses and Gratifications Approach. " *Qualitative Market Research: An International Journal* 16: 362–369.

Whittaker, R. , S. Merry, E. Dorey, and R. Maddison. 2012. "A Development and Evaluation Process for mHealth Interventions: Examples from New Zealand. " *Journal of Health Communication* 17(sup1): 11−21.

Wilding, R. 2006. "'Virtual' Intimacies? Families Communicating Across Transnational Contexts. " *Global Networks* 6: 125−142.

Williams, K. D. 2009. "Ostracism: A Temporal Need−threat Model. " In *Advances in Experimental Social Psychology*, edited by M. P. Zanna. Academic Press. https: //doi. org/10. 1016/S0065−2601 (08)00406−1.

Williams, K. D. , C. K. T. Cheung, and W. Choi. 2000. "Cyberostracism: Effects of Being Ignored over the Internet. "*Journal of Personality and Social Psychology* 79: 748−762. https: //doi. org/ 10. 1037/0022−3514. 79. 5. 748.

Winter, T. , B. C. Riordan, A. H. Pakpour, M. D. Griffiths, A. Mason, J. W. Poulgrain, and D. Scarf. 2020. "Evaluation of the English Version of the Fear of COVID−19 Scale and Its Relationship with Behavior Change and Political Beliefs. "*International Journal of Mental Health and Addiction* 21: 372−382.

Witte, K. 1992. "Putting the Fear Back into Fear Appeals: The Extended Parallel Process Model. " *Communications Monographs* 59: 329−349.

Witte, K. 1994. "Fear Control and Danger Control: A Test of the Extended Parallel Process Model (EPPM) . " *Communications Monographs* 61: 113−134.

Witte, K. 1996. "Fear as Motivator, Fear as Inhibitor: Using the Extended Parallel Process Model to Explain Fear Appeal Successes and Failures. " In *Handbook of Communication and Emotion*, edited by P. A. Andersen and L. K. Guerrero. Academic Press.

Witte, K. and M. Allen. 2000. "A Meta−analysis of Fear Appeals: Implications for Effective Public Health Campaigns. "*Health Edu-

参
考
文
献

cation & Behavior: The Official Publication of the Society for Public Health Education 27: 591-615.

Wolf, A. , A. Fors, K. Ulin, J. Thorn, K. Swedberg, and I. Ekman. 2016. "An eHealth Diary and Symptom-tracking Tool Combined with Person-centered Care for Improving Self-efficacy after a Diagnosis of Acute Coronary Syndrome: A Substudy of a Randomized Controlled Trial. " *Journal of Medical Internet Research* 18: e40.

Wolf, W. , A. Levordashka, J. R. Ruff, S. Kraaijeveld, J. -M. Lueckmann, and K. D. Williams. 2015. "Ostracism Online: A Social Media Ostracism Paradigm. " *Behavior Research Methods* 47: 361-373. https: //doi. org/10. 3758/s13428-014-0475-x.

Wong, A. K. C. , J. Bayuo, and F. K. Y. Wong. 2021. "Investigating Predictors of Self-care Behavior among Homebound Older Adults: The Role of Self-efficacy, eHealth Literacy, and Perceived Social Support. " *Journal of Nursing Scholarship* 54: 278-285.

World Health Organization. 2021. "Guidelines on Physical Activity and Sedentary Behavior. " https: //www. who. int/publications/i/item/9789240015128.

Wu, H. and N. Lu. 2017. "Online Written Consultation, Telephone Consultation and Offline Appointment: An Examination of the Channel Effect in Online Health Communities. " *International Journal of Medical Informatics* 107: 107-119.

Wu, Q. W. L. and R. Street. 2020. "The Communicative Ecology of Chinese Patients' Experiences with Health Care. " *Journal of Health Communication* 25: 463-473.

Xiao, N. , R. Sharman, H. R. Rao, and S. Upadhyaya. 2014. "Factors Influencing Online Health Information Search: An Empirical Analysis of a National Cancer-related Survey. " *Decision Support Systems* 57: 417-427.

数字健康传播研究与实践

Xu, K. and X. Wang. 2020. "'Kindhearted People, Please Save My Family': Narrative Strategies for New Media Medical Crowdfunding." *Health Communication* 35: 1605−1613.

Yang, H., X. Guo, and T. Wu. 2015. "Exploring the Influence of the Online Physician Service Delivery Process on Patient Satisfaction." *Decision Support Systems* 78: 113−121.

Yang, J., X. Wu, K. Sasaki, and Y. Yamada. 2020. "Changing Health Compliance Through Message Repetition Based on the Extended Parallel Process Model in the COVID−19 Pandemic." *PeerJ* 8: e10318.

Yang, Y. and S. Parrott. 2018. "Schizophrenia in Chinese and U. S. Online News Media: Exploring Cultural Influence on the Mediated Portrayal of Schizophrenia." *Health Communication* 33: 553−561.

Yang, Z., X. Luo, H. P. Jia, Y. Xie, and R. F. Zhang. 2022. "Personal Narrative under Nationalism: Chinese COVID−19 Vaccination Expressions on Douyin." *International Journal of Environmental Research and Public Health* 19: 12553. https://doi.org/10.3390/ijerph191912553.

Yang, Z. J., A. M. Aloe, and T. H. Feeley. 2014. "Risk Information Seeking and Processing Model: A Meta−analysis." *Journal of Communication* 64: 20−41.

Yang, Z. J. and L. Kahlor. 2013. "What, Me Worry? The Role of Affect in Information Seeking and Avoidance." *Science Communication* 35: 189−212.

Yeo, T. E. D. and T. H. Chu. 2017. "Sharing 'Sex Secrets' on Facebook: A Content Analysis of Youth Peer Communication and Advice Exchange on Social Media about Sexual Health and Intimate Relations." *Journal of Health Communication* 22: 753−762.

Yeo, Tien Ee Dominic. 2021. "'Do You Know How Much I Suffer?':

How Young People Negotiate the Tellability of Their Mental Health Disruption in Anonymous Distress Narratives on Social Media. " *Health Communication* 36: 1606-1615. https://doi. org/ 10. 1080/10410236. 2020. 1775447.

Yoo, W. , D. Choi, and K. Park. 2016. "The Effects of SNS Communication: How Expressing and Receiving Information Predict MERS-preventive Behavioral Intentions in Republic of Korea. " *Computers in Human Behavior* 62: 34-43.

Zhou, T. , Y. Lu, and B. Wang. 2010. "Integrating TTF and UTAUT to Explain Mobile Banking User Adoption. " *Computers in Human Behavior* 26: 760-767.

Zhuang, J. , M. J. Bresnahan, S. Sun, Y. Zhu, and X. Yan. 2019. "The Impact of Generativity Awareness on Mid-to Old-age Smokers in China. " *Journal of Health Communication* 24: 303-310.

Zhu, Z. , Y. Tang, J. Zhuang, Y. Liu, X. Wu, Y. Cai, L. Wang, Z. B. Cao, and P. Chen. 2019. "Physical Activity, Screen Viewing Time, and Overweight/Obesity among Chinese Children and Adolescents: An Update from the 2017 Physical Activity and Fitness in China—The Youth Study. " *BMC Public Health* 19: 197.

Zolna, J. S. 2007. "The Effects of Study Time and Presentation Modality on Learning. " *Human Factors and Ergonomics Society Annual Meeting Proceedings* 51: 512-515.

Zuo, J. and Y. Bian. 2005. "Beyond Resources and Patriarchy: Marital Construction of Family Decision-making Power in Post-mao Urban China. " *Journal of Comparative Family Studies* 36: 601-622.

数字健康传播研究与实践

图书在版编目(CIP)数据

数字健康传播研究与实践 / 周裕琼,曹博林主编.
北京:社会科学文献出版社,2025.6. -- (深圳大学
新闻传播学术文库). -- ISBN 978-7-5228-4692-7

Ⅰ. R199.2-39

中国国家版本馆 CIP 数据核字第 20254WP643 号

·深圳大学新闻传播学术文库·

数字健康传播研究与实践

主　　编／周裕琼　曹博林

出 版 人／冀祥德
责任编辑／韩莹莹
文稿编辑／张真真
责任印制／岳　阳

出　　版／社会科学文献出版社
　　　　　地址:北京市北三环中路甲 29 号院华龙大厦　邮编:100029
　　　　　网址:www.ssap.com.cn
发　　行／社会科学文献出版社(010)59367028
印　　装／三河市东方印刷有限公司

规　　格／开本:889mm×1194mm　1/32
　　　　　印张:12.625　字数:281 千字
版　　次／2025 年 6 月第 1 版　2025 年 6 月第 1 次印刷
书　　号／ISBN 978-7-5228-4692-7
定　　价／138.00 元

读者服务电话:4008918866